癌王之王

從量子力學、粒子物理學、流體力學、
光電理論、混沌理論、疊代運算、熱力學、
禪學、中西醫學追獵抗癌路徑

徐華佗 博士 著

〔推薦文1〕

提升抗癌自癒力

　　一般抗癌的書大多介紹以飲食養生無毒有機食品著手，防堵病從口入、防癌症上身，也有些書著重抗癌食品，而徐博士這本《癌王之王》是從物理觀點，介紹以量子力學及物理能量，以定而後靜之禪學闡述，並以中西醫抗癌路徑說明，著重激發自我的抗癌之自癒力。

　　什麼是「抗癌自癒力」呢？唐朝醫學家孫思邈於醫書《備急千金要方》記載，醫有三品：「上醫醫國，中醫醫人，下醫醫病。」上醫醫未病之病，中醫醫欲病之病，下醫醫已病之病。由孫思邈的《備急千金要方》可知，良醫強調的是防範於未然。坊間少有書籍公開教導癌症不是病，如何提升自我的抗癌自癒力，此書正以人體的氣動學，由靈氣能量以及陰陽五行之相生相剋抗癌密碼，來提升自我免疫力抗癌。

　　人是由細胞組成，細胞形成各種器官組織再組成身體，人體大約有60兆以上的細胞，在這60兆的細胞中分成多種工作細胞，例如：人體器官中之腦、心、肝、肺、泌尿……各種系統中，但是這些細胞跟人一樣，有年紀，也會生老病死。現代社會，身心壓力過大，與長期吃進高油、高鹽的有毒加工化學食品，以及過度暴露在科技產品之中、娛樂便利環境影響睡眠等有關，各種不良的生活型態，正戕害我們，影響著我們的細胞健康，一旦細胞變異、不正常，竟是罹患癌症。

　　國健署最新統計發現，癌症連續 36 年蟬聯十大死因的榜首。
2019 年，全台每 4 分 20 秒就一人罹患癌症，而罹癌時間逐年加快！
大腸癌連續 11 年蟬聯十大癌症榜首。在面對各項外來不利健康因素
的挑戰之時，如何提升人體的「自癒力」？便成為現代人十分重要的
健康課題。

　　徐博士這本創作書籍《癌王之王》，抗癌祕密藏在提高自癒系統、
活化細胞，以禪功增強自我之能量提升自癒力，有了這些能量，也意
味身體重新獲得良好精準的工具（武器），對身體不好的部分開始「修
復」，對不好的細胞開始攻擊、消滅，開始幫助細胞源源不斷地「再
生」。經由自然的力量，自癒力就會解決很多慢性病的問題，也會讓
人恢復青春、活力，同時幫助遠離癌細胞。我非常推薦來閱讀這本書，
謝謝大家。

英國牛津大學生化博士
英國牛津生技中心教授　陳耀寬
國立台灣大學化學系博士後研究

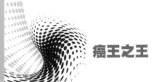

〔推薦文 2〕

找到健康的契機

　　全球每年新增罹癌人數快速成長，而且年輕化趨勢非常明顯。長期以來，癌症非常嚴重威脅人們的健康、生活品質和尊嚴。

　　20 年前，認識徐教授時，只知道他對氣功很有研究，且經常指導他人練功保健。有一天，我與內人前往南投草屯鎮宅第，他教我簡易的洗髓功。透過洗髓功的旋轉脊椎軸心，在脊髓內產生巨大的旋轉能量；多年來，我以這簡單的功法保健，累積身體能量而祛病強身。依最近的體檢，只有低密度膽固醇稍微高一些，雖然上了年紀，其他指標都很好。我相信，這和幾年來注意飲食及徐教授指導的簡易洗髓功有密切關係。

　　人類的宿命，一個人每天 DNA 基因複製產生約至少 100 萬個以上的癌細胞。人體每天累積的大量毒素，造成人體內在環境的改變，也造成癌症成長內在環境──細胞缺氧和毒物的累積。因此，如何改善癌症成長環境，考驗著每一個人的智慧。因為累積的問題一定會爆發，重點是如何把自己身體長年累積的毒物排掉。

　　徐教授從中西醫學、禪學、禪功方向，探討人類的智慧，尋求預防癌症的途徑，並從流體力學、疊代運算，結合功法的修練，藉助於現代最新知識理論，和數千年前傳統功法之結合，開創人體健康抗癌的新領域。

　　這本書運用粒子物理學、量子力學、光電理論、混沌理論等人類

科學知識的新領域，探究生命本質及宇宙的起源和意義，從中開拓人們的智慧，並運用智慧來面對人們可能面對的癌症。具備足夠的人類智慧，預防癌症，甚至克服癌症，此即為這本書的旨意所在。

　　回顧 20 多年來，徐教授不斷出版著作，包括：《氣功聖經》、《防癌聖經》、《健康脊轉彎》、《憂鬱症氣功療法》、《糖尿病氣功療法》……等多本著作，而且研發兩種健康運動器材救世濟人，可說是「立言」、「立功」於社會。近年來，又擴大服務成立「中華達摩功養生氣功協會」，造福更多人群，並幫助國家社會節省不少健保支出，真是「立德」典範。爰此，徐教授多年不辭辛勞、耗盡心力耕耘本書《癌王之王》，其造福人群可預期也。

生產力建設集團總經理
創新文化基金會董事執行長　張芳民

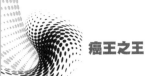

〔推薦文3〕

身中自有大藥

徐教授除了在大學授課之外,致力於以他人的健康為己任。

十多年前認識徐教授,我那位調皮卻又可愛聰穎的五妹芬瑛,給家人丟了一顆震憾彈——「肺腺癌」,且是不能切除的第四期癌症。她是我疼愛卻又鬼靈精怪,深受學生、家長推崇的優秀老師,面對她的重病,我幾乎也跟著瘋狂。

其間,我曾拜訪過的醫生、自然醫學專家,甚至到廟宇求神問卜,但眼睜睜看著她日漸消噬的身影,身為大姊的我,只能默默的天天禱告,果然有幸遇到待人親切的林月昭副總,她罹患血癌末期,醫院提供的癌症藥物,似乎也見不到效果。但是她有幸遇到徐教授,學到這千年文化瑰寶——「千年一遇」達摩洗髓功。

她有緣習得這此功法,而此橫向旋轉功法讓她健康至今。這種功法即徐博士窮盡其一生精力所習得之功法,可以少吃藥、少看病。因為人的身中自有大藥,吾妹也因此功法得以延長其壽限。

因為人的身中自有大藥足以自我治病。人體的內竅(上、中、下丹田),乃至脊髓和腎臟,蘊藏元陽之氣,經由十二正經、奇經八脈、365穴道、十五絡脈,共同組成極其龐大又精微的能量系統,是維繫生命的基礎。這些極其精細的經絡系統所產生的陽氣(正氣),是對抗諸多疾病的利器。

　　徐教授基於橫向運動的達摩功法是具體而微、至簡至易且上乘的功法，可以開發人類對抗各種疾病之潛能。人的組織系統都呈現垂直走向，呈現如水管狀，如：大動脈、脊髓腔、五臟六腑、經絡系統、淋巴系統、神經等，皆可透過達摩功法旋轉功法得到鍛鍊；亦如鑽木取火般產生能量，將不通的氣血瘀積之處打通，即可防病治病。

　　徐教授常說「身中自有大藥」，濁氣致癌，從諾貝爾醫學揭櫫「缺氧」是癌症發生的主因之一。本人特別推薦，徐教授為關注人們的健康，花費 5 年的時間完成癌症經典著作《癌王之王》之苦心，並希望此書得以嘉惠為癌症腫瘤所苦的社會大眾。

中廣名主持人
山城廣播電台總經理　孫蘭

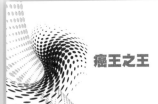

〔推薦文4〕

鍛鍊身體對抗疾病的正能量

　　徐博士研習我國各主要門派功法數十年，深切體認我國氣功領域博大精深，唯有涵養道德、博覽群籍、關懷人類與努力實踐功法，才能了解正統氣功之精髓。徐博士為了造福人類，過去著有《氣功聖經》、《達摩洗髓功》、《健康脊轉彎》……等著作，將氣功之祕公開於世人，盼有累世福報者能得一、二，此氣度令人佩服。

　　今徐博士更煞費苦心著有《癌王之王》一書，該書內容除了統整之前的相關著作，更進一步從量子力學、粒子物理學、流體力學、光電理論、混沌理論、疊代運算、熱力學、禪學和中西醫學等跨領域之知識，融會貫通來說明及印證練氣功的必要性，並揭開練功的祕訣。

　　而徐博士透過此書傳達具體而微、簡易而行之上乘功法，指引世人如何以正確的功法及心態，開發人類自己對抗各種疾病的潛能，把身體的正能量（陽氣、正氣）鍛鍊出來，用以對抗癌症腫瘤的邪氣，此用自己的身體去治癒自己的疾病，即印證「身中自有大藥」，非常了不起。

　　《癌王之王》一書問世，實為人類的福音。此書作者徐博士立意良善，著作博大精深，見解鞭辟入裡，內容精采絕倫，不容忽視，值得有心人士一窺究竟，必有所獲，本律師真心推薦。

資深名律師
群業法律事務所主持律師　劉思顯

〔作者序〕
提升人類防癌智慧和自體免疫力

　　20 年前的拙作《防癌聖經》的封面上寫著——每 13 分 25 秒有 1 人罹患癌症，20 年後的今天，每 4 分 20 秒就有一人罹患癌症。由此可見，20 年來，癌症罹患率快速成長，極為嚴重威脅每一個人的健康和生命。有鑑於此，本人花費 5 年的時間，完成這本《癌王之王》，希望有心的讀者，可以預防及避免罹患癌症。

　　由於癌症的原因呈現多源性的因素，因此本書從多方面角度著手，包括量子力學、粒子物理學、光電理論、流體力學、熱力學、混沌理論、量子重力、碎形理論、疊代運算、遞迴理論、有機化學、生物化學、大腦網格理論、禪學、中醫陰陽五行經絡學、西醫腦神經醫學、神經內分泌學、基因學、免疫學、脊骨神經醫學等方面，來探討和論述癌症之成因、身心關聯、物質宇宙的成因等，以提升人們對癌症之了解和對抗癌症的智慧。

　　「癌症挑戰人類智慧之極致」，從這本書中，可以了解癌症的成因，以及癌症為何嚴重威脅人類？如何把體內的毒素排除以預防癌症的發生？「上工治未病」，常言道預防勝於治療，如何提升人類的智慧？如何提升自體免疫力？才是對抗癌症的重點。本書提供千年前的傳統功法，從脊髓、胸腺、淋巴系統、胃腸道、肝臟、腎臟……等，強化人體的解毒和排毒能力，以預防癌症。

　　事實上，癌症患者透過正統的醫療體系，以及透過傳統千年的功

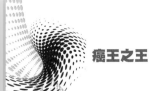
法，對於人體深層組織之鍛鍊，可以提升人體的自然免疫力，以防治癌症。本書提供良好的方法和提升智慧，以預防癌症的發生，並藉以降低癌症的發生率，將對人類的健康福祉具有極大貢獻。

徐華佗 博士

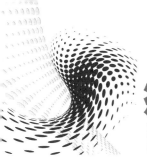

癌王之王
目錄

第 3 章　氣之聚

第 1 章

螃蟹

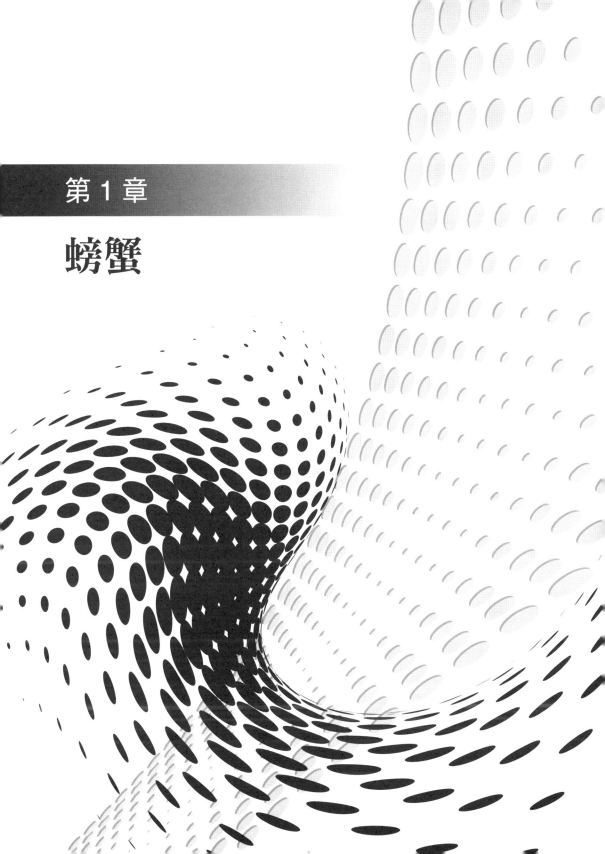

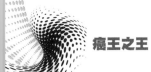

當癌症腫瘤如螃蟹一般，在體內橫行霸道時，深深地考驗著每一位罹癌患者。「癌症，挑戰人類智慧之極致」，面對癌症，人類必須有足夠的智慧，去了解癌症的真正成因，了解癌症的本質，以及多方面了解可能克服癌症的方法。古云：「知己知彼，百戰百勝。」若不花精神、時間去透徹了解癌症，最後可能就會被癌症腫瘤啃食、消滅掉。

人體的身體運作機制，非常複雜。癌症的起因是屬於多源性的疾病，牽涉的範圍包括五臟六腑的功能，神經系統、免疫系統、淋巴系統的功能，也包括個人的心理狀態、平時習慣和生活作息等。癌症的病理機制非常複雜，絕非單一的疾病；若要想從單一的問題去解決，那麼，結局可能會非常悲慘。

01 一隻橫行霸道的螃蟹

癌症的正式名稱是惡性腫瘤。癌症，古拉丁文為「Cancer」，希臘文為「Karkinos」，其意義為「螃蟹」，即取螃蟹橫行霸道、肆無忌憚之意。癌細胞在體內無限制地分裂、成長，就如同螃蟹一般，幾千億隻小螃蟹堆積起來成為巨大螃蟹（癌症），當人們去動這隻大螃蟹時，小螃蟹便到處竄逃。

癌症是人體本身組織細胞基因突變所致。正常來說，一位成年人約有 60 兆細胞，一個人平均每天至少有 1,000 億個以上的細胞進行基因分裂、汰換的工作，由遺傳基因指導細胞複製機制之正常運作，以

維持機體之完整性。若基因複製過程中出現失控狀態，使細胞複製無限制地進行，那麼，這時就產生癌症了。

　　平均每人每天至少產生100萬個以上的癌細胞。癌症螃蟹也一樣，會在身體的某個角落落腳。癌症腫瘤就像數十億隻，甚至數百億隻以上的小螃蟹組成的癌塊集合體。但是，部分小螃蟹比較活潑頑皮，先跑到身體的其他部位，這就是癌症的前期轉移。但是，一旦用外科手術方式處理癌塊，部分小螃蟹開始鳥獸散，逃竄變成癌症轉移至其他組織器官。有些癌細胞比較強悍，叫做「癌幹細胞」，化療、放療都殺不死它，這就是肺腺癌、胰臟癌、肝癌、卵巢癌、腦癌等難以治療的主因之一。

　　基本上，一個人發生癌症的機率不大，而是人體發生一連串錯誤的結果。癌症是多重機制之整體運作系統遭受破壞，包括四項重要機制：細胞複製無法控制、突變基因細胞喪失自殺能力、細胞修補能力降低及自然殺手細胞、免疫功能的低落。一般來說，人體具備非常強大的各項防禦機制和自然治癒能力，發生癌症之機率可說是微乎極微。但人體本身即有癌症基因，並受到外在環境、內在生理環境、飲食因素之化學致癌物質，長期且重複性刺激的結果，造成人體細胞基因突變，抑癌機制失調，免疫功能衰退……等一連串事件而發生的後果。

　　大多數癌症經由多次癌化轉變形成，癌化過程相當緩慢，平均有10～20年以上之長期潛伏結果。在癌化過程中，產生100萬個癌細胞需時1～5年，而100萬個癌細胞大約是針尖般大小，在人體中尚無任何感覺。在此期間以後，若抑癌機制及免疫功能失調，癌化速度

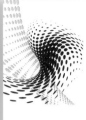

就會加快進行，當癌細胞累積發展到 10 億以上時，會局部地壓迫到周遭的組織細胞，形成組織滲血、輕微疼痛現象。10 億以上癌細胞組織大約直徑在 1 公分左右，此時癌細胞對人體的威脅開始逐漸加重。

癌症主要以表面細胞之上皮組織癌為主，如：皮膚、腺體、黏膜等，以及胃、肝、肺、乳房、食道、胰臟等內臟表面組織為主，約占癌症 90％ 以上。其他發生在表面細胞內之間質組織，如：血管、骨骼、肌肉、淋巴等，稱肉瘤，如：脂肪肉瘤、白血病等。

癌症在臨床表現上屬浸潤性，與癌細胞鄰近之組織界限並不明顯，且易生黏連、出血感染、阻塞，並壓迫到其他組織器官。

癌症的生化活性方面，由於糖解活性增加，使癌症可以在低氧的環境中存活下來。腫瘤組織可分泌血管生成因子，自行製造粗血管，提供腫瘤組織血液和營養。腫瘤組織並分泌某種酵素，溶解正常組織之基底及基底膜，造成浸潤和蔓延現象。癌症組織為多形狀組織，癌症染色體與正常細胞呈雙倍染色體不同，而是以非整倍數或更少、更多的染色體呈現出來。

然而，癌症戰爭已經超過 50 年，我們贏了嗎？

西元 1971 年 12 月 23 日尼克森總統簽署了「國家癌症法案」，目的是透過大量提高研究經費和優秀人才以消滅癌症，世紀癌症戰爭正式開打。

迄今，美國針對過去幾十年來對癌症之研究及成效進行檢討，結論是——癌症戰爭失敗了，現行的醫學體系並沒有能力找到治癒癌症的絕對方法。50 年來，人類並沒有打贏這場癌症戰爭，而且癌症的發生率逐年上升，醫學體系卻束手無策。美國休斯頓 MD Anderson 癌症

中心癌症專家表示：「過去幾十年來對抗癌症覺得很不現實，也很多有悲觀情緒。甚至有人提到，根本是一個錯誤的決定。」

2005 年，美國國家衛生研究院（NIH）啟動癌症基因圖譜計畫（TCGA），將癌細胞的基因做分類，並分享癌症樣本的臨床資料，用來做癌症治療與研究。抗癌戰爭歷已有 50 年，癌症依舊嚴重威脅人類的健康，尤其是不乏政治界、演藝界、科技界的知名人士死於癌症。這些案例，表示癌症出現症狀時，已經大量複製並進化成不同種類型的癌症，以及可能已經轉移至其他組織器官。在面對如此複雜難解的疾病，人類要如何因應？

2015 年，美國總統歐巴馬啟動「精準醫療計畫」，募集 10 億美元來推動癌症的預防和治療政策——「癌症登月計畫」（Cancer Moonshot），並成立專案小組，計畫內容包含：癌症預防、早期篩檢、疫苗研發、癌症免疫療法、基因醫學……等項目，並利用大數據分析，進行全面性的抗癌行動。

然而，**不論是如何抗癌，癌症腫瘤仍舊是美國導致死亡的主因之一，而癌細胞本是人體自身的細胞，屬於多源性疾病，並不容易克服**。諾貝爾獎得主暨美國國家癌症研究所前領導人哈羅德‧瓦慕斯（Harold Varmus）說道：「一位腫瘤科醫師將各式各樣的打擊癌症的手段，比喻像是遊樂場的打地鼠遊戲。一開始，還能冷靜預備著下一隻地鼠冒出來時，立即出擊。但是地鼠出現的速度加快時慌了手腳，不僅木槌亂飛，敲打的力道也愈重；終究還是輸給地鼠，而且弄得自己很累！」

02 癌症代表人體某些東西正逐漸消失

酵素是生命的動力，人體有 14,300 餘種酵素，而動脈中有 98 種獨特酵素在運作，以確保動脈血管的健康。酵素包括代謝酵素，是器官組織之酵素，抓取脂肪、蛋白質及醣類組成酵素，以維持身體的健康。消化酵素功能在分解及消化食物。食物酵素主要來自生食，包括蔬果。

酵素影響壽命與器官健康，也是生命的核心。酵素不足或人體消耗太多的酵素，是生命體死亡的主因之一。因為，人體的酵素製造生化作用的主要物質包括 DNA、脂肪、蛋白質及醣類。另外有些酵素則負責消化、吸收、呼吸、以及新陳代謝，幾乎所有的生命功能的生化作用，都和酵素有直接的關係。

高纖維食品包括全穀類、全麥類、豆類、新鮮水果蔬菜類，如：牛蒡、高麗菜、竹筍、芹菜、根莖類食物、玉米、蘋果、柑橘、木瓜、香蕉、地瓜和地瓜葉等，皆富含植物纖維，以及含有食物酵素，可以減輕消化酵素的負荷，具有防癌作用。

高熱量食品包括肉類所含的蛋白質和脂質，造成人體脂肪累積。糖類亦含高熱量，常攝取高熱量糖類，會降低人體對維生素、礦物質的吸收，並改變腸內菌叢生態環境，影響維生素 B 群及其他神經傳導酵素的合成，造成人體酵素的缺乏以及降低人體的自然免疫力，間接造成癌症。

人類九成以上的癌症是可以預防的。只要食用潔淨、新鮮的有機蔬果，生活作息正常，不吸菸、少喝酒、低脂肪、低熱量、高纖維飲食，

降低化學有毒物質、藥物的對身體的傷害，紓解情緒壓力，這些日常生活唾手可得的防癌習慣，是遠離癌症陰影之不二法門。

　　而全穀類、新鮮蔬菜水果等高纖、低脂、低熱量食物，號稱「第七種營養素」，亦具防癌特性；天然食物纖維在腸道中吸收大量水分而膨脹，增加糞便的體積，可稀釋食物中的有毒化學物質和食物本身經化學分解產生的毒素，縮短致癌化學物質與腸壁接觸的時間，並且降低毒素在腸道重吸收之機會，因此降低了罹患癌症的可能性，尤其是結腸直腸癌。

　　微量元素在對抗癌症中扮演「修補細胞」的重要角色。微量元素指其含量不及體重萬分之一的元素，包括：鋅、硒、鐵、鈷、鉻、鍺、鉬、鍶、錳、銅、釩、碘、氟等，這些微量元素必須由飲食中攝取。然而，微量元素過量會產生毒素，不足會嚴重影響健康，甚至造成癌症。

　　人體每天有 1,000 億以上的細胞進行細胞染色體分裂，在分裂過程中因遺傳基因、毒素、紫外線等會造成染色體斷裂。因此，每個人身上都有潛在的癌症因子。當人體免疫力下降、DNA 修補基因（MLH1）因修補酵素不足造成突變，則染色體分裂異常的細胞，逐漸癌化成癌細胞。這些微量元素，尤其是鋅、硒，是合成修補酵素的重要原料。若原料不足，則 DNA 修補基因（MLH1）的修補酵素嚴重缺乏，是癌化的主因之一。

　　人體的必需礦物質約有 17 種，是骨骼、牙齒、肌肉血管和神經細胞的構成分子，並保持心、腦、肌肉和神經系統活力，缺乏礦物質，易罹患癌症。

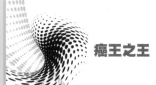

礦物質是人體許多生化反應之催化劑，如神經系統之傳導功能，消化作用和新陳代謝，荷爾蒙的製造，都不能缺少礦物質。鎂、鋅、硒、錳、鉀等礦物質，對大腦神經的穩定性，酵素活性，消除自由基和免疫細胞的活性具備關鍵性的影響。足夠的微量元素，可快速提升人體的自然免疫力；強大的免疫力可快速消滅癌細胞，因此，加強人體自然免疫力，是抗癌的根本。

每個人身上都有癌細胞，只有免疫力下降時才會產生癌症。人體有很強大且多種防癌機制，而癌症是一系列錯誤的結果。人體各種強大的免疫細胞、抑癌基因等，正常情況下，這些人體免疫機制具備足夠能力來清除這些反叛的細胞，也就是說人體本身的防癌機制已經足夠人類對抗癌症，如何恢復人體的自然免疫力，才是抗癌的重點。

03 癌症是終極發炎的結果

癌症蟬聯 36 年的國人十大死因榜首，而且年輕化的趨勢非常明顯，不少人自覺很健康，而且也重視養生和運動，但是癌症仍然找上門來。其實癌症代表的是身體運作機制已經遭受破壞極為嚴重而不自知。

發炎會造成癌症，發炎也會助長癌細胞增生轉移。當癌細胞快速增生時，腫瘤會分泌出生長因子及發炎因子協助腫瘤增生，並且吸引內皮細胞及纖維母細胞進入癌症環境。這些抗癌細胞被癌細胞更改基因密碼，成為癌細胞快速成長和轉移的助手。

　　內皮細胞、巨噬細胞、纖維母細胞等都受到癌細胞的影響而釋放出發炎因子，轉變成發炎的環境。身體中的「慢性發炎」，癌症是「終極發炎」的結果，身體一直處在慢性發炎的過程中，使免疫力下降，提供癌細胞在體內發展的良好環境。

　　慢性發炎是大多數疾病包括癌症的共同根源。發炎是一種身體明顯的症狀，實際上是免疫細胞失控及新陳代謝不良所引起。血管硬化及血壓對血管的沖刷，會導致血管的慢性發炎，可能導致中風，鼻子有慢性鼻竇炎，氣管有慢性支氣管炎或是肺氣腫，而氣喘及肺癌也是一種慢性發炎。其他慢性發炎如：胃潰瘍、慢性胃炎，甚至是胃癌，也都是一種慢性發炎。肝有慢性肝炎造成肝癌，大腸的慢性發炎造成大腸癌，各器官的慢性發炎都可能導致癌症，例如：腎臟癌、子宮頸癌、胰臟癌等。

　　慢性發炎也可能是因病毒感染或其他免疫系統出了問題，但是血管硬化也屬於慢性發炎。慢性發炎是一種低度且持續性的發炎反應，較不易察覺，這種低度的發炎與日常飲食、生活作息與氣血循環有關。慢性發炎會影響到全身內臟和血管，也是目前體內健康的最大問題，人體幾乎所有的疾病，包括癌症，都和慢性發炎有關。

　　癌症是新陳代謝的疾病，也是血液和體液的腐敗造成血管發炎阻塞的結果。癌症患者同時也是大多數的慢性疾病患者，如：高血壓、糖尿病、痛風，甚至癌症患者，在其血液中的紅血球會沾黏在一起，甚至形成一串串的情況，更嚴重地是有血液凝結成塊狀，這些都是血液及體液不正常的結果，也是新陳代謝、氣血循環不良的結果。

　　癌症的病理機制非常複雜，是身體先生病，然後才產生惡性腫

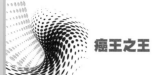
瘤；是身體的淤積，當身體內在環境在低體溫、缺氧、營養能量不足及高血糖的環境下，造就了癌症的環境，只要做好飲食作息的規劃以及內臟的淨化，多數地疾病包括癌症，是可以自行治癒的。

慢性發炎的機制非常複雜，主要和自由基的產生有密切關係。細胞粒線體電子呼吸鏈結，因呼吸作用有所阻礙，造成呼吸鏈結阻塞而中斷，細胞因此產生大量自由基破壞細胞膜，導致細胞發炎及死亡，引發衰老、一連串的性疾病和癌症。人體的呼吸作用是在細胞粒線體中進行的，一旦人體缺乏深度呼吸，造成細胞粒線體處於缺氧狀態，是百病之源，也是癌症發生的原因之一。

04 癌症是全身性之疾病

癌細胞在體內無限制地分裂、成長，如同螃蟹一般。癌症，可以說是全身性之疾病。當身體生病了，免疫功能下降，在人體某器官或某一處組織細胞呈現基因突變現象，長期累積而成的因素，在人生之某一時段出現病徵。

人體生病了，才會產生癌症；人體的整體機制出問題，才會產生癌症。癌症只是症狀，只是身體某個地方出現的症狀。癌症就像高血壓、糖尿病一樣，是人體內臟及循環出現問題，身體組織發炎，才會產生高血壓、糖尿病；因此，高血壓、糖尿病是一種症狀，不是病。所以，以目前發達的醫療科技來說，怎樣治療都沒有用，無法根治，癌症也是一樣。

人體每天至少 1,000 億細胞進行細胞分裂，在分裂過程中，染色

體因遺傳因素、毒素或 X 光造成部分染色體斷裂，形成基因突變，平均每人每天約產生一百萬個以上癌細胞，若人體修補染色體的修補酵素（用食物中營養在胃腸道合成）不足，以及抑癌基因功能失調，再加上免疫功能下降，這些一連串因素共同的結果，即造成癌症。

05 　癌細胞是厭氧細胞

　　自由基會氧化細胞粒線體膜上的脂質，並且阻斷粒線體之呼吸鏈之電子流，造成細胞的大量的死亡，會對人體細胞產生極大的破壞，也是人類衰老和癌症的主因之一。大量的自由基，代表呼吸作用不足的現象。至於深層組織的深度呼吸，氣功的基本吐納呼吸和功法，可以達到人體深層的內臟組織器官的呼吸作用，以確保粒線體的呼吸鏈之電子流可以正常運作，維持機體的健康細胞粒線體的功能。

　　呼吸作用可以保持電子在細胞粒線體內呼吸鏈的正常流動，降低自由基的滲漏率，減少細胞發炎的現象，同時降低罹患癌症的機會。因此，深度的呼吸有助於預防及對抗癌症。

　　一個粒線體內膜上有數萬個完整的呼吸鏈。呼吸作用主要是人體以規律的傳送細胞中的電子過程，讓呼吸作用的氧中的電子，電子通過呼吸酶傳送電子，以分解食物產生能量貨幣（ATP）。因此，生命可以說是一個電子過程。

　　現代化學之父拉瓦錫（Antoine-Laurent de Lavoisier）「生命之火是一個真正的火焰。」人類的呼吸作用本身就是氧化作用，產生熱量，一種火，以維持身體的溫度及提供人體活動和維持生命所需的能量

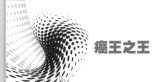
（ATP）。

呼吸作用的目的為氧化作用以產生維持生命的能量 ATP（能量貨幣）， 作為維持生命的正常運作和基因（DNA）複製的能量。呼吸作用代表人體最細微的細胞組織的呼吸，也代表著一系列的非常細微的人體生化反應。藉著呼吸作用的氧氣與食物中的氫氣之氧化反應，產生極大閃電般的內在高壓，這就是呼吸作用的生命和生化現象代表人體呼吸的極致，以及生命之呼吸現象之深層生化，呼吸到達細胞內粒線體數萬個呼吸鏈之呼吸作用，代表生命的維持和運作能量的產生，即靠人類的呼吸作用。

因此，如何呼吸，以及如何運用氣功的吐納原理，將呼吸之氣透達到人體的深層組織細胞，是人體維持 健康和對抗癌症的根本 。

癌症細胞屬厭氧細胞，各組織器官、經絡氣血不通，人體微循環功能失調，使組織細胞產生病變。因此，癌症基本上是氣血不通的結果。氣功在氣血循環上有特殊效果，勤練氣功，有助於防治癌症。

組織細胞缺氧，氣血循環低下，造成毒素、邪氣無法排除體外，就變成癌症。基本上，癌症是組織缺氧，新陳代謝出現問題，尤其是深層組織的微循環，那是細動脈和組織液的營養，氧氣交換，以及廢物代謝的場所，微循環缺氧，造成癌化。

組織細胞缺氧是引起各種癌症的根本原因。當身體細胞缺氧時，是以醣類發酵作用方式供應細胞能量，此「酵氧」是一種不好的能量來源，會阻礙正常細胞的新陳代謝，細胞在缺氧的環境下孕育了癌症生長地良好環境。

氧氣進行人體各種營養物質的分解代謝，產生 ATP（腺苷三磷酸）

能量單位貨幣，以提供人體細胞所需地能量。**若人體的氧氣不足，癌症的生化活性方面，由於糖解活性增加，使癌症可以在低氧的環境中存活下來。造成組織細胞缺氧，細胞的代謝效率減緩，不只能量供應不足，癌症的主因是身體供氧不足所造成。**

癌症細胞屬厭氧細胞。氣功可將氣輸送至全身五臟六腑、骨骼、肌肉、脊髓、經絡等各組織器官，有效解決人體氣血不通、人體微循環功能失調的問題。因此，癌症基本上是氣血不通的結果。氣功在氣血循環上有特殊效果，氣功是抗癌利器，也是人類健康最大的守護工具。

達摩功是積氣功夫，不斷地將呼吸之氣吸入五臟六腑、四肢百骸、骨髓、大腦等做內氣按摩，提升深層組織的含氧量和氣血循環。正統氣功是人類的寶藏，它創造生命的奇蹟，博大精深、至易至簡地在體累積及開發巨大的能量（陽氣），這些能量是抗癌及對抗個種慢性疾病的最大本錢。

06 別以為癌症離你很遠

根據世界衛生組織公布一份報告顯示，全球罹癌人數逐年攀升，2020 年全球新增 1,929 萬癌症病例，其中 996 萬人死於癌症。癌症致死的前 3 名，分別為肺癌、結腸直腸癌，以及肝癌。2020 年美國新增的腫瘤患者約為 228 萬人，因腫瘤死亡人數為 61 萬人。衛福部國民健康署 2019 年統計數據，台灣地區癌症新發人數高達 12 萬 1,254 人，代表著「癌症時鐘」又再快轉，每 4 分 20 秒就有 1 人罹癌。

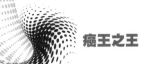

　　癌症已嚴重威脅到各個階層、各種年齡層的人們,對生命財產產生巨大的威脅。癌症有許多事實真相:每個人身上都有癌細胞,每人每天約產生100萬個癌細胞。一旦人體免疫力下降時,就會產生癌症。當發現惡性腫瘤時,事實上,全身已經布滿了癌細胞。早期癌症不易檢測出來,大部分癌症患者出現症狀時,往往已經是癌症末期。

　　人類面對的事實是,科學家發現在目前醫療科技無法殺死癌幹細胞。而且只要有一個癌幹細胞存在,一旦人體免疫力衰弱時,癌幹細胞快速成長,造成癌症復發,並且大部分病患快速死亡。另外,癌細胞之抗藥性和高度變異性,也是目前癌症不易克服的原因。

07　已知的未知——抗癌聖戰

　　癌症是多源性疾病。癌症不是一種疾病,而是幾百種病。癌症的發生,例如肺腺癌,並非單一的肺癌,其起因和全身的代謝有密切關係,也和神經內分泌、肝臟、腎臟、胃腸道功能衰退有關,絕非單一的肺臟的問題。因此,癌症單一療法如化療等,對於多源性發生原因之各種癌症而言,充滿著未知。因為人類還沒有充分了解癌症的真正起因,因此,人類目前無法真正克服癌症。

　　癌症具備獨特性,也就是說,任何二位肺腺癌患者腫瘤細胞之差異性非常大,很難用制式的療法對於所有肺腺癌患者一體適用。德國癌症研究中心負責人包曼:「過去30年間,我們逐漸了解癌症之異質性原來出乎想像的大。」癌症具備多樣化及獨特性,因此造成目前癌症治療之困難性,再加上若是幹細胞突變癌化,也造成目前的醫療

科技無法殺死癌幹細胞之窘境。

　　瑞士醫藥巨頭諾華（Novartis）研發的 CAR-T 細胞療法，是用患者自身免疫 T 細胞對抗急性淋巴細胞白血病（ALL，俗稱血癌）的腫瘤，因此 100％客製化。但此療法僅限於 25 歲以下血癌病患者，療程要價 47.5 萬美元（約台幣 1,428 萬元）。

　　在美國，提供 CAR-T 治療，估計在 60 ～ 75 萬美元之間（約台幣 1,810 ～ 2,262 萬）。相較於常見的血癌療法──骨髓移植，在美國就醫的第 1 年費用約 54 ～ 80 萬美元之間（約台幣 1,629 ～ 2,413 萬元），兩者差別不大。CAR-T 細胞療法副作用，包括可能出現高燒、低血壓、神經系統損傷、急性腎損傷等併發現象，以及因為大量的 CAR-T 細胞注射到體內，嚴重者可能死亡，副作用通常會在接受 Kymriah 治療後 22 天內出現。

　　白血病（ALL，俗稱血癌）是脊髓中第 9 和第 22 基因錯位，導致脊髓內促使白血球無限增生，即俗稱之血癌。血癌之 CAR-T 細胞療法和骨髓移植，不一定會如預期效果。

　　血癌，和其他癌症一樣，是全身性疾病、是免疫系統之疾病。美國麻省理工學院綜合癌症研究中心醫學專家，也是諾貝爾醫學獎得主飛利浦‧夏普（Philip Sharp）：「腫瘤細胞與免疫細胞之關係，基本上是一種自然地對話。」用人類自然地對話，用人體和自然地對話，用坐旋轉功法將脊髓用旋轉的能量，用脊髓中電荷對稱之巨大能量，將脊髓內之能量流體，如同「鑽木取火」般地，將脊髓做快速和放鬆地橫向旋轉，產生立體、壓縮、旋轉而上的對稱能量，將脊髓第 9 和第 22 基因錯位快速調整過來，再加上肝腎之免疫系統，可以防治白

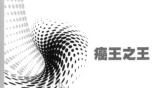
血病（ALL，俗稱血癌）的問題。

東、西方人類的智慧都是相通的。回復對大自然的對話，用身體智慧和大腦智慧，克服癌症。所謂「生命自己會走出一條生路」，回復到身體的自然狀態，用身體的智慧，用人類大腦自然賦予的智慧抗癌，才是對抗癌症的根本。

克服癌症，必須從下列重點著手：

1. **小腸有人體七成以上的免疫細胞。**

2. **中丹田膻中穴是胸腺——抗癌 T 細胞成長地。**

3. **脊髓——人體免疫幹細胞發源地。**

4. **淋巴腺乳糜池中的毒物即腫瘤。**

5. **肝、腎、大腸——解毒及排毒的地方。**

6. **全身骨髓——人體免疫細胞及造血細胞的根本。**

若不從以上六大方向著手，癌症並不容易防治。

08　我們並不了解癌症

癌症是多源性疾病，是幾百種病的總稱。癌症的病理機制非常複雜，可以說是全身性疾病，而非單一的肺腺癌、腦癌等局部性病變。癌症牽涉到的病理機制，包括複雜的免疫機制、神經內分泌、經絡系統、五臟六腑的功能、骨髓和骨質密度等，絕非單一的問題。

癌症的非常複雜的病理機制，造成癌症難以治療的原因之一；再加上癌幹細胞、癌症之前期轉移、癌細胞的抗藥性等，都是癌症

難以治癒的原因。當我們無法真正了解癌症時，我們就無法治癒它。這就是為什麼許多名人死於癌症的原因，如：賈伯斯死於胰臟癌、拜登的兒子死於腦癌、約翰屈伏塔的妻子死於乳癌、明星黑豹死於腸癌……等的原因。

　　名物理學家理查・費曼（Richard Phillips Feynman）：「我們做不出來的東西，代表我們並不了解它。」例如：人體主要由碳、氫、氧、氮（占人體的 96.2％）組成，和自然界的石頭、樹木、萬物構成的元素相同；但是科學家無法利用這些元素創造生命，表示人類還有很多無法理解之處。另外，人類尚無法理解重力，而重力的速度大於光速。因此，人類和「缸中之金魚」一樣，被困在地球上無法踏出地球家園一步，表示我們不了解重力。

　　相同的，我們也不了解癌症的病理機制。癌症是一個人平均 20、30 年長期毒素累積在身的結果，假如癌症的患者輕忽它，不去深入認識它，不用非常審慎的態度去面對它，不去蒐集一切相關癌症的最新科學知識去了解它，不去下定決心去對付惡疾，最後大部分癌症患者都被癌細胞消滅掉，還不知道是怎麼一回事 ?!

　　癌症既然不是三兩天形成的，而是多重因素長期累積的結果。面對累積 20、30 年的毒瘤，必須抱著「置之死地而後生」的決心，將抗癌的功法，死命練、隨時練、放鬆練，才有機會存活。

　　癌症的患者必須有這個決心：「不成功便成仁」。天地無情，生命的存活也是非常地無情，隨時有一堆病毒、癌細胞攻擊我們。因此，人們必須有自己的方法反擊，不然就死於非命。「癌症之前，人人平等」，面對癌症，沒有憐憫、沒有悲傷、沒有自憐，只有存活或死亡

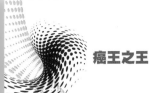

兩條路。也只有深入去了解你的敵人，才有辦法消滅它。當你無法消滅癌症時，就被癌細胞凌遲、啃食、慘死，這是人類的宿命，所謂「智者生存」，也考驗人類的智慧。

09 癌症之主因在於自然殺手細胞不足

如何快速強化免疫功能？是人體抵抗癌症之重要環節。人體免疫細胞主要在脊髓之幹細胞及胸腺激素，其他內臟如：腎臟、肺臟、脾臟、肝臟，以及淋巴結、扁桃腺、腸道、呼吸道黏膜之網狀內皮組織及三焦皆和人體免疫功能有密切關係。

癌症之主要原因在於自然殺手細胞不足所致，免疫系統是人體維繫生命的重要防線，它與人體多數內臟和脊髓有關。免疫系統是一個整體、全身的機制。局部會影響整體，人體某一內臟功能失調，連帶地會對免疫功能造成直接的影響。因此，如何著重於人體整體的防禦、強化免疫系統，是維持人體健康的重要事項。

每個人身上都有癌細胞，只有免疫力下降時才會產生癌症。人體有很強大且多種防癌機制，而癌症是一系列錯誤的結果。人體各種強大的免疫細胞、抑癌基因等，正常情況下，這些人體免疫機制具備足夠能力來清除這些反叛的細胞，也就是說，人體本身的防癌機制已經足夠人類對抗癌症，如何恢復人體的自然免疫力？才是抗癌的重點。

10 身中自有大藥

　　人的身中自有大藥，足以自我克服疾病。用我們自己的身體來防治疾病，才是正確的道路。治療癌症最好的藥，就是自體免疫力，把自己的自然免疫力恢復過來，就足以對抗癌症。

　　人體10種巨大能量——陽氣抗癌——10種能量包括：細胞能量、意念能量、脾胃穀氣、肺清氣、腎元陽之氣、經絡共振能量、穴位能量、內竅能量、臟氣、先天一炁。找出正確解決問題的方法，方法對，就有救。人體是非常精密且潛藏極巨大的生命力，只要把這些生命潛能開發出來，就可以對抗癌症。人體的細緻能量包括十二正經、奇經八脈和三大內竅的能量系統，而這些系統又和五臟六腑、神經系統、免疫系統、骨髓等相連又細密的系統連繫。

　　人體的五臟六腑之生命力非常強大，具備非常巨大的能量。把內臟的能量開發出來，就足以對抗癌症。心臟有心氣，腎臟有腎氣，肝臟有巨大能量，腸道有全身七成以上的免疫細胞，正統氣功對於人體的內臟的深層組織都有一系列的方法，可以在很短的時間內將內臟能量開發出來，五臟六腑健康，人體免疫力自然好。

　　事實上，「人身自有大藥」。**人體的內竅（上、中、下丹田），乃至腎臟，蘊藏元陽之氣，經由十二正經、奇經八脈、365 穴道、十五別絡，共同組成極龐大又精微的能量系統，是維繫生命的基礎。**這些龐大的經絡系統所產生的陽氣（正氣）是對抗所有疾病的基礎。

　　人體所有和生命有關的組織系統都是呈現垂直走向，且呈現如水管狀，例如大動脈、脊髓腔、五臟六腑、經絡系統、淋巴系統、

神經系統等。以達摩功的立旋轉功法，頭及腳不動，將全身的所有如水管狀的垂直走向的生命系統，做不斷地左右、放鬆的旋轉和扭轉，將身體內的這些水管放鬆地轉開，將不通的氣血及汙穢打通，即可防治疾病。

老祖宗數千年留傳下來的極簡易又有效的功法，足以防治癌症、糖尿病、氣喘、憂鬱症等疑難雜症。因為，大部分的疾病均和肝腎、胃腸道、免疫系統、神經系統、內分泌系統功能有直接的關係，而「達摩功」可直接強化這些功能。

「人，終究會生病」。一個人的身體，使用 30 年、40 年，甚至 50 年，不知道保養，身體的零件將一件件壞掉。

一個人吃喝玩樂一輩子，必然要付出代價。每天經由食物吃下很多毒素，呼吸空汙中的廢氣，高壓下身體產生的死亡荷爾蒙——腎上腺皮質醇，外在寒氣和內在熱毒凝聚體內，以及每天體內基因複製產生約 100 萬個癌細胞，這些毒素濁氣積存在五臟六腑、血管、淋巴系統內，造成自體免疫力下降，各種癌症和慢性疾病於是在體內慢慢產生。

人體主要由碳、氫、氧、氮四種氣構成 96.2％的身體，人體 100％是氣，太陽與宇宙也是 100％由氣構成。若囿於《圓覺經》所云：「知見障。」業障太深，不知道隨手可得的呼吸之氣，就可以在體內培養陽氣（正氣），以呼吸之氣結合身體本身之氣，以氣練氣，促進全身氣血循環，就可以防治癌症腫瘤。

11 癌症不是病

　　《癌症不是病》，是由一個美國醫生安德烈・莫瑞茲（Andreas Moritz）所著作的一本癌症相關書籍。書中提到癌細胞的智慧——癌細胞是人體自體細胞之一種保護和人體之存活機制，人體因飲食、空汙、壓力、生活作息……等因素，造成人體累積太多的毒素；而人體為了保護重要器官，如：腦部、肝臟、腎臟、心臟等，以維持人體生命機制正常運作之一種保護措施。癌細胞的智慧是犧牲自己，將對人體有害之毒物加以包覆集中，以免毒素流竄到人體重要的組織器官，危及生命。

　　緣此，癌症不是病，是一種症狀；就和高血壓、糖尿病一樣，是一種症狀，無法醫治；是身體生病了，才會產生癌症；所以，要治的是身體，不是病。身體已有問題，尤其是肝臟、腎臟、胃腸道出了問題，毒素累積在淋巴系統和血液中，造成人之自然免疫機制出現嚴重失調，才造成癌症。因此，當身體已置於缺氧的腫瘤環境下，造就了癌症之生長環境。

　　癌症挑戰人類智慧之極限。「聰明的人找方法，愚蠢的人找理由」；癌症之患者應多找相關之癌症資料和知識，了解癌症之成因及可能解決之道，「命一條」，置之死地而後生，只要還能動，都有機會恢復健康。

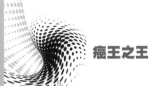

12 人類癌症、衰老和疾病之關鍵──氫氣與 OH* 自由基

氫氣與 OH* 自由基，是人類癌症、衰老和疾病之關鍵。所謂老化和癌症，常意味著細胞大量的死亡，或是細胞粒腺體數量減少及功能受損，幾乎所有的慢性病都與粒腺體功能受損有關。

抗氧化物是指某些能夠提供電子給缺少電子的自由基之物質，使它具備能力滿足自由基的需求，不再去搶其他細胞的電子。自由基會造成人體血管組織器官的發炎，而血管發炎現象，是人類老化和各種慢性疾病，如：癌症、高血壓、糖尿病、憂鬱症、失智症、心臟病等的根本原因。因此，人體的壽命及對抗各種疾病、衰老之關鍵在於消除細胞中的 OH* 自由基。

人體內毒性最強的自由基，就是 OH* 自由基。唯有由腸道菌叢自行產生的氫氣（H_2）才具備功能專一性，「氫氣是最強效的抗發炎藥物」，H_2 只針對 OH* 自由基將之還原成 H_2O 水。腸道菌叢自行產生的氫氣，被稱為天然「內源性抗氧化物」，才是人類抗氧化之利器。

內源性抗氧化，就是在有害 OH* 自由基產生之一瞬間，就將它還原中和成水，人體對抗 OH* 自由基所需要的氫氣，可由大腸中有益菌叢生產供應。因此，人體本身就具備這種自行清除有害 OH* 自由基的能力，這就是人體自然的抗氧化能力。氫氣不只有能力還原 OH* 氫氧自由基而已，任何對人體有害的各種自由基，氫氣都可以將其還原掉。

人體大腸每天可以產出 17 公升氫氣（H_2）。氫氣研究權威，日

本太田成男教授指出，正常人大腸中的益生菌，每天可以製造出 17 公升的 氫氣，這些 扮演了人體非常重要的組織抗發炎功能。若是胃腸道功能不好，腸道菌叢生態不平衡，單一菌種太多，維持菌叢生態平衡的自然食物，如：植物纖維豆類、玉米、海帶等能產生氫氣的原料不足，這些都是人體組織和血管發炎之主因。

　　大腸每天可以產出 17 公升氫氣（H_2）的關鍵之一是鍛鍊大腸，除了可以避免便祕外，強化大腸氣血循環，有助於產生大量的氫氣，消除自由基，對抗老化和各種慢性疾病。

　　而人體之生理機制極為複雜，每天攪動約 70 ～ 100 公斤的能量（ATP 腺苷三磷酸），人體的大、小動、靜脈總長約 20 萬公里，淋巴腺總長約 16 萬公里，大約可以繞地球之 4 ～ 5 圈。人體每天約有 1,000 億個以上細胞進行基因（DNA）複製，人體每天進行大量的蛋白質做 1 ～ 4 級摺疊錯誤之非常繁複且困難的工作（許多疾病肇因於蛋白質 4 級摺疊錯誤，如失智症），蛋白質摺疊和基因複製在每天產生多少的風險和蛋白質廢棄物，這些廢棄物和人體代謝之廢棄物堆積在體內（淋巴系統內），就造成癌症、失智症、高血壓、糖尿病……等一堆疾病。

　　人體之各種複雜機制和非常龐大的生化及基因工程，遠非一般人，甚至專業人士所能理解。這些複雜工程造成人體非常巨大的能量負荷，人們必須用非常審慎的態度去了解這些複雜的病理機制，因為這些才是人體會生病的主因。

　　人類不懂的太多，懂的太少。面對太多不懂的病理機制，難怪疾病愈來愈多。人們若是飲食不節制（吃下太多的美食、油炸食物和甜

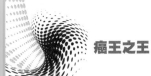

食）、生活失調（長期熬夜，免疫力下降 70%）、情緒壓力（壓力會促使免疫細胞回流至脊髓和脾臟）、外在風寒等因素，造成經絡阻滯、內臟氣瘀血淤、溼熱阻滯，造成細胞長期缺氧狀態，血管發炎，百病叢生，主要是氣血不通所致，《黃帝‧內經》書中表示：「邪之所湊，其氣必虛。」

13 細胞自噬與癌症

　　2016 年諾貝爾生理醫學獎得主大隅良典（Yoshinori Ohsumi）教授發現「細胞自噬」。細胞自噬的調控機制發生異常與癌症的發生有關，細胞自噬功能降低時也會引發多種疾病。若細胞自噬作用減弱，以致於細胞內的自由基增加，讓細胞核內的 DNA 受損，導致癌細胞的發生。**細胞自噬是人體細胞中一個重要的機制，就是細胞自己清除細胞內的損害物質，讓細胞恢復正常的一個作用。**

　　人體處於飢餓狀態，有助於清除細胞廢棄物。細胞自噬現象是細胞對於自己的蛋白質和其他物質進行分解、回收的機制，當生物處於飢餓狀態時，人體的脂肪、蛋白質會分解成細胞正常運作所需的能量。當身體的能源逐漸耗盡時，細胞會啟動一連串回收機制，將細胞內部分蛋白質回收利用，以克服能量供應不足的狀況。

　　當細胞的養分或氧氣不足時，此環境壓力的訊息會向細胞內傳遞，把待分解的回收物帶到細胞的「資源回收場」——溶酶體。此時，溶酶體內的酵素可以把老舊的胞器或蛋白質分解為胺基酸，而提供細胞所需的營養分。

　　細胞癌化突變的基因是因結構、功能異常的蛋白質，使得細胞喪失了正常的生長調控機制，**細胞自噬則是維持細胞內蛋白質穩定的重要機制，也可以清除基因有發生缺損的蛋白質，因此細胞自噬藉由清除突變的蛋白質，而具有抑制腫瘤發生的能力。**

　　細胞自噬作用對於人體的運作機制來說，非常重要。當細胞自噬作用功能失調，細胞內的積存的廢棄物太多時，就會影響細胞的正常運作；如果這些廢棄物沒有被清理掉，會導致細胞因阻塞而死亡或病變，造成血管和各組織發炎現象，引發癌症及許多慢性疾病。

　　事實上，人體並不需要過多的食物。因為，細胞自噬作用回收的材料，提供人體所需。飲食過量造成細胞阻塞，細胞粒線體電子呼吸鏈結阻塞產生大量自由基，引發癌症。因此，平時飲食六分飽即足夠；讓細胞處於飢餓狀態時，它可以透過自噬作用分解蛋白質以產生能量，並清除人體的廢棄物。此外，細胞自噬能協助清除遭受損傷的細胞，抵禦病毒和細菌的入侵。

　　人是腔腸動物，人體從頭到尾都是管子。食道、大腸、小腸、膽管、大小動脈血管、靜脈、淋巴系統、脊椎、骨髓腔，全部是管子。至於心臟、肺臟、肝臟、腎臟、胃等，則是大型管子。

　　人體全身是管子，而且是上下、直立式管子。若用橫向方向將這些管子做放鬆的不斷扭轉，用旋轉的能量，將不通的血管、內臟、經絡系統、神經系統、淋巴系統等管子，全部橫向扭轉開來，就可以氣血全部都通。

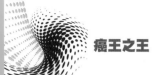

14 抗癌 T 細胞跑到哪裡去了？

　　T 細胞是淋巴細胞的一種，源自於骨髓的造血幹細胞，T 細胞會轉移到胸腺，成為成熟的 T 淋巴細胞，隨後經由胸腺釋出到淋巴組織，進入人體血液和淋巴循環系統，發揮免疫功能。

　　科學家發現，癌細胞很狡詐，不但能夠偽裝「自己人」，而且會假裝「好細胞」騙過免疫系統！腫瘤細胞能夠更改 T 細胞編碼基因開關，來躲避 T 細胞地追殺。人類白血球抗原有三組基因，只要出現一組基因被關閉，腫瘤細胞便不可被檢測到，造成躲過追殺的腫瘤細胞復發。

　　癌腫瘤是自己身體的細胞，不是如病毒、病原菌是外來物，因此，腫瘤細胞會分泌激素，使人體免疫細胞無法辨識，尤其是 T 細胞，因此沒有辦法攻擊腫瘤，這是腫瘤會持續在身體存活和繁衍的關鍵。

　　另外，腫瘤細胞分泌蛋白更改 T 細胞的密碼，把 T 細胞困在骨髓裡。科學家研究發現，腫瘤具備遠距操作控制 T 細胞的能力，造成人體的自然免疫能力降低。甚至研究發現，部分腫瘤會攻擊人體的免疫系統。美國杜克大學彼得（Peter E. Fecci）教授研究團隊發現：「進入大腦的腫瘤能使 T 細胞被扣押在骨髓中無法出來。」T 細胞居然被腫瘤細胞困在骨髓內的驚人事實！

　　身體因自由基過量，導致細胞發炎，以及壓力等，使身體氧化壓力程度提升，將會減弱 T 細胞的活性；甚至癌細胞會釋放出激素，欺騙 T 細胞，讓 T 細胞失去功能。尤其是情緒、工作壓力，會使在全身搜尋的 T 細胞罷工，而回到骨髓，這也是癌細胞能夠壯大的原因之一。

腫瘤細胞充滿特異性、突變性，而且又身懷絕技，有更改免疫細胞基因密碼的能力。而人體免疫細胞本身是非常複雜的，和人體的大部分內臟功能、神經系統、內分泌系統等人體的各種機制都關係非常密切。由此看來，對抗腫瘤細胞，不是人們所想像的那麼容易。

目前有科學家研究出「T 細胞療法」來治療癌症。醫療科技已經製造出某種形式之「數位腫瘤指紋」，數位機器分析腫瘤內免疫細胞運作模式。「T 細胞免疫療法（CAR-T）」就是將癌症患者的 T 細胞抽取出來，用基因工程加以剪輯、改造後，重新植入患者體內。但是「癌症本身是無數種基因突變之總稱，存在著遺傳基因之超級變異」，T 細胞免疫療法（CAR-T）並非那麼容易，尤其是人體的免疫機制非常複雜，若免疫系統出現過激反應，會產生「細胞免疫風暴」，最後可能會導致患者死亡。

15　癌細胞會不斷變異

根據最新的研究，人類離贏得「癌症戰爭」還有很遠的距離。根據英國癌症研究所（Cancer Research UK）的研究，54％的男性和48％的女性在生命中的某一時刻，將會罹患癌症。

英國劍橋大學的生物科學家蒂莫西・韋爾（Timothy Weil）說：「就好像他們是另外一種有機體。」、「細胞分裂速度愈快，就容易獲得營養，也就愈容易形成癌症，並且更容易存活與成長。」人體每一天約有 1,000 億個細胞進行基因分裂，平均每一天產生約 100 萬個癌細胞，而且每一次癌細胞分裂，都有潛在的可能重新變異，也就是說癌

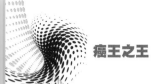

細胞在不斷地進化。

查爾斯·達爾文在 1859 年首次提出的基因多樣性是「生活的調味品」，這是大自然的一種進化選擇的基礎。當癌細胞在腫瘤中變異，它們的基因會變得愈來愈多樣化，以及愈複雜，在進化的驅動作用下，癌細胞就會快速變異，而且發生在最惡性的細胞中。

人類的宿命，DNA 基因複製必然發生癌症。「只要你活得夠久，癌症終究會找上你」，人類基因程式碼的設計漏洞，凡是有性生殖、有 DNA 複製，就必然有癌症。

DNA 基因複製必然發生突變，可以說是突變是演化之必然。突變造就演化，人類從細菌到真菌、到人類的漫長演化中，突變造就現代的人類。路易士·湯瑪斯（Lewis Tomas）：「能夠犯錯是 DNA 真正神奇的地方，少了這個特別的性質，人類仍只是一團厭氧細菌，世界也不會有音樂存在。」

最精準地估計，人體每一天約有 1,000 億個細胞分裂，每一個人每天至少有 100 萬個突變，即每天約有 100 萬個癌細胞，這是人類的命運。如何對抗這些每天的 100 萬個癌細胞，考驗著每一個人的智慧。

癌症之難以消滅，是因為腫瘤在持續不斷地改變他們的基因結構。基因療法並沒有當初科學家們預期的有效，是在一些標靶治療中，癌細胞就會出現抗藥性和複雜的變異性。斯旺頓說：「這是因為一個腫瘤裡邊有一個或多個的癌細胞分支發生了突變，產生了耐藥性，因此治療失去了效果。」意大利都靈大學的阿爾貝托·巴爾代利（Alberto Bardelli）教授說：「所有腫瘤都會產生耐藥性，我為此感到失望和痛苦」。

　　許多癌症相關的基因突變仍無藥可救。事實上，人們對於基因快速變異，在癌細胞生長過程所扮演的角色，所知不多。對抗突變困難重重，要釐清哪一種基因突變對特定腫瘤的形成具影響力？並不容易。突變、競爭和天擇作用下，導致癌細胞難以根除。

　　其實，體內幾乎每一個細胞都存在發生突變的可能性，也就是DNA 序列產生隨機的變化，再加上癌症藥物的刺激下，往往加速腫瘤的基因突變。例如：乳癌、肺腺癌、肝癌、卵巢癌、胰臟癌等均有100 種以上的基因突變，這也是癌症難以克服的原因之一。

　　癌症發生的原因是機體環境創造腫瘤細胞成長環境，例如：毒素累積、細胞缺氧、氣血循環欠佳、內臟功能退化造成免疫力下降……等因素，需要治療的是身體，而非癌症腫瘤。改善癌細胞成長環境，如：內臟的淨化、生活和飲食習慣改善……等，才是抗癌的最基本工作。

16　癌幹細胞

　　癌幹細胞，又稱癌症幹細胞、腫瘤幹細胞，與普通癌細胞不同，是指具有幹細胞性質的癌細胞，也就是具有自我複製和細胞分化能力的細胞。癌幹細胞是一群不需要氧氣就能存活的細胞，是少數且處於休眠狀態的細胞，且具高抗藥性與癌症轉移能力的細胞，在組織細胞處於缺氧的內在癌症環境，一旦患者的免疫力下降時，就會產生癌症復發或癌症轉移。

　　近年來，科學家發現乳癌、腦癌、肺腺癌、肝癌、卵巢癌、胰臟癌、

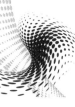

大腸直腸癌等不同的癌組織內有癌幹細胞的存在。癌幹細胞與正常幹細胞有許多相似之處，而癌幹細胞很可能源自於正常幹細胞的基因突變。癌幹細胞癌可能在癌症初期，就已經早期轉移，等待人體免疫力衰弱時再伺機而動。

癌幹細胞的增殖速率非常緩慢，甚至處於休眠狀態，傳統的癌症治療，包括化學藥物、放射線與手術切除等卻無法將其殺死，再加上癌幹細胞的抗藥性，這些因素都是造成癌症復發及惡性轉移的主因，也造成現行癌症治療的瓶頸。

儘管化學療法在短時間內可以殺死癌細胞，但對癌幹細胞的作用相當有限，就算是腫瘤組織快速縮小，但由於無法殺死癌幹細胞，腫瘤組織可能再度變大。另外，復活的癌細胞經過化學藥物和放射線治療的毒殺後，復活的癌細胞變得更為強大，也更難以治療。

只有消滅腫瘤幹細胞，癌症才有治癒的機會。但是要找出癌幹細胞與普通癌細胞的差別，是一件不容易的事，要殲滅腫瘤幹細胞，是另一件難題。癌症本身是多源性疾病，癌症不是一種病，而是幾百種病，人體自然免疫力才是對抗癌症最好的藥物。以中醫整體醫學來看，要消滅腫瘤幹細胞，必須從心、肝、脾、肺、腎、胃、腸道等五臟六腑整體的調節，把致癌的因子找出來，才有可能從癌幹細胞肆虐下存活。

目前醫學界尚無法了解癌幹細胞增生的分子調節機制，而且無法針對癌幹細胞進行標靶治療，因此，就算化療或放療後腫瘤細胞縮小，無法殺死的癌幹細胞繼續生存，「一直以來癌幹細胞的抗藥性與轉移令醫生束手無策」！是導致許多癌症患者因癌症復發，導致無法治療

的主因。

　　近年來，科學家才發現癌細胞分一般癌細胞和癌幹細胞。科學家將癌幹細胞取出放在器皿中，以目前的放射線和化療藥劑卻殺不死癌幹細胞，此一結果在醫療科技領域造成極大的震撼。癌症幹細胞複製小量的幹細胞和大量的普通癌細胞。**尤其是嚴重的癌症，如：胰臟癌、肝癌、肺腺癌、卵巢癌等都存在著癌幹細胞，但癌症幹細胞數量較少，不易被發現。而現行醫療癌症，無法殺死癌幹細胞，甚至科學家發現，經過癌症治療後，癌幹細胞反而出現增加的情況。**

　　關於癌幹細胞的事實，第一點是很難辨識出哪些是癌幹細胞或普通癌細胞？第二點是以目前醫療科技無法殺死癌幹細胞。這些因素再加上癌細胞基因的快速突變，揭露了目前醫療科技對癌症束手無策的原因，這也是美國四、五十年來成立國家癌症研究院，投入無數的全世界最優秀的人才和龐大的財力，非但無法妥善地治療各種癌症，美國和全世界的癌症患者數量反而快速成長，以及癌症患者大量死亡的困境。

　　癌症患者身上只要有一個癌幹細胞存在，一旦人體因化療或放療造成脾胃、肝腎、心臟、脊髓的嚴重傷害，營養消化吸收出現問題，導致人體免疫力衰弱時，癌幹細胞會快速成長，造成癌症復發，大部分病患因此快速死亡。

　　一般癌細胞可用化療或放射線療法或其他醫療方法處理，但是癌症幹細胞的存在，是現代醫學的一大挑戰。因此，人們必須重新檢視及探討癌症的本質，以及造成癌症的原因，並重新思考癌症絕非單一組織器官癌化的問題，而是人體全面性癌化的問題。假如「見樹不見

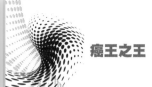

林」，用「鋸箭法」來治療癌症的心態，可能是人類的災難。

17 癌症之前期轉移

　　癌細胞之前期轉移是癌症難以治療之主因之一。癌症之事實是當發現惡性腫瘤時，全身已經布滿了癌細胞。西奈山伊坎醫學院醫學、血液學與腫瘤學教授朱利奧（Julio A. Aguirre-Ghiso）博士：「絕大多數患者被診斷為癌症時，癌細胞其實已經擴散了。」

　　另一個不好的消息是，大多數早期擴散出去的癌細胞會保持休眠狀態，早期擴散的癌細胞會逃避正規療法，如化療和標靶療法，致使當人體經過正規療法大肆破壞人體之造血細胞和免疫細胞時，早期擴散的癌細胞即快速擴張，造成癌症之復發。

　　早期就擴散出去的癌細胞，在轉移至病灶的增殖能力比腫瘤形成後散播出去的癌細胞更為頑強。美國西奈山伊坎醫學院和德國雷根斯堡大學領導的一個研究小組發現，「即使在腫瘤發展之前，具有幾個定義了的分子變化的乳腺癌細胞，卻可以擴散到器官，長時間保持沉默，然後被喚醒，形成侵襲性的、致命的乳腺癌轉移」。

　　在西奈山的研究中，乳癌細胞的兩個變化（一個開啟的致癌基因和一個關閉的腫瘤抑制基因）促使癌細胞從乳房組織遷移到肺部和身體的其他部位。癌細胞保持靜止，直到生長開關被激活，並且在肺臟出現轉移腫瘤；癌細胞會悄悄地停留在肺部，直到細胞不斷生長，並在肺部發生轉移。

　　癌症挑戰人類的智慧極限。癌細胞之前期移轉、放射線和化療藥

劑殺不死癌幹細胞、大部分腫瘤細胞有 70 次以上的快速基因突變、癌細胞的抗藥性，以及現代醫學對癌症病理機治療了解有限的情況下，對於癌症之治療令人極度擔憂。

癌症是人體各種臟腑生化機能全面性衰弱的結果，某種癌症只是表現在單一組織器官的癌化，但基本問題是身體已經出現了嚴重的問題，是身體先生病，才會產生癌症，而不是因為癌症才導致身體嚴重衰弱的導因為果的結果。

當人類對於人體機制之整體運作、癌症之病理機制，以及對於癌症治療之思考邏輯均處於缺乏深入了解之情況下，如何克服癌症？仍是人類最大的挑戰之一。

18　端粒酶與癌症

端粒位於染色體的末端，是染色體末端的一種保護性結構，對維持人類基因組的穩定性非常重要。端粒酶是一種由 RNA 和蛋白質組成的核糖核蛋白複合體，與端粒的調控機制有密切關係。端粒酶主要的功能包括促進染色體末端的複製和保護端粒，以免末端遭受細胞核內的酵素分解。

在正常人體細胞中，端粒酶的活性受到非常嚴密的管控。當細胞分化成熟後，端粒酶的活性就會逐漸消失。端粒酶的功能是把基因複製機制的缺陷填補起來，降低端粒不會因細胞分裂而產生的損耗，增加細胞分裂複製的次數。端粒酶主要功能在維持端粒穩定性和基因組完整性，端粒酶的活性和增殖能力有重要作用。

但端粒自身也有壽命長短。在細胞的一生中，端粒會隨著細胞每一次的分裂而逐漸變短，也就無法再保護染色體的完整性，就是老化之時，保護作用也會變得愈來愈低，會由於基因突變而導致各種癌症罹患率增加。當端粒太短時，遺傳物質就會被破壞，細胞就會停止分裂而死亡。染色體兩端起保護作用的端粒酶若遭受破損，細胞會啟動一套修復機制，避免端粒因縮短而細胞早衰，以免造成細胞衰老、人體老化和癌症等。另外，端粒酶和癌細胞具備不斷基因複製的特點有關，癌細胞會調控端粒酶的基因，增加罹癌的風險。

　　在分子機制上，增加端粒酶活性和增加端粒長度有助於防癌。規律運動能夠增加端粒長度，正確的生活習慣和生化指標（如血糖、膽固醇、尿蛋白等）或是適當紓壓、均衡營養等，可以提升端粒酶的活性，以保護端粒，達到抗老化和防癌的功效。

19　熵與癌症

　　熵是一個描述系統狀態的函數，**熵的定義是「一個系統不受外部干擾時往內部最穩定狀態發展的特性」而「熵的量度正是能量退化的指標」**。因此，熵被用於計算一個系統中的失序混亂程度的度量。熵的概念源自物理學，是熱力學系統的無序程度。

　　熵是不可逆熱力學轉換時的一個重要元素。熱力學轉換是指一個系統中熱力學多種屬性的轉換，例如：壓力、溫度、散度、旋度等。熵是關於狀態的函數。熵就是無序的混亂程度，熵的增加代表一切事物發展是從有序走向混亂無序狀態，最後導致死亡。幾乎所有事物從

一開始，就走向熵的增加，人體的慢慢衰老，杯水溫度的均勻，熵愈增加，系統也就愈混亂。

薛丁格在《生命是什麼》一書中提出，生命的存在是一種低熵形態。人體是一個高度複雜原子立體結構排列的有機體，熵極低。人體不斷地追求生存，必須不斷地進食，始終維持低熵的狀態，也保持著一種高度有序的狀態，人體的內部組織器官達到有序狀態。人體與外界物質的能量交換，即新陳代謝。

人體在與外在的環境交換能量，同時在自己的微觀環境中，保持低熵化運作。**熵定律運作中，食物能量不斷向人類生命系統中輸送能量，要以動、植物的死亡（熵增）為代價，也造成人體熵的增加，最後造成癌症的無序狀態，要以人類的死亡（熵增）為代價。**

生命就是一個有序的耗散結構！增熵的法則破壞了生命的有序。高熵的生活方式，如大量進食、大量的能量消耗等，開始對人的健康造成傷害。熱力學告訴我們，對某一系統不斷加熱（進食和運動），加熱會使體內分子撞擊運動加劇，造成人體由有序進入無序。因此，減少進食和避免劇烈運動，可避免高熵狀態。

人體隨時都處在有序至無序的轉化過程。熱是度量一個系統內部無序和能量的量。物理的秩序是資訊演化，人體的資訊系統是原子立體排列，人體處於熱力學的世界，而在「牛頓定律」的外在世界中，人類避免被癌細胞解體，如何產生熵最小化的物理的秩序？是一大重點。

生命的演化進程和生存法則是一個熵減的過程，愈優越的生命，熵量就愈少。

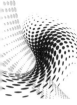

　　宇宙和人體的旋轉渦流，是有組織的結構。**渦流是資訊狀態的自然形成，快速旋轉渦流所攜帶的資訊結構，呈現能量的最小激發態，即是物理「奇異吸子」。**「奇異吸子」代表物理量的最少狀態，若人體維持物理量的最少狀態，人體處於熵最小化，也是癌症發生的最小可能狀態。因此，快速旋轉渦流和壓縮產生的「奇異吸子」，是克服癌症的重要路徑之一。

　　奇異吸子是混沌運動過程中內在的根本性結構，是能量的最低狀態。大腦中有無數的奇異吸子，創造大腦的穩定狀態。而大腦中最大且最重要的奇異吸子是松果體，**松果體的旋轉能量創造出大腦最大的奇異吸子。人體雪山穴是下丹田的奇異吸子能量的高度旋轉，產生強大的穩定能量。因此，雪山穴是佛門之真正拙火所在之處。**

　　熵是測量系統中秩序的量，是物理學熱力學系統的無序程度。熵就是無序的混亂程度，熵的增加代表一切事物發展是從有序走向混亂、無序狀態，最後導致死亡。幾乎所有事物從一開始，就走向熵的增加，人體的慢慢衰老，熵愈增加，系統也就愈混亂。

　　事實上，人體為維持生命的有序化及正常運作，細胞粒線體每天產生至少 70 公斤的能量貨幣（ATP），以維持每天約 1,000 億個細胞基因分裂和每天消耗的動能，因而大量進食。但是，人體基於細胞自噬作用，人體每天大量的細胞凋亡之零件回收作用，廢棄物回升機制，使人體並不需要大量進食。而大量進食的結果，導致人體熵的增加，造成機體運作的阻塞，尤其是細胞粒線體電子呼吸鏈結，因大量進食造成最後粒線體電子呼吸鏈結阻塞，自由基滲漏率大增，細胞凋亡，血管發炎，造成衰老、慢性疾病和癌症的無序狀態。

當一個生命體（包括所有的動、植物），獲得生命的同時，也獲有死亡。一個物體（包括星球、人類、山川、鳥獸等）獲得質量（正能量）的同時，也獲得負能量。因此，一個星球、一個人體、一個宇宙的總能量分別都是零。人體過度進食的結果，人體重力場的負能量也逐漸增加，最後產生高熵的現象，導致無序的疾病和死亡現象。

癌症也是高熵的現象。人體高度的進食、壓力、外在氣候變遷等因素，牛頓力學和熱力學風暴導致內部有序化遭受破壞，維生系統包括呼吸系統、免疫系統、消化系統、神經系統、經絡系統等進入無序的風暴，導致系統性的破壞，即癌症的產生。如何用人體的正能量（氣）調節生命系統，使體內呈現有序化，以對抗體內的重力負能量，避免高熵的現象？是人體必須深入思考的抗癌路徑。

20　資訊熵

宇宙是由物質、資訊和能量組成。星球、人體是巨大的能量體。人體的資訊量成長和物理的秩序和資訊演化一樣，是由原子立體排列結構，受制於熱力第二定律。

在「資訊理論」裡面，熵是對不確定性的測量。但是在資訊世界，熵愈高，則能傳輸愈多的資訊，熵愈低，則意味著傳輸的資訊愈少。熵是資訊的平均量，又被稱為資訊熵。熵是樣本的機率分布，是不確定性的量度。熵隨著隨機的資訊愈多而愈大。

生物熵，也是資訊熵。生命的發生、逐漸生長、不斷演化過程中，是從無序到有序。生命現象本身是高度有序化，生命使其系統內部的

熵降低。當人體的生命系統中有序的狀態總是少數，因資訊逐漸增加造成機體的無序，所以生命系統變得愈來愈無序，最後導致機體的死亡。

當生命系統的資訊增加，如大量進食，造成細胞粒線體電子呼吸鏈結受阻，資訊熵系統內正熵增加，有序性遭到破壞，積累到一定的量體，就會從有序變為無序，這就是熱力學風暴造成機體的狂亂，牛頓定率的世界解體，於是產生癌症和其他慢性疾病。

正確的疾病的治療是輸入負熵，防止正熵增加，促進機體達到系統負熵增加的低熵系統穩定有序狀態，達到人體健康的目的。因此，人體的機體有序化，即透過宇宙旋轉和壓縮的能量，將直向的生命流，即人體垂直走向的主要生命系統，包括神經系統、免疫系統、淋巴系統、內分泌系統、骨骼系統、呼吸系統、血管及循環系統等所有人體維生系統，做橫向 90°角度的強大旋轉和壓縮的能量，把機體的各種循環機制經過不斷地扭轉達到有序化，建構一個低熵的生命體，以達到克服癌症和各種疾病的目的。因此，旋轉和壓縮的能量可以促進機體達到系統負熵增加。

薛丁格提出：「生命是一個負熵的過程。」每個生命體都在對抗熵增。然而，「熵增的必然性意味著生命將不可逆轉地不斷由有序走向無序，最終經歷由生到死的質變過程」。生命對自然資源的過量攝取，造成資訊熵的增加，以及細胞粒線體的死亡，也最後導致生命機體的細胞死亡。DNA 遺傳基因分裂，最後也導致細胞和機體的死亡。

因此，降低資訊熵的方法，以道門的呼吸吐納和旋轉與壓縮能量，

將生命的資訊熵降低，是對抗癌症及維護生命機體運作之道。

21　癌症體溫（35℃）與 DNA 序列熔點

現代人，尤其是上班族及女性，缺乏運動、熬夜、長時間待在冷氣房內，再加上常喝冰冷飲料，體溫愈來愈低。**癌細胞在 35℃的環境下最容易生存，體溫大多是 35℃的現代人，較容易得癌症**。所以，我們將 35℃稱為「癌症體溫」。

人體每天約有 1,000 億個細胞進行基因（DNA）複製。DNA 之雙股螺旋是用氫鍵接合而成，人體的溫度之熱攪動讓 DNA 之雙股螺旋之氫鍵分開，雙股螺旋分離成單股 DNA。因此，雙股螺旋解開的熔點和 DNA 之序列有關。人體之正常溫度為 36.5℃，若人體的溫度在癌症體溫 35℃時，DNA 基因分裂產生問題，可能造成癌細胞成長環境。

日本營養學博士宇多川久美子更指出，最近研究顯示，**「癌細胞喜歡 35℃的身體，會在 39.3℃時死亡」**，因此認為體溫較低、身體較寒者的罹癌機率比較高。**人正常體溫下降 1℃，代謝就會減少約 12％，免疫力至少下降 30％**。她在著作《正確吃藥，病才會好》一書中提到，低體溫不但影響人體代謝，免疫力也會降低，體溫每下降攝氏 1 度，酵素活性就會降低 50％以上，免疫力則會下降 30％，而癌細胞在 35℃左右最為活躍。

寒氣是健康的最大殺手！寒氣不僅僅只是引起感冒、腹瀉這樣尋常小病的誘因，而且是一種致病廣泛且殺傷力很強的寒邪之氣。中醫

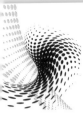

理論認為，「腎為先天之本，屬水，性寒」。如果寒氣侵入腎，兩寒相遇，就如同雪上加霜，腎陽最易受損。一旦腎陽受損，就動搖了先天之本，會出現怕冷、四肢冰涼、小便變多、大便稀溏等情況的疾病，都與體寒有關。

保持人體之正常體溫 36.5℃，除了維持正常的飲食作息外，人體之正常體溫和腎臟、下丹田及脊髓有密切關係。每一個腎臟細胞有高達 2,000 個粒腺體（一般細胞約有 400 個粒腺體），生產大量的能量（ATP）。腎臟是水臟，同時也是火臟。因此，腎藏火，「腎寓元陽之氣，溫煦他臟」之現代科學解釋。丹田之火，下丹田之內竅主要是雪山穴，有人體之最高度能量。脊髓是人體免疫幹細胞發源地，脊髓之火是抗癌之源。因此，達摩功之腎臟功、脊髓功和胃腸道功，是提升人體體溫及抗癌最好的方法。

現代人，尤其是上班族及女性，長時間久坐及缺乏運動，容易造成體溫愈來愈低的現象。人體 70% 是水，因此必須不斷地透過食物的氧化作用產生熱能，推動水分在體內的運作和五臟六腑的氣化作用。若天生的體質偏寒，容易四肢冰冷，加上在冷氣的工作和居家環境中，常吃吃冰冷食物、飲料，體質就愈來愈冷，體溫只維持 35 點多℃，造就了癌症溫度（35℃）和癌症體質。

癌細胞在 35℃ 的人體環境下最容易生存，體溫大多是 35℃ 的現代人，較容易得癌症。人體 70% 是水，若身體體溫偏低，使體液和血液循環變差，體內細胞的代謝也會變差。根據免疫醫學之研究報告，**體溫每降低 1℃，免疫能力就會降低三成以上。若人體的溫度在35℃左右，是癌症成長最快的狀況。因此，體溫決定健康，體溫決**

定癌症。

　　人體體溫提升時，可以讓免疫系統中的淋巴球大量增加，體內的各種消化、代謝酵素的效力也會達到巔峰。因此，除了免疫機能會提升之外，新陳代謝也會加速，就能讓體內細胞更新、再生的速度加快。人體每天有大量的基因分裂，而 DNA 是靠光和溫度驅動，若人體每天日照不足或體溫偏低，則 DNA 基因分裂會有突變現象，容易造成癌症。提升體溫有助於活化酵素，尤其是具備自我修復能力的蛋白——「熱激蛋白」進行修復受損的細胞，能夠提升人體免疫力。

　　陽氣就是體溫。人體的陽氣可以提升體內的溫度，陽氣主要來自於丹田之火、腎臟和脊髓等三處，好好鍛鍊下丹田、腎臟和脊髓，可以有效地提升體溫，增強人體免疫力，對抗癌症。

　　人體之正常體溫在 36.5℃ 左右，而癌症患者的癌症溫度大約在 35℃。體溫愈低，陽氣不足，無法把體內積存的寒凝之氣排除體外，造成氣滯血瘀之癌症內在環境。體溫低和陽氣不足，體內累積的廢棄物、空汙之毒素無法排除到體外，造成淋巴腺堵塞之毒物，這些都是造成癌症的主因之一。因此，許多人非常注重養生和積極運動，並注重飲食調理，仍然罹患癌症，問題可能就出在陽氣不足、體溫過低的問題上面。

　　日本石原結實醫師提到「癌細胞怕熱」的觀念，石原醫師認為，現代人普遍體溫愈來愈低，當體體溫降至 35 度時，癌細胞會處於最活躍的時候。癌症愈來愈多的原因是缺乏運動、吃冰冷食物、長時間吹冷氣，以及天氣寒冷等因素，使體液和血液循環變差，體內細胞的代謝也會變差，造就癌症生長環境。

提高體溫是對付癌症的最好的辦法，例如：心臟和脾臟的溫度較高，所以才不容易得癌症。若時常手腳冰冷、血液循環變差，體內細胞代謝也變差，體溫每下降 1 度，人體代謝就減少約 13％，免疫力也隨之下降 30％以上。

前文曾提及，日本營養學博士學位宇多川久美子研究顯示，「癌細胞喜歡 35℃的身體」，**因此認為體溫較低、身體寒氣較重者的罹癌機率比較高。人體容易罹癌的器官，如：肺、胃、食道、大腸、卵巢、子宮等是中空的器官，細胞會比較少，體溫也比較低，比較容易罹癌。**

體溫上升有助於促進新陳代謝，免疫細胞的運作也會更活躍，人體體溫約有 40％以上由肌肉提供，現代人運動量普遍不足，因此體溫較低。一般情況下，當運動身體微出汗時，體溫會上升 1.1℃以上，也就是只要運動流汗，免疫力會提升 3 倍以上。人體 70％的肌肉集中在下半身，並可產生 45％以上體溫，是人體重要的產生熱能器官，鍛鍊腿部肌肉有助於提升體溫，散步是很好的運動，可以強化肌力。

立旋轉功法是人類鍛鍊腿部肌肉及奇經八脈之陰維脈、陽維脈、陰蹻脈、陽蹻脈等最好的方法，可以快速提升體溫及避免肌少症。

而劇烈運動，如長跑，尤其是馬拉松、長程騎自行車等，會產生大量自由基和死亡荷爾蒙（腎上腺皮質醇），造成血管發炎、動脈硬化，甚至心臟病、癌症等。

22 你可能胖在腦袋

　　肥胖和癌症息息相關。根據世界衛生組織（WHO）的調查，1975 ～ 2016 年全球肥胖人數增加了三倍，和肥胖相關的疾病，如心臟病、癌症和糖尿病，也隨之增加。美國國家糖尿病與消化和腎臟疾病研究所綜合生理學部門的主任霍爾（Kevin Hall）發現，肥胖盛行的元凶是現代食品加工業製造食物的方式分離食物中的組成成分，重新加工加料成為糖類糕點與即食食品。這些加工食物會影響腸道和大腦的神經聯繫，造成人們食慾大增，令人無法感到飽足感而飲食過量。

　　下視丘位置在大腦深處，腦下垂體的上方，體積上只有 2 ～ 3 公分大小，卻掌握了人體許多重要生命功能，包括：饑餓、口渴、飽足、體溫、性活動等，甚至會造成肥胖。

　　下視丘造成肥胖的機轉是這樣的：下視丘與進食有關。決定身體飽足不再進食的叫「腹內核」，一般稱為「飽食中樞」。「飽食中樞」在受到刺激後會釋放出一種神經傳遞物質抑制「飽食中樞」，因此進食就結束。當「飽食中樞」受傷時，這種神經傳遞抑制物質便不會被釋放，所以「餵食中樞」未受抑制而繼續進食，因過度進食而變得肥胖。

　　下視丘功能失調，會產生迷走神經過度刺激的胰島素分泌。另一方面，由於過度進食，攝取的能量太多，「下視丘肥胖」會使得血中胰島素過多，導致更多能量的攝取。胰島素過多，也會引起代謝症候群，也就是高血壓、高血糖、高膽固醇與高三酸甘油脂。

　　飽食機制失常。大腦電場的龐大電流以同步化之神經脈衝，將迷

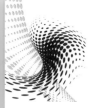

走神經電流向下傳遞至肝、胃腸道、腎上腺等重要器官，強化這些器官之線體分泌、血流量分布等，並運用這些器官之神經脈衝的反饋系統，將器官之相關重要訊息經由迷走神經傳回至夾脊區域之迷走神經至下視丘，調節飲食。

因此，**胃腸道有非常複雜的神經網絡，經過迷走神經和下視丘「飽食中樞」之連接，是人體肥胖關鍵之一。胃腸道功能若是紊亂，會透過迷走神經造成下視丘「飽食中樞」功能失調，造成肥胖；因此，調節胃腸道功能、迷走神經、下視丘，是減肥之重點。**

達摩功之胃脘功，可以調節胃腸道功能。脊髓功可以有效調節迷走神經和下視丘「飽食中樞」，而脊髓功是人體唯一可以直接調節大腦下視丘的方法。

下視丘有兩處與肥胖有關：一處為「飽食中樞」，決定身體的飽足感，讓人體不再進食；另一處叫做「飢餓中樞」，位於下視丘的中間點。當「飽食中樞」受到胃腸道相關連之迷走神經釋放出一種神經傳遞物質，人體會感受到飽足感而不再吃東西。相對的胃腸道功能紊亂，導致相關連之迷走神經神經傳遞物質受到抑制不會被釋放，「飢餓中樞」未受到抑制時，人體會感覺異常饑餓而不斷進食。因此，「胃腸道－迷走神經－下視丘」一系列的生理機制，是人體肥胖之關鍵要素。

另一方面，下視丘功能失調，會產生迷走神經過度刺激的胰島素分泌。胰島素分泌過度，造成血糖過低而引起饑餓感，而過度進食，攝取過多熱量，導致「下視丘肥胖」。胰島素過多也會引發各種代謝症候群，如高血壓、高血糖、高血脂。長久的下視丘肥胖則會造成高

血壓、糖尿病、心臟病、癌症等慢性病。

　　下視丘位於大腦深處，在醫學上目前尚無有效的方法調節下視丘功能。達摩功之坐旋轉功，對脊髓及大腦中之下視丘，以獨特地鍛鍊方法直接調節下視丘的功能，也可以鍛鍊脊椎上之迷走神經。另一方面，達摩功之胃脘功，可以調節胃腸道功能紊亂地問題。因此，達摩功對「胃腸道─迷走神經─下視丘」一系列的生理機制之調節機制，產生快速降低食慾的功能。

　　總之，**肥胖是一種疾病，是「胃腸道－迷走神經－下視丘」一系列的生理機制之疾病**。而目前醫學對於大腦深處之病理和神經內分泌的調節機制，乃至於胃腸道功能紊亂地問題，仍然束手無策。以醫療科技非常發達的美國，肥胖的程度非常驚人，但醫學上仍然無解。

　　而達摩功是一條快速、顯著，而且無副作用之一種內功減肥方法。

23　基因（DNA）複製與癌症

　　密勒日巴尊者說：「當你擁有身體的同時，你也擁有死亡。」DNA 基因複製必然導致死亡。細胞的死亡合約：20 億年前，細胞內的古原蟲──粒線體與細胞就訂下死亡合約。也許上帝早在 40 億年前第一個細胞出現時，就已經替細胞 DNA 植入死亡基因，造成細胞中「粒線體 DNA 殺死大象」的事情必然發生。而熱力學第二定律則顯示：「所有的實體、生命必然走到盡頭。」

　　人類在 40 億年前，第一個細胞經過長久的自然演化，本身是非

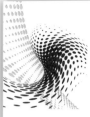

常精密複雜的機制。人體每天約有 1,000 億個細胞進行基因分裂複製，每天產生約 100 萬個癌細胞，全球有一半的人終其生會為癌症所困。所以，科學家表示：「一個人只要活得夠久，癌症終將找上門來。」

癌症本身是數百種病引起的，病理機制不易了解。而且癌症的基因變異非常快速，每一種癌症都有數百種的基因變異，也遠非藥物能夠克服。再加上無法殺死的癌幹細胞，都成為目前大部分癌症無法克服的原因。以人體來說，例如：人體動脈中有 98 種獨特的酵素在運作，造成血管動脈硬化和細胞發炎之機制複雜程度，遠非人類所能了解和克服。

人體有 1,300 種酵素（蛋白質），蛋白質之四種立體摺疊方式和活性，人類大部分都無法了解。人體的淋巴系統之淋巴腺約有 16 萬公里長、肺泡細胞可以攤平整個網球場大等等，這些都說明人體機制之複雜性，也說明為何大部分的疾病，包括癌症、高血壓、糖尿病、氣喘等難以醫治的原因。難怪知名物理學家理查·費曼（Richard Phillips Feynman）有感而發：「人類活著，而且無知。」

現今的科學家已經可以改寫「生命軟體（DNA）」的密碼。「大自然不會滿足於一件事情只以單一狀態存在」，「從自然、化學、生物、物理領域來看，萬事萬物之型態經常是相互交錯影響」，甚至人體影響阿茲海默症和癌症的變數可能高達數百個，若只治療單一的樹木（單一疾病），而不知道問題在整個樹林（身體）已經受到感染，已經壞掉了。因此，阿茲海默症和癌症在醫療上遭遇到很大的困難。

醫學上說明，基因（DNA）複製失控是造成癌症的主因。事實上，

是人體（機體）的環境改變，造成細胞基因複製的藍圖改變。主要的是人體體內創造有利腫瘤成長的環境，癌症腫瘤細胞在組織缺氧的環境下，得到擴張成長的機會。腫瘤環境是身體創造的，而基因（DNA）複製失控造成癌症只是結果，並非原因。倒因為果的錯誤思維，是目前醫學上對癌症束手無策的主因之一。

需要治療的是身體，不是病。不把身體治好，病患一直處在腫瘤成長有利的環境下，癌症怎樣治都沒有用。劍橋大學尚卡爾教授（Shankar Balasubramanian）：「當前許多癌症療法攻擊 DNA，但並不清楚規則為何？我們甚至不曉得基因體何處會起反應？就像是亂槍打鳥。」

就本質而言，DNA 是儲存基因資訊的一種工具，DNA 具有儲存空間非常大，以及儲存時間非常久（研究人員在 2016 年成功從常溫保存的人骨化石取得 DNA 進行定序，目前初步估計該化石至少有 43 萬年的歷史）。 DNA 所儲存的信息是用各種方法讓自己存活下去，DNA 本身也有自己的一套自我修護的免疫系統，因此，它的結構與運作其實是很完美的。一定是人體之許多環節出現嚴重的狀況，不然，人體經過數百萬年之基因演化過程，人類本身就具備良好的基因防護機制。

而癌症是一種多源性疾病。癌症是幾百種病，不是單一的一種腫瘤。DNA 基因是一種可以重組的波狀結構，DNA 是人類儲存資訊的電磁波能量密碼，也是一種生命密碼之運算程式。DNA 基因複製是在量子力學之疊加、躍遷的能量波動下進行基因分裂。其基因分裂和生命植入的藍圖有關，DNA 雙股螺旋連結之氫鍵結構在分裂過程中

受到溫暖水分子、分子震動、熱能攪動、分子自旋共振等都有非常密切關係。DNA 基因複製過程牽涉到的層面非常複雜，而且相關之變數因子多達數千種，分子之數量也高達數百兆之多，遠非目前醫療科技所能了解，遑論治病？

因此，中醫之整體醫學來看，癌症應該從陰陽五行相生相剋、經絡學來治療癌症。和五臟六腑功能、神經醫學、免疫學、經絡系統等有密切關係。而西方醫學對於免疫系統、神經系統、經絡系統，乃至於肝臟、腎臟、胃腸道等內臟功能之調節，均束手無策，這些都是目前癌症無法救治之主因。

24　「壓力垂軸」與免疫力

為什麼壓力會造成癌症？根據世界衛生組織（WHO）統計，北美地區因壓力造成國家社會付出代價超過 2,000 億美元以上，在美國地區因壓力造成企業損失在 300 億美元以上，在美國因壓力所造成的總損失產值占全美國國民生產毛額（GNP）約 3.5%。由此可見，壓力對於社會及國家的經濟成本是如此之高！

壓力對現代人來說，是一種夢魘。在十倍速成長的激烈生存競爭社會中，現代人的壓力，包括：親情、家庭、感情、工作業績、人際關係、經濟因素、課業壓力、社會環境、資訊爆炸的壓力感、政治焦慮感……等諸多壓力，造成精神上的疲憊和身體上倦怠。

30 ～ 40 歲的成年人六成以上有壓力症候群，而 25 ～ 40 歲女性，患有壓力症候群者高達七成以上，主要和工作、家庭、感情壓力有關。

這些壓力不斷地影響神經通路，以及各種神經傳導物質，並透過神經系統降低人體的抗癌免疫力。

除了外在環境的壓力因素外，任何身體的傷害或細胞毀損，如疾病、外傷等，也都會造成身體有形與無形的壓力，工作過度勞累、病毒感染、生活不規律和熬夜、缺乏運動、胃腸道消化不良、發燒、營養不均衡、Ｘ光、睡眠不足等，都會造成身體的壓力。

壓力引起的警訊，包括：注意力不集中、工作容易出錯、失眠、疲憊、頭痛、偏頭痛、耳鳴、全身性慢性疲勞、慢性疼痛、性功能衰退、月經不調、經痛、焦躁不安、易怒、緊張、情緒無法控制、食慾不振、頻尿、便祕、腹瀉……等，甚至各種癌症。

適度的壓力可說是一種助力及動力、一種激勵。若是過度、長期的壓力，對人體來說，卻是極大傷害。面對全球化經濟變化、國際等快速變革的時代、社會結構、家庭衝突、經濟壓力、價值觀的變異等，壓力可說是無所不在的問題，讓現代人喘不過氣來。每個人面對的壓力的反應有所不同，承受壓力的能力亦有差異，例如：學生可能面對課業壓力、感情壓力、家庭壓力，乃至經濟壓力，但每位學生承受壓力能力卻不同。

壓力對身體的影響是多方面的，經由「壓力垂軸」（大腦皮層→下丘腦→腦下垂體→神經系統及腎臟→內分泌）造成人體神經內分泌失調，造成免疫功能失調疾病，循環系統、呼吸系統、生殖系統、消化系統等全面性影響。

壓力造成腎上腺素分泌增加，使心臟收縮速率增加，造成心悸、心臟病。腎上腺素具抑制白血球作用，會使胸腺萎縮，使人體免疫力

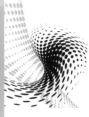

急速下降，引發癌症。長期壓力造成自律神經功能失調，形成腸胃不適、心律不整、便祕、頭痛、失眠、血壓升高、頻尿、心跳加速、甲狀腺功能失調等多種症狀，亦會造成免疫系統整體功能衰退。

壓力會造成免疫系統功能衰退，以及在全身各組織細胞搜尋的免疫細胞回流到骨髓中，不再執行免疫工作，造成各種惡性腫瘤及外來病原之抵抗力下降，並容易引起慢性感染和慢性發炎，導致老化之各種慢性疾病，包括各種癌症。

「下視丘－腦下垂體－腎上腺軸與交感神經－腎上腺髓質」是心理壓力影響免疫系統之主要路徑。壓力會造成腎上腺素及皮質醇濃度上升，皮質醇的毒性會對腦部海馬迴、杏仁核、前額區等腦神經細胞產生傷害，導致精神疾病。對壓力的反應，會使人體「下視丘－腦下垂體－腎上腺軸」長期分泌糖皮質激素及兒茶酚胺而危害健康，並降低人體的免疫力。

長期壓力造成腎臟分泌過量可體松，而可體松值過高對大腦中樞神經造成創傷是憂鬱症發生及免疫力降低的主因之一。根據研究指出，一個人生氣的回應時間是五分鐘，卻會抑制人體免疫系統功能超過六小時以上。由此可見，壓力和情緒反應對人體有極重大的傷害。

心理及社會因素影響免疫系統。心理及社會因素的刺激進入中樞神經系統，經過調適之後產生情緒與壓力反應。接著亦由中樞神經系統輸出訊息，產生行為，並透過神經內分泌或自律神經途徑影響免疫系統。免疫系統則可藉由細胞激素影響中樞神經系統，從而影響行為與內分泌。行為的結果（如營養不良、濫用藥物等）亦可回頭影響中樞神經系統或免疫系統。

　　大腦的神經傳導物質包括多巴胺、正腎上腺素、血清素、乙醯膽鹼、腦內啡等，約有五十幾種神經傳導物質，而主要的神經傳導物質並非單一的影響，而是相互作用影響。神經傳導物質之自然調整機制非常複雜，大抵和長期壓力、胃腸道神經傳導酵素合成、均衡營養、正常運動和生活習慣等息息相關。

　　這些主要的神經傳導物質直接作用於大腦之各部位相互功能，包括：思考、判斷、記憶、情緒、心智、動作、心跳、睡眠等人體重要的生理功能，任何神經傳導物質功能失調，都可能造成人類各項活動機能失調、降低人體免疫力，乃至憂鬱症和癌症等。

　　情緒壓力等因素造成身體的傷害極大，並導致免疫功能下降。許多癌症患者皆因突然增加的壓力或癌症病情的壓力，加重癌症的病情。對抗壓力最重要的途徑，包括強化「壓力垂軸」中之每一環節，在「大腦皮層→下丘腦→腦下垂體→神經系統及腎臟→內分泌」，降低「壓力垂軸」作用於內分泌對身體產生全面性的影響，造成重大疾病如癌症、高血壓等。

　　不妨試試禪功來緩解壓力，如達摩功。達摩功的功法中，對抗壓力首重在神經系統和肝腎功能，並調節體質和胃腸道功能，增進人體消化吸收能力。達摩功的功法對抗壓力、強化神經系統功能的方法，包括脊椎旋轉運動，以增強神經系統，對抗壓力。

　　腎臟是抗壓力器官，健康的腎臟可以有效對抗壓力。腎臟功（見後【第八章】P.336），可強化腎臟功能。勤練這些功法，可強化腎臟、強化抗壓能力，以避免神經內分泌和神經免疫的不利影響。

　　另外，胃腸道是人體合成神經傳導酵素的大本營，以及人體最重

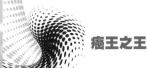

要的排毒功能；因此，胃腸道功能也是抗壓力及抗癌關鍵之一。胃腸道之營養消化吸收和大腦神經傳導物質原料有關，而旋轉功可強化胃腸道功能，改善壓力症狀。

此外，肝臟功能亦和抗壓力有關。肝臟功可強化肝臟，避免肝氣鬱結，影響神經系統。

對於壓力的觀點，主要是每個人對待壓力的方式不同。有些事情，在某些人來說不算是壓力，但對其他人來說卻是極大心理負擔。通常你認為是壓力就是壓力，你不認為是壓力，那就不算是壓力，重要的是你對壓力的看法是如何？

當然，每個人對壓力的承受也大不相同。壓力的承受能力和個人的身體健康狀態有關，特別是肝、腎、胃腸道、神經系統和人體抗壓能力有密切關係，肝臟功能會影響中樞神經系統和自律神經系統，而腎臟則是抗壓重要器官。

達摩功對中樞神經、自律神經、肝、腎、胃腸道等內臟有獨到方法，勤練達摩功除了可對抗壓力、提升人體免疫力、促進全身氣血循環外，同時對內臟功能提升，有助於防治癌症。

生活中很多無形的壓力和不自覺的壓力，有時候不見得能感受到自己的壓力指數到底有多少？不過這些壓力並不會自己消失，可能會造成身體上的各種不舒服狀況。以下是壓力的顯著症狀── (1) 常常覺得頭痛或偏頭痛；(2) 臉上皺紋變多；(3) 頭髮變少；(4) 身體愈來愈胖；(5) 睡眠品質不好；(6) 容易胃腸道不舒服；(7) 睡覺時常會磨牙。

壓力會使腎上腺素分泌壓力荷爾蒙「皮質醇」，它會讓我們的心

跳變快、血壓升高。皮質醇對人體來說，毒性很高，在血液中的半衰期（代謝時間）是 15 個小時。過量的皮質醇對身體來說是「毒藥」，長期壓力分泌過量的壓力荷爾蒙「皮質醇」，會殺死大量的腦細胞，還會讓大腦萎縮，造成憂鬱症。

皮質醇過高，會破壞免疫系統、傷害神經系統、提高血糖值、讓皮膚變薄、血壓變高，可以說皮質醇是一種「死亡荷爾蒙」。皮質醇造成血管硬化，是造成人體衰老和疾病的重要原因。

人體對抗壓力主要是腎臟和脊椎。而維生素 C 是抗壓力維生素，新鮮蔬菜、水果有助於腎臟功能和抗壓，而時常練、隨時練腎臟功，可以快速的對抗壓力，腎臟也是人體抗衰老的重要內臟。

而自律神經中的迷走神經和血壓、胃腸道和內分泌有關。強健的迷走神經，有助於人體抗壓，坐旋轉功可以快速、明顯地強化神經系統，對抗壓力和抗衰老。

現代人因社會、經濟、國際化變遷快速，造成工作、情感、經濟、家庭極大壓力，容易造成自律神經功能失調。身邊的同事、家人、朋友、同學不乏有消化性潰瘍、緊張性頭痛、下背痛、經痛、失眠、便祕、腹瀉、大腸躁鬱症、心悸、焦慮、腦神經衰弱的情況，即罹患自律神經功能失調，引發內分泌失調症狀、免疫力下降，甚至引發癌症。

脊椎神經共有 31 對，每對神經依功能分別負責軀體神經和內臟神經（即自律神經）。軀體神經分佈於各肢體肌肉，而自律神經分佈於全身的腺體、內臟。

依附在脊椎上的自律神經系統，由交感神經與副交感神經共同調控人體主要荷爾蒙，例如：胰島素、腎上腺素、腎素、甲狀腺、副甲

狀腺、胃酸、性腺等。因此，維繫生命的神經系統、內分泌系統、消化系統、呼吸循環系統、生殖系統皆由依附在脊椎的自律神經系統調控，所以，脊椎健康是人體健康的根本。

脊髓是大腦的延伸。脊椎內的督脈是人體最重要的氣脈，督脈不通，則大腦中樞神經透過自律神經系統主導之各種內分泌會出現嚴重問題。

達摩功坐旋轉功法透過頭部保持不動，以雙手依所在的上下位置分別對頸椎、胸椎、腰椎乃至整條脊椎中軸做放鬆的運動，可直接強化脊椎。

依附在脊柱之上的脊髓神經和自律神經係垂直走向，而達摩功動旋轉功法之運動方向和垂直走向的脊椎及神經系統呈現 90° 角度的運動動量，剛好可對脊椎和神經系統做不斷地放鬆、左右地扭轉運動。

中樞神經系統與免疫系統的關係，胸腺（T 細胞成熟場所）、淋巴球和脾臟均由交感神經調控，而下視丘神經元對免疫反應，會直接影響過敏性反應，T 細胞淋巴球刺激反應和自然殺手細胞（NK 細胞）的活動均有密切關係。

中樞神經調節的免疫節律與生物節律有關。許多臨床發現癌症病人若表現出消極、淡漠的反應，往往比預期中早逝。若病人感到淡漠的情緒反應、無助無望感、負面情緒增加，這些都和自然殺手活性有關。

此外，長期熬夜會使免疫力下降。長期熬夜會造成腎上腺素「死亡荷爾蒙——皮質醇」的產生，長期因熬夜的壓力而不知覺的大量分泌腎上腺皮質醇，造成血管硬化、各種疾病和嚴重老化，甚至皮質醇

的毒性大量殺死大腦皮質和海馬迴細胞，造成憂鬱症。長期熬夜造成
人體專對抗癌細胞的免疫 NK 細胞會降低 70％！

　　長期熬夜使腦神經元細胞衰弱，大腦神經星狀細胞刪減衰弱腦神
神元細胞，造成大腦細胞大量減少，就會變笨，反應變得遲鈍。熬夜
帶來的問題，是非常可怕的，可能導致智商降低、心理疾病、性格缺
陷，甚至生命危險。

　　夜晚 11 時以後，是大腦神經元和肝臟細胞修復、修補時間，長
期熬夜，肝臟得不到休息，肝臟排毒功能下降，免疫力隨之嚴重下
降。因此，長期熬夜易造成百病叢生、嚴重衰老，以及容易罹患癌症。

　　哈佛醫學院教授 Matthew Waler 說：「有個良方可保護你不得癌
症和老年癡呆；降低你心臟病、糖尿病的風險。這個可以包治百病的
良方，是睡眠。」長期熬夜的人容易患前列腺癌、腸癌或乳癌。

25　智者生存

　　有兩位美國人到非洲做野外生物調查，突然發現到前方 100 多公
尺外有一頭獅子。其中一位美國人馬上彎腰綁鞋帶，另一位說：「你
現在綁鞋帶哪來得及？」他回答：「把鞋帶綁緊，跑得快，等一下我
跑贏你，就夠了。」這個故事說明——跑得愈快、學習愈快者，才可
以活得下來。

　　學習快者勝出！日本知名管理學家大前研一說：「懶於求知的
人，沒有生存的空間。」這個世界變遷太快，國際貿易戰爭、AI、
Internet、電子商務……等，造成「贏者全拿」的社會，不願意學習新

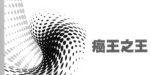

知的人，恐怕很難在社會生存。

　　要隨時提升自己，包括自己的見識、眼界、心胸、智慧。語云：「最重要的是觀念的突破，不是技術之突破。」觀念不好，做任何事都很難。

　　就健康層面來說，社會上看到許多人不願意下工夫學習健康知識，最後被弄死。例如：多年前社會上瘋傳「把癌細胞餓死」的荒謬事情，居然有很多人信以為真，最後把自己餓死的事情頗多。事實上，「把癌細胞餓死」是醫學上所做的並不成熟的研究，即嘗試切斷腫瘤之新增生的血管，以切斷腫瘤的營養來源，最後嘗試「把癌細胞餓死」。

　　現代人不要只想不勞而獲的得到一些東西，事實上只會得到一些皮毛。一個人的確要培養自己的見識、高度、深度，才能擴張生命的長度、深度和寬度。

　　有道是「智者生存」。古云：「人生在世，草木一春。」人生一遭，什麼都帶不走，只有智慧、福報相隨。為人類創造偉大的健康價值，才是人生最有意義的事情。所謂「智者生存」，所有的疾病都是應該都是在可控制範圍內，主要是看這個人有沒有智慧？

　　能夠控制呼吸的人，就能控制生命。但是重點不是活多久？而是為人類創造價值，以及為自己創造智慧、福報，而不是累積財富，卻無益於社會國家。

　　名利，事實上，可能毫無價值可言，就如同沙漠中的黃金一樣，云：「所有能從你身上帶走的東西，都不是你的東西，包括生命、名利、親友及一切。」你的生命、財富、親友、名譽、古董字畫……

等一切，皆非你有。

「人類活著，而且無知」。收斂起人類的貪婪和無知，在短暫的人生，貢獻自己的才智能力、善盡自己的一分心力，才能讓生命更有價值。

那麼，命一條，你該如何面對癌症？

以科學家對一個人生命之存在機率估算，是 $10^{-25680000}$ 的機率，這說明一個人在這個世界存在的機率幾乎是零，因此，對於生命不必太執著，一切是機率、是偶然。「命一條，苦練」，求法難，練功難，置諸死地而後生，死命練功，才有辦法克服癌症腫瘤。

「英雄無淚」。人，命一條，只是早死、晚死之差別而已。所謂「英雄無淚」，只要把達摩功之任三種功法，好好練、隨時練、死命練、放鬆練，把體內的生命能量、生命之火、脊髓之火、丹田之火、腎臟之火練出來，就有生機，就可以克服疾病。

達摩功的功法包括：脊髓、肝臟、腎臟、心臟、肺臟、胃腸道、神經系統、免疫系統、經絡系統的絕世功法，可以克服疾病痛苦。「英雄無淚」，命是自己的，自己的命，自己救。

人需要學習，學習快者勝出，智者生存，面對癌症，亦是如此！

第 2 章

生命的圖靈

生命是燃燒的火焰。一個人每一天體內攪動約至少 70 公斤的能量 ATP（腺苷三磷酸），推動一個人身體的重量每天到處跑。而每天生產如此巨大的能量，所以人體本身是一個巨大的火焰。人體約有 60 兆細胞，而每一個細胞平均有 400 個以上的細胞能量工廠——粒線體，在生產能量。每一個粒線體內有無數的世界上最小奈米級的極微型的機器——ATP 合成酶，在生產人體每天所需的能量。**因此，人體是一個非常龐大的奈米級機器之組合體。**

人體每天約有 1,000 億個細胞進行基因 DNA 分裂，在分裂過程中每天約產生 100 萬個癌細胞，這是人類的宿命。人體一個龐大的能量燃燒工廠，細胞不斷的分裂組合，每一次的細胞分裂都隱藏著罹癌的風險。因此，人類一直生活在罹癌的邊緣。在人體的巨大耗能的運作過程中，如何降低燃燒作用，如何讓一個人一生的總心跳次數約為 30 億次的心跳，能夠做適度調節，避免耗掉太多的生命能量，是人類抗癌必須思考的角度。

01 一生 30 億次的心跳

生命的節點，隨著每一次的心跳，點點滴滴的流逝。以平均壽命 80 歲來算，一個人一生的總心跳次數約為 30 億次；也就是說，一個人常做劇烈運動，心跳次數提前達標，生命也可能跟著提前結束。

烏龜心跳慢，每分鐘的心跳為 6 次，牠的代謝也慢，這可能是長壽的原因。老鼠平均每分鐘心跳可達 450 次，壽命約 1 ～ 2 年，很明

顯的，心跳得愈快，壽命愈短。無論是人，或是其他動物，一生的心跳次數都是有極限的。雖然運動員經常運動，但他們的平均壽命較一般人更短。因此，生命的重點並不在於劇烈運動，而是在靜止和內在的平靜和諧。生命受限於心跳的次數，當一個人的基礎心跳率愈協調，也會活得愈久。

心跳愈快，死亡率呈現線性增加。研究發現心跳和癌症、糖尿病、心血管疾病、甲狀腺異常、貧血的發生有密切相關。心跳變快是身體出現狀況的的警訊，不可輕忽，一般運動如跑步、爬山、劇烈健身運動等是屬於耗氧運動，在體內產生大量的自由基。常見的案例是每天3 個小時以上的劇烈運動，2、30 年後，卻是中風、癌末狀況。而且這些劇烈運動只動到心肺大循環，實際上重要的微循環（人體最耗氧及能量和廢棄物交換之場所）和深層之肝臟、腎臟、胃腸道、神經系統和脊髓等人體最關鍵的組織，卻無法運動到。

劇烈運動，人體維持高壓情況下，腎上腺皮質醇會高居不下，長久下來對人體造成致命的影響。腎上腺皮質醇是俗稱的「死亡荷爾蒙」，「若這種荷爾蒙愈來愈多，則離死亡愈來愈近」。腎上腺皮質醇分泌過多會導致記憶力衰退、器官萎縮、血管脆弱發炎、消化道潰瘍，引發糖尿病、高血壓、癌症、腦中風、腦部萎縮、骨質疏鬆、身體快速衰老，嚴重甚至導致死亡。

運動過量可能導致橫紋肌溶解症，併發急性腎衰竭及代謝紊亂。運動過量容易影響內分泌失調，造成下丘腦－垂體－性腺軸功能抑制，血睪酮水準下降。在劇烈運動過程中肌肉組織對於蛋白質的消耗增加，而內臟缺氧導致紅細胞的濾出，造成運動性貧血的誘發因素。

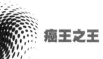

　　運動是一種「氧化」過程，人體劇烈運動時吸入的氧氣量會比平常多出 10 ～ 20 倍，此時無法燃燒完全的氧會增多，造成體內的自由基增加。這些氧氣無法平均分佈到身體各組織器官，過量的氧氣進入心臟和肌肉中，此時的心臟和肌肉組織氧氣濃度突然提高。而肝、腎、胃腸道等血液的供應量減少而缺氧。當血液重回流這些缺氧器官組織，造成過多自由基，自由基過多造成血管發炎，進而加速老化，誘發各種疾病，甚至造成癌症。自由基是「百病之源」，尤其是 80 ～ 90％的慢性病是因自由基造成的。

　　正確的運動，如瑜珈、太極拳、氣功等，是屬於累積體內能量的運動。不斷的透過呼吸及緩慢的內臟運動，而人體之呼吸作用和產生能量（ATP）的能量工廠是細胞粒線體，人體之呼吸作用是在粒腺體內進行的。深層呼吸及所有的能量產生是在細胞粒線體中進行。唯有這些和緩動作配合深層之呼吸作用，才能在體內積累能量，並將心跳放慢，讓身體更健康。

02　人生的「保命三招」

　　面對癌症和各種病毒的威脅，人生的保命首重下腹部腸道（占人體 70％以上的免疫力），以及脊髓的免疫幹細胞。腸道和脊髓是人體陽氣（正氣）所在，陽氣是人體的自然免疫力，是抗病毒和抗癌的大本營。

　　自己的命要自己救，要學會一些方法，日常保養，方為健康養生之道。

下腹部腸道（即下丹田）的保養方法，包括：（1）呼吸吐納，隨時將氣吸到下腹部，一吸一吐、吸飽吐盡、吸鬆吐靜；（2）溫養，就是以吐納呼吸，隨時將心念和呼吸放在下腹部，以心與氣相守於丹田，心氣和一放在下丹田，溫養陽氣，住氣於下丹田。

脊髓是免疫幹細胞發源地。練脊髓功，將脊髓的能量練出來。脊髓之放鬆、橫向旋轉，經過不斷旋轉和壓縮的能量，脊髓內產生巨大能量，可以快速提升人體免疫力。下丹田和脊髓是人體免疫力的大本營。好好將脊髓和下腹部腸道的鍛鍊，可以保命，在整個人生中，可以確保自己的健康。

在古代的中國，森林野外，毒蛇猛獸橫行，山林響馬、綠林好漢等，對人們的生命、財產有很大的威脅。因此，古代學習拳腳功夫保命，非常重要。

時序至今，現代人生活、工作、感情壓力大，加上飲食西化、食品安全出現問題、空汙毒素等，造成普遍性地癌症、糖尿病、高血壓、腦中風、心臟病、洗腎……等疾病。死亡荷爾蒙——腎上腺皮質醇分泌過量，易造成血管發炎，每天每人約 100 多萬個癌細胞，每天產生的大量毒素，造成癌症遍及全球，嚴重威脅現代人的健康。一個人在高壓生活環境下，每一個人都必須快速學習保命的方法，才不會死於非命。

「久坐不動，百病叢生」。上班族若長期久坐不動，人體的淋巴循環、氣血循環就變成一灘死水，尤其是長達 16 萬公里的淋巴系統——人體的下水道阻塞，廢棄物、毒物塞滿整個房子（身體），不生病才怪。久坐不動，容易引發高血壓、糖尿病、下肢循環不良、癌症

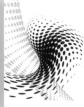

等。

在此，特別分享人生的「保命三招」。人生的「保命三招」為——脊髓功、肝臟功和腎臟功，可以將全身毒物排除，培養自然免疫力。「自己的命自己救」，把達摩功之「保命三招」，好好練、隨時練、死命練，把內功練出來，把體內巨大能量練出來，把自體免疫力練出來，面對無所不在地病毒、癌症、中風及心臟病的威脅，一個非常強的內在能量和非常強健的身體，才是對抗病毒、癌症等各種疾病的最大本錢。

自救才是重點，千萬不要等到罹患重病才求救。況且2、30年搞出來的重大疾病，必須下大工夫。好好鍛鍊「保命三招」，才不會讓自己陷入生命的困境。

人生的「保命三招」——脊髓功、肝臟功、腎臟功是保命的絕招（詳參閱第8章）。人生的「保命三招」也是人類絕無僅有的且最簡易、最有效的健康功法。面對不可知和無所不在的病毒和癌細胞，隨時練、放鬆練，可以勝出，可以保命。

必須用生命去苦練，把生命的能量練出來，才有辦法從癌症腫瘤中恢復健康。要有非常深入的體認，非常重大的疾病，必須用非常的方法及觀念。對於每一種疾病的深入探討和研究，瞭解其成因及方法，對於中醫陰陽五行相生相剋，經絡學等，以及西醫之腦神經醫學、脊骨神經醫學、內分泌學、免疫學等，做深度的理解和配合。

（1）脊髓功（練龍骨）：脊髓是免疫幹細胞發源地，是人體內臟氣血循環之根本。脊椎旋轉以鑽木取火的方式，可以極快速地強化脊髓免疫力，也可快速提升人體的陽氣，這也是人類強化免疫力最快

速地方法，是防治癌症、脊椎功能退化最好的方法。

（2）**肝臟功**：直接以內氣按摩肝臟，可以對抗肝癌、肝硬化、慢性肝炎和青光眼。

（3）**腎臟功**：直接以內氣通透腎臟，可以防治洗腎、腎臟癌等。

不少國內外一些名人罹患癌症，連 100 億都買不到一條命，人們自救才是重點，千萬不要等到罹患重病才求救。況且數十年搞出來的大問題，必須花費非常大的精神和時間才能解決的重大疾病。只有好好鍛鍊人生的「保命三招」，才不會讓自己陷入生命的困境。

03　兩千年前的資訊密碼

近 1,600 年前，菩提達摩祖師東來，為了找一位不惑之人。達摩祖師傳了心法，但是心法陳義過高，世人數千年以降不易了解。因此，不得不傳下來達摩洗髓功。千年來，至前清晚期，累傳至天臺老人。

達摩祖師是來自「度規場」（宇宙網格之母）的人，無生無滅。其所流傳之達摩功資訊密碼，深入至脊髓、骨髓、腦髓、三大內竅、奇經八脈、十二正經、五臟六腑，人體之免疫系統、神經內分泌系統、經絡系統、五臟六腑、大腦網格流體波模等無所不練。

現代人，雖然科技發達，但是聰明才智和古人並無多大差別。貪婪掩蓋了人們的智慧。多積善修德，幫助世人，才有智慧福報，而不是凡事不願意付出，只想獲取，最後將是一無所獲。正統數千年的武術和氣功之傳承，均經過數十年的學習過程，務必對傳統專業之尊重，這些正統功法流將傳給有智慧福報的人。

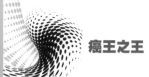
04 誰殺死大象？

　　地球上所有的動物，包括人類，終將被細胞粒線體殺死，至少我們該知道是如何死的。粒線體的凋亡是呼吸作用有所不足的現象。粒線體呼吸鏈氧氣供應不足造成自由基破壞細胞膜，造成細胞死亡。

　　另一方面，細胞 DNA 和粒線體 DNA 不同步，粒線體 DNA 突變率是細胞 DNA 的 20 倍以上。粒線體 DNA 造成細胞死亡，生命體也隨之死亡。深層了解生命現象，80 ～ 90 歲左右大概是人類生命的極限。道門的深度呼吸，將人體的代謝調至極緩，可以延長生命。

　　而內功的修練，深厚的能量透達細胞粒線體，是另一種延長生命的方法。了解生命的本質、生命的深度，才不會莫名奇妙地死亡都不知道是什麼原因！

　　「粒線體呼吸鏈電子鏈結阻塞，百病叢生」，細胞粒線體在每個人每天身體中產生至少 70 公斤左右的能量 ATP（腺苷三磷酸）。**人體的呼吸作用是深入在細胞粒線體的深層次。當粒線體呼吸鏈電子鏈結因呼吸作用不順暢而阻塞，將產生大量的自由基，造成細胞死亡、血管發炎，引發一連串的糖尿病、高血壓、心臟病、癌症等。**

　　當粒線體基因（DNA）突變，將造成癌症及人體的衰老和死亡。大腦和心臟、腎臟、肝臟中每一個細胞約有 2,000 個粒線體（其他細胞約 400 個）。因此，吐納呼吸、正統的內功內氣修練是在粒線體層次的深度鍛鍊，行住坐臥、隨時隨地的深層次呼吸，可以免於疾病及衰老的恐懼。

　　人，這部非常精緻的機器，全身有萬億兆個奈米機器—— ATP

酶 24 小時運作，每天生產至少 70 公斤的 ATP（能量貨幣），推動一個人的體重及大腦知覺運作的龐大能量系統，大腦中的 10 的 256 次方的光點網格疊加態涵蓋整個宇宙的能量，以及人體 16 萬公里（可以繞地球四圈）的淋巴系統等，每一個人，在歷史上的每一片刻的一片刻，又一片刻，都是奇蹟。

　　一個用了 30 年、50 年或 70 年的奈米機器——身體，卻不知道去保養，最後身體某一個地方腐爛掉了，就是各種疾病、癌症，然後就死了。若不知道保養，有些人年紀輕輕就死了，有些人懂得養生，活成百歲人瑞，一個人的壽命長短之決定權在於你自己。

05　不死之鳥——粒線體呼吸鏈

　　「死亡是一個令人困惑的發明」。因此，從古至今，歷代皇帝、道家、密宗等，都在尋求不老不死的秘方。時序至今，多虧科學的進步，**讓人們了解生命的最底層的量子層面的意義和電荷與質子梯度，才是生命的動力，也才能夠瞭解人類對抗癌症老化和死亡的可能方法。**

　　約 20 億年前，古細菌——粒線體進入動植物細胞中，和細胞產生共生作用。粒線體是細胞進行呼吸作用產生能量的主要胞器，產生細胞所需的能量 ATP。但是粒線體可能殺死我們，主因包括粒線體 DNA 突變、粒線體呼吸作用的缺陷。

　　人體有 1 萬兆兆個粒線體在幫助每個人發電，人體驚人的生命潛力即每一天生產的能量 ATP 等同於一個人的體重，粒線體靠 ATP 合

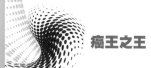

成酶透過呼吸作用的質子梯度產生能量 ATP。人體數以兆兆兆計的宇宙最小的奈米精密機器——ATP 合成酶，每天生產至少 70 公斤的能量 ATP。一旦天文數字的細胞粒線體呼吸鏈之電子鏈結傳遞出現問題，會產生大量自由基，也會造成細胞發炎及死亡。深層呼吸作用不足，即造成細胞死亡，導致人體之各種慢性疾病和癌症。

因此，增加粒線體的呼吸作用及氧化代謝作用，會抑制癌細胞的生長，並抑制癌細胞在體內形成腫瘤的能力。生命之死亡程式由粒腺體執行。**滲漏的自由基增加，啟動細胞之死亡機制。壽命和呼吸鏈的自由基的滲漏率有關。粒腺體之呼吸作用通暢可降低自由基之產生。因此，深層呼吸是人體對抗自由基和抗衰老、癌症、各種疾病之祕方。**人體的呼吸作用即在此呼吸鏈中進行，此是人體最深層的呼吸作用。**深度的粒線體呼吸，可以降低呼吸鏈之電子鏈結自由基之滲漏，可以避免癌症、老化和死亡。**

人體腎臟、肝臟、大腦、心臟部位的細胞中，平均每一個細胞約有高達 2,000 個以上的粒線體。用呼吸之氣鍛鍊深層的呼吸作用，鍛鍊腎臟、肝臟、大腦、心臟部位以及其他人體的深層組織器官，將可以延緩細胞老化、避免癌症。因此，古代的道家吐納呼吸，將新陳代謝降到最低，讓生命之長久成為可能之途徑。

06 粒線體是生命之火

粒線體可說是生命之火。粒線體古細菌，進入動植物細胞中，和細胞產生共生作用。粒線體是細胞進行呼吸作用產生能量的主要胞

器，粒線體是細胞的能量工廠，產生細胞所需的能量 ATP。ATP 就是人體細胞的電力來源，都是來自粒線體的呼吸作用。

癌細胞具有異常的粒線體呼吸作用，造成腫瘤細胞的低氧或發炎的致癌環境，即發現癌細胞具有異常的粒線體。

由於低氧壓或其他基因異常而持續被活化，不但會提升癌細胞的醣解作用活性，同時也會抑制癌細胞的粒線體呼吸。除了腫瘤組織因遠離血管造成低氧壓的情況，臨床上常發現腫瘤組織附近常會伴隨發炎細胞的浸潤。發炎細胞會破壞癌細胞的粒線體呼吸酵素，影響癌細胞的呼吸，因而迫使癌細胞利用醣解作用來提供能量。

增加粒線體的呼吸作用和氧化代謝作用，且會抑制癌細胞的生長，並抑制此癌細胞在體內形成腫瘤的能力，這些結果顯示，活化癌細胞粒線體的氧化代謝可造成抑癌的作用。

對抗癌細胞，使用粒線體的氧化代謝作用，可以抑制癌細胞的生長或惡化。因此，若能找到足以強化或提升癌細胞粒線體呼吸作用的機轉或藥物，將可能被應用於癌症的治療。

粒線體 DNA 突變、粒線體呼吸作用的缺陷、粒線體膜電位增加等，異常變化，均可能造成細胞癌化。

人體每個細胞約有 400 個粒線體，估算人體有 1 萬兆個粒線體在幫助每人發電，線粒體可謂細胞的「能量工廠」，是人體的發電廠，而呼吸體則是這個「工廠」內最關鍵、結構功能最複雜的「機器」。

人體的呼吸作用在粒線體中進行。**細胞內完成生命活動所需的能量，都是來自呼吸作用。而人體之深層呼吸是在 1 萬兆個粒線體中，每一個粒線體約有四萬個呼吸鏈，而此天文數字的細胞粒線體呼吸鏈**

之電子鏈結傳遞出現問題，會產生大量自由基，也會造成細胞發炎及死亡。深層呼吸作用不足，即造成細胞死亡，導致人體之各種慢性疾病和癌症。

內功之呼吸是在粒線體呼吸鏈中進行。因此，以道門之呼吸吐納來說，將氣吸至全身五臟六腑、經絡、脊髓，此正是道門修練者，仙風道骨、不易衰老之原因。內氣之呼吸是通透到人體最深層的組織，即粒線體呼吸作用，避免粒線體死亡。

因此，癌症及各種慢性疾病的預防和調養，呼吸吐納就夠了。尤其是全身充氣法或積氣法，將氣吸至肝臟、腎臟、胃腸道等，不斷的累積和壓縮，快速地打通全身內臟，全身氣滿不思食，行住坐臥，以心入氣，神氣合一，心風自在，氣足布滿全身，自然百病不侵。

粒腺體呼吸可謂「生命不可承受之重」，你必須練氣！

人體由組成氧（65％）、碳（18.5％）、氫（9.5％）、氮（3.2％）組成，合計96.2％。而人體所有荷爾蒙、脂肪、葡萄糖、蛋白質均由碳 C、氫 H、氧 O、氮 N 組成。例如：葡萄糖（$C_6H_{12}O_6$）、膽固醇（$C_{27}H_{46}O$）、腎上腺素（$C_9H_{11}O_3N$）、血清素（$C_{10}H_{12}ON_2$）等；既然人體身上所有的構件全部由氣所組成，因此，你必須練氣。根據統計，96％以上國人死於各種疾病；人們若不懂得練氣，96％以上的人未來都將可能死於各種疾病，如：癌症、心臟病、腦中風、糖尿病、洗腎、高血壓、肝病等。

人體之深層呼吸作用是在細胞粒線體中進行。人體細胞約有1萬兆個粒線體，每個粒線體上約有4萬個呼吸鏈。粒線體上的呼吸鏈之呼吸作用順暢，可以保證降低自由基之產生。因此，氣功之吐納呼吸

確保呼吸鏈的呼吸作用順暢。粒線體呼吸作用的幾個關鍵性步驟，是透過釋放食物裡之能量，以製造人體所需的能量腺苷三磷酸（ATP），而人體每天平均產生 70 公斤的腺苷三磷酸（ATP）。

增加粒線體的呼吸作用和氧化代謝作用，會抑制癌細胞，降低自由基的滲漏率。**高量的自由基是呼吸作用有所不足的信號，呼吸作用之能量可以使電子流動舒暢，降低自由基的滲漏。若人體的呼吸作用慢下來，或氣血不通導致呼吸的氣無法深入至細胞粒線體，造成粒線體中之電子在呼吸鏈中大塞車，形成大量的自由基，而自由基的含量增高，決定老化和各種疾病的速率的因數。**

壽命和呼吸鏈的自由基的滲漏率有關，生命的死亡程式由粒腺體執行。滲漏的自由基增加，啟動細胞之死亡機制。壽命和呼吸鏈的自由基的滲漏率有關，粒腺體之呼吸作用通暢可降低自由基之產生；因此，氣功之呼吸是人體對抗自由基和抗衰老、癌症、各種疾病有密切關係。

膠原蛋白靠氧原子和維生素 C 將蛋白質纖維連結起來。骨骼、韌帶、肌肉、肌腱、軟骨、真皮和脂肪組織等都屬於結締組織，氣功之呼吸作用的氧原子將結締組織中之膠原蛋白連結，對抗衰老及各種疾病，如：癌症、失智症、糖尿病、高血壓、腦中風等。

07 粒線體呼吸功能異常誘發癌症

粒線體呼吸功能若異常，可能誘發癌症。粒線體是約 20 億年前的古細菌，進入動植物細胞中，和細胞產生共生作用。人體的呼吸作

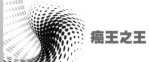

用主要是在粒線體中進行，**人體的氧氣 90％以上是消耗在粒線體中用來進行呼吸作用，生產細胞所需的能量 ATP。**

人類腫瘤組織中，常可偵測到粒線體 DNA 的變異。**德國的生化學家奧托・瓦爾堡（Otto Warburg）發現癌細胞具有異常的粒線體呼吸作用，造成腫瘤細胞的缺氧或發炎的致癌環境，即發現癌細胞具有異常的粒線體。缺氧會提升癌細胞的醣解作用活性，同時也會抑制癌細胞的粒線體呼吸作用。**腫瘤組織發炎細胞會破壞癌細胞的粒線體呼吸酵素，影響癌細胞的呼吸，迫使癌細胞利用醣解作用來提供能量。

在腫瘤中，常見的粒線體呼吸鏈複合體基因突變。在腫瘤組織中，粒線體基因（DNA）的突變可能造成粒線體呼吸作用異常。由於粒線體基因（DNA）缺乏蛋白質基膜的保護，容易受到攻擊，導致基因異常突變，引發細胞病變及腫瘤。

一個針對肺癌粒線體 DNA 突變的研究顯示，末期的腫瘤組織有高比例的粒線體 DNA 的突變。

臨床相關性研究說明，在癌症惡化與抗藥性的發展過程中，腫瘤組織中粒線體 DNA 的變異性可能扮演關鍵性角色。粒線體異常會提高某些癌細胞的抗藥性，根據研究，粒線體 DNA 突變會造成腫瘤提升轉移能力，而且會讓原本不具轉移能力的癌細胞轉變成具有高度轉移能力。

呼吸作用主要是在粒線體中進行，人體的 90％以上氧氣是用在粒線體中用來進行呼吸作用，增加粒線體的呼吸作用和氧化代謝作用，可以抑制人體形成腫瘤細胞。道門的呼吸吐納練氣，可以將氣佈滿全身的修練，可以透到內臟、脊髓，甚是達到細胞粒線體呼吸。**面對癌**

症，呼吸吐納練氣絕對是莫大助力！

08　掌控生命的深層呼吸作用

　　線粒體是人體進行呼吸作用的場所，**呼吸作用就是利用食物中的氫原子和空氣中的氧原子，最終重新生成高能分子——腺苷三磷酸（ATP）的過程**。首先，在線粒體基質中，氫原子中的電子進入氧化呼吸鏈進行電子傳遞，同時在線粒體內膜兩側形成質子梯度——電化學勢能。最後，線粒體內膜上的 ATP 合成酶（全世界最小的奈米馬達）利用電化學勢能合成高能分子腺苷三磷酸（ATP）。

　　細胞粒線體中電子傳遞鏈又稱呼吸鏈，位於粒線體內膜上，每一個細胞粒線體中約有四萬個電子呼吸鏈，人體約有 60 兆個細胞，每一個細胞平均約有 400 個細胞粒線體。因此，一個人體內有千兆兆個無數的電子呼吸鏈，在進行生產人類每天所需的能量——腺苷三磷酸（ATP）。

　　人體細胞粒線體的深層呼吸作用，完全掌控著生命。因此，深度和深層的呼吸，才是生命的根本，是生命之源。這是人類為什麼要練氣和呼吸吐納的根本原因，呼吸吐納之氣能夠順暢進入到細胞粒線體中電子傳遞鏈產生生命所需的能量——腺苷三磷酸（ATP），才是生命的真正意義。

　　細胞粒線體中膜蛋白的氧化與還原將其能量逐漸釋放出來，由於電荷對稱理論之膜電位造成膜外與膜內質子濃度的差異，而這些質子（氫離子）伴隨著電子穿越膜，產生的電化學質子濃度的差異形成質

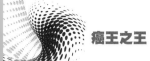

子梯度，驅動腺苷三磷酸（ATP）合成。電子在電子傳遞鏈中的最終受體是氧分子。**因此，膜電位差造成的質子梯度，是所有動植物生命之根本，電荷對稱和質子梯度，才是生命最大的謎底。**

細胞粒線體中電子傳遞呼吸鏈，是世界生物學上最複雜膜蛋白超級複合物結構。從生物學的角度來說，線粒體是細胞的「能量工廠」，而電子呼吸鏈結則是這個「工廠」內最關鍵、結構功能最複雜的生命機器。因此，細胞粒線體中電子傳遞呼吸鏈結構及運作機制，人體深層的呼吸作用在細胞粒線體中進行呼吸鏈之順暢進行，避免產生大量自由基，導致細胞發炎、死亡，對人類細胞的能量代謝，乃至凋亡有著非常深遠的影響。

人類線粒體呼吸鏈系統異常會導致衰老、阿茲海默症、帕金森氏症、重症肌無力、多發性硬化症、心臟病、糖尿病等。線粒體呼吸鏈系統異常會引起線粒體的功能缺陷，甚至導致癌症的發生。

「粒線體呼吸鏈電子鏈結阻塞，百病叢生」。人體的呼吸作用是深入在細胞粒線體的深層次。當粒線體呼吸鏈電子鏈結因呼吸作用不順暢而阻塞，將產生大量的自由基，造成細胞死亡、血管發炎，引發一連串的疾病：糖尿病、高血壓、心臟病、癌症等。

當粒線體基因（DNA）突變，將造成癌症及人體的衰老和死亡。大腦和腎臟、肝臟中每一個細胞約有 2 千個粒線體（其他細胞約 400 個）。因此，吐納呼吸、正統的內功內氣修練是在粒線體層次的深度鍛鍊，行住坐臥、隨時隨地深層次呼吸，可以免於疾病和衰老的恐懼。

一個用了 30 年、50 年或 70 年的奈米機器——身體，卻不知道去

保養，最後身體某一個地方腐爛掉了，就是各種疾病、癌症。知道保養，生命長度的決定權將在於你自己。

人體細胞粒腺體把人所吃下食物中的葡萄糖、脂肪酸、胺基酸燃燒，產生電力 ATP。ATP 就是人體細胞的電力來源，也就是腦細胞之所以能放出電波的能量源頭。

一個細胞則至少有 400 個以上的引擎內燃機（粒腺體），粒腺體發出電力（ATP），細胞才能「活」。人體上萬兆粒腺體（發電機）在運作時，產生大量的廢氣，全身細胞所產生的廢氣更是驚人。這些廢棄物中以二氧化碳（CO_2）的量最大，自由基最毒（OH^*）。自由基會攻擊正常細胞，引起細胞發炎，而「發炎」又是所有疾病的源頭，「癌症」也是持續不斷發炎的結果。有許多致癌物質進入人體後，就是透過發炎程式而產生癌症的。

不完美的 DNA 複製機制。人體組織內每天約有 1,000 億個細胞會不斷地分裂、複製，藉以修補並更新受損死亡的細胞。在細胞不斷分裂的過程中，DNA 亦隨著複製，但不幸的是，由於 DNA 複製機制的不完美，導致雙股 DNA 的末端也會隨著分裂次數的增加而變短，可能提高基因突變的機率以及致癌的可能性。

DNA 基因分裂次數的限制，取決於端粒的長度。

端粒是染色體末端的特殊結構，其 DNA 序列在人類是由一大段的重複序列所組成。當基因分裂複製時，會造成末端 DNA 的損耗，使得端粒的長度有稍微縮短。但是當端粒長度縮短到一定的程度後，細胞啟動一系列的死亡機制，導致細胞衰老或是凋亡，最後細胞即停止分裂而衰老。

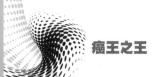

　　老化和癌症的發生機制要比我們想像中的複雜，大部分疾病屬於多源性因數所造成的疾病。尤其是細胞本身有 DNA，但是粒腺體本身也有一套 DNA。粒腺體的 DNA 複製速率比細胞本身的 DNA 快上 20 倍以上。細胞本身的 DNA 和粒腺體的 DNA 複製速率不同步的情況下，造成粒腺體的 DNA 快速複製導致粒腺體提前凋亡，粒腺體的凋亡代表細胞的死亡。當大量細胞死亡，就是老化、失智、癌症發生之主因，因此，人類的宿命是粒腺體終將殺死我們。其他生物也是一樣，例如大象、犀牛、鱷魚、老鷹等，幾乎沒有天敵，最後終將死於粒腺體的基因複製。因此，根據「熱力學第二定律」，所有的生命終將走上盡頭。

09 熱力學第二定律——癌症與人生的豁達

　　物理學上，熱力學第二定律說明所有生命必然滅絕。所有生命必然滅絕，告訴我們人生必須豁達，一切必然消逝。人生放掉貪婪，放掉憤怒，自然壓力減輕，免疫力可以增強。生命和宇宙一樣，有生老病死、成住壞空。人體面對著各種疾病，尤其是癌症，細胞粒線體基因快速分裂及呼吸電子鏈結阻塞（細胞氧氣不足），產生大量自由基造成癌症及各種慢性疾病，終將殺死我們。

　　熱力學第二定律，已經在科學實驗和理論物理上得到證實。在科學史上，所有知名的科學家都有一個共識，熱力學第二定律或熵定律，在未來仍是一個第一準則。愛因斯坦將熱力學第二定律描述成「科學定律之首」。科學家亞瑟·愛丁頓（Sir Arthur Stanley Eddington）也

稱熱力學第二定律為「整個宇宙最高的演變定律」。熱力學第二定律說明既然動、植物，甚至宇宙所有的星系，都不可避免地走向衰老和死亡。人類不可避免的面對死亡，面對癌症的威脅，置諸死地而後生，終究可找出一條正確的道路。

熱力學第二定律告訴我們，宇宙不是在進化，乃是在逐漸退化之中。目前整個宇宙正在由有序到無序，宇宙間熵的總量在增加，如生命現象、動物和植物從簡到繁、從不分化到分化，最後這些動、植物不可避免地走向衰老和死亡。

熱力學第二定律是熱力學的三條基本定律之一，說明熱力學過程的存在不可逆性。熱力學第二定律還告訴我們，宇宙的能量終將耗盡，宇宙必然毀滅，進入稱為「熱寂」（Heat Death）的永久靜止狀態。熱力學第二定律說，就人類的「存活」這件事，人類和整個世界都無可避免的，走向無法挽回的衰退和死亡的命運。

熱力學最基本的概念，說明宇宙的任何複雜系統，包括任何物體、生命之運作機制、癌症的發生、細菌聚落、山川河流、日月星辰、星團及黑洞等之生老病死。根據熱力學第二定律，全部都會走向衰退和死亡的命運。

熱力學第二定律說明宇宙一切現象之平衡狀態是不可逆的，例如：打碎的杯子、時間的消逝、人體的老化等。為了量化這種不可逆特性，熱力學第二定律導入了一個重要的量，叫做熵（Entropy）。熵通常被描述成一個系統的紊亂程度，是一種衡量系統無序度的物理量。

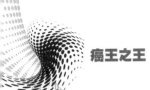

10 從有序邁向無序

　　量子力學創始人薛丁格在《生命是什麼》一書中提出，「生命是一種低熵形態」。熱力學第二定律告訴我們，很不幸的，宇宙不是在進化，乃是在逐漸退化之中。目前整個宇宙正在由有序到無序，宇宙間熵的總量一直在增加，「有序的生命終結於無序的狀態」。如生命現象、癌症的病理進展、動物和植物的演化、從不分化到分化，最後這些動、植物不可避免地走向衰老和死亡。

　　熱力學第二定律另外說明：「宇宙不是永恆的」。熱力學第二定律也可以說明，宇宙中的物質由有序趨向無序、規律趨向混亂、高能趨向低能的不斷演變過程。美國西北大學的物理學家貝克博士（Dr. Edson Peck）指出：「我們的宇宙中熵值有增高的傾向。」宇宙的熵值在持續增加，當熵增到最大值，所有的能量最終都無法運作，剩下的是分子的隨機運動，宇宙就到達一片熱寂荒涼，這就是宇宙的命運。

　　時間箭頭（Arrow of Time）假說，理論物理學家霍金在《時間簡史》中描繪三個時間箭頭：（1）熱力學時間箭頭，熵的值隨時間增加而增加；（2）心理學時間箭頭，感覺到時間在流逝而不是倒退；（3）宇宙學時間箭頭，宇宙在膨脹而不是收縮。熱力學指出時間箭頭，時間是不可逆的。時間之謎，過去、現在、未來之時間過往，來自大腦神經元之記憶幻覺。時間是大腦蛋白質分子之化學作用產生之記憶。

　　「起點等於終點」。生命和宇宙不是永恆的，人類和宇宙的一切

必然走上死亡和毀滅的道路。生命是短暫的，面對癌症之可能不可逆性，在禪學的先賢大師們對生命的豁達，「大道無情」，修道是無我、無滅、無生、無死，看透生命中每一個細胞的能量變化，看透生命的能量的轉化，癌症也是虛幻的變化，心的能量和氣的能量，足夠化解癌症的大能量。

「無所畏懼」，不必有我，癌症也是身體的能量（邪氣之聚），以心和氣能量，克服癌症能量。

11 死亡荷爾蒙讓人快速衰老

腎上腺是腎臟上面的三角形構造，它的分泌一種叫做腎上腺皮質醇，在遇到危險和緊急狀況時，會大量分泌腎上腺皮質醇。例如：碰到地震時，為了活命要趕快逃跑，體內會分泌大量的腎上腺皮質醇，這本來是在緊急時才使用，平時可不能隨便亂分泌，因為分泌太多，反而會對身體造成極大傷害。

人體內的腎上腺皮質醇濃度長期過高，腎上腺皮質醇在體內代謝的時間平均需 15 個小時，腎上腺皮質醇之毒性非常高，會大量殺死大腦皮質層和海馬迴的腦細胞，造成憂鬱症。

腎上腺皮質醇為身體應付緊急狀況，有以下副作用：血糖上升、胰島素上升（把血糖送進肌肉細胞裡面使用）、血壓上升、壓抑免疫系統、刺激胃酸分泌、脂肪囤積（胰島素分泌）、抑制骨質形成（長久會造成骨質疏鬆）、不舉或月經稀少。

腎上腺荷爾蒙，也就是「死亡荷爾蒙」，會使你的身體快速衰老。

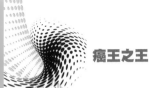

腎上腺皮質醇是人體應付緊急狀況所分泌的荷爾蒙，會導致血糖上升（胰島素上升）、血壓上升（加壓血液以應付緊急狀況）。壓力會使腎上腺素分泌壓力荷爾蒙「皮質醇」，皮質醇對人體來說毒性很高，在血液中的半衰期（代謝時間）是 15 個小時。過量的皮質醇對身體來說，卻是「毒藥」。

腎上腺皮質醇造成血管硬化，是造成人體衰老和疾病的重要原因。若體內長期有大量腎上腺皮質醇在血液中循環，會損傷身體，促進老化，加速死亡。

腎上腺皮質醇會造成肌肉減少（蛋白質被分解）、皮膚變薄（膠原蛋白被分解）、骨質疏鬆（腎上腺皮質醇會抑制骨質生成）、代謝症候群、脂肪囤積（因為胰島素分泌）、提高血糖值，加速肌肉骨骼和皮膚老化。

當腎上腺大量分泌皮質醇時，其他的賀爾蒙，如女性荷爾蒙等分泌則會大幅降低，嚴重造成皮膚會鬆弛，肌肉會下垂，甚至埋下三高等慢性疾病的危險因數，導致加速老化。

脂肪細胞的皮質醇受體比身體其他部位的受體多出 4 倍，特別是女性，當腎上腺大量分泌皮質醇，會造成女性的肥胖，尤其是在小腹部位、體脂肪增加，以及代謝症候群問題。

死亡荷爾蒙——腎上腺皮質醇，也會讓人生病；**腎上腺皮質醇過高，會破壞免疫系統、傷害神經系統、消化道潰瘍（胃黏膜變薄、胃酸增加）、提高血糖值、讓皮膚變薄、血壓變高，皮質醇可以說是一種「死亡荷爾蒙」。**

長期腎上腺皮質醇濃度過高，會大量殺死大腦皮質層神經元細胞

死亡，讓大腦萎縮，造成憂鬱症。皮質醇濃度過高造成腦部萎縮（各種腦部功能退化、情緒改變）、傷害免疫系統（造成癌症）。

　　長期壓力分泌過量的壓力荷爾蒙「皮質醇」會抑制血液流往大腦，加速認知功能的老化，記憶會開始變差，出現失智症的症狀。阿茲海默症在症狀出現之前的 20 年就有可能發生了，而過高的皮質醇症是阿茲海默症一個警訊。

　　高皮質醇症和下視丘、腦垂體、腎上腺系統過於活躍，壓力過大的神經系統和神經退化性疾病（神經失常）有關，多發性硬化症的發生與壓力和下視丘、腦垂體、腎上腺的功能失調有關。過量的皮質醇會造成大腦萎縮，導致認知功能障礙、降低大腦活動能力。

　　至於死亡荷爾蒙（腎上腺皮質醇）增加的主因，年齡是原因之一。隨著年紀增長，全身荷爾蒙逐漸減少，而腎上腺皮質醇卻是隨年齡增長而分泌增加。

　　睡眠品質惡化（熬夜或失眠），也是原因。睡眠品質不佳會造成身體的壓力，皮質醇值會過高。生活、情緒壓力。面對家庭、感情、心理創傷、職場壓力，長期累積壓力下，腎上腺皮質醇分泌增加。

　　激烈運動，也會導致腎上腺皮質醇分泌增加。馬拉松賽跑、長跑、鐵人三項運動，以及長距離自行車運動、激烈拳擊活動等，都會產生大量皮質醇值，造成身體嚴重傷害。

　　那麼，我們該如何對抗死亡荷爾蒙（腎上腺皮質醇）？須留意腎臟和迷走神經。

　　人體對抗壓力主要是腎臟和自律神經。而維生素 C 是抗壓力維生素，新鮮蔬菜、水果富含維生素 C，有助於腎臟功能和抗壓，而時常

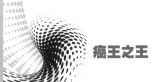

練、隨時練腎臟功,可以快速的對抗壓力,腎臟也是人體抗衰老和壓力的最重要內臟。

自律神經中的迷走神經和血壓、胃腸道及內分泌有關。強健的迷走神經,有助於人體抗壓,坐旋轉功可以快速有效的強化神經系統,對抗壓力和抗衰老。

腎上腺分泌皮質醇,預防皮質醇必須從下視丘—腦下垂體—自律神經—腎上腺垂軸功能著手。因此,皮質醇過高是腎臟、脊椎和下視丘功能的問題。達摩功之腎臟功、坐旋轉功,可以快速有效地強化腎臟及自律神經系統,紓解壓力,避免腎上腺分泌過量皮質醇,有效預防老化、腦部神經問題和糖尿病。

以目前中西學來說,對於免疫系統、神經系統、內分泌系統和經絡系統相關的疾病,如阿茲海默症、癌症、憂鬱症、糖尿病等,可以說是不容易治療。但是,對達摩功之功法來說,具備良好防治方法。

此外,要格外留意,死亡荷爾蒙分泌過量,易造成猝死。

現代人工作壓力大,包括銀行工作者、股市分析師和營業員、高科技人員、業務人員、企業主管、運動員、政治人物等各行各業,長期壓力造成每天不斷分泌大量的腎上腺皮質醇,會對人體造成致命影響。腎上腺皮質醇是「死亡荷爾蒙」,意即「這種荷爾蒙愈來愈多,則離死亡愈來愈近」。

腎上腺皮質醇分泌過多量,不但會導致血液量不足、血管脆弱、記憶力衰退,還會造成器官萎縮、引發心臟病,嚴重時會造成猝死。

「過勞死」是大量腎上腺皮質醇長期過量分泌所致。長期工作壓力、熬夜、飲食西化等,導致腎上腺皮質醇異常分泌。腎上腺皮質醇

對血管產生發炎、硬化現象，可能導致心血管疾病、腦中風、高血壓、糖尿病、癌症等疾病。

　　腎上腺皮質醇分泌過多，同時也會造成免疫功能錯亂，發生免疫功能失調疾病，如紅斑性狼瘡、類風溼性關節炎、僵直性脊椎炎，以及日本前首相安倍罹患的潰瘍性腸炎等，都是由死亡荷爾蒙所引起的疾病。腎上腺皮質醇若長期分泌過量，就會造成皮膚和內臟組織器官快速衰老。

12　血腦障壁

　　大腦血管長約 640 公里，這些腦血管呈現無數的糾纏迴繞，將大腦中約 860 億個神經元都捲曲在內。所有腦血管的內壁都附著一層內皮組織細胞；這些腦血管的內皮細胞排列方式非常緊密，讓大部分物質、以及大多數的藥物，都因血腦障壁不能從血液進入大腦中。

　　美國明尼蘇達大學的血管生物學家及血腦障壁專家德魯斯（Lester Drewes）說：「多年來，我們都把它視為一道磚牆。大家的共識是：血腦障壁的存在必然有其道理，所以也不應該去干擾它。」內皮細胞的細胞膜上有各種分子通道，可以阻止某些物質通過，也會護送其他的物質穿透。

　　血腦障壁嚴格管控大腦所有的物質通道，除了氧氣，二氧化碳和葡萄糖等腦細胞的必需品和代謝廢物以外，大部分的蛋白質分子、藥物和離子都無法通過血腦障壁，其他病毒、微生物等更是無法隨意進入大腦。

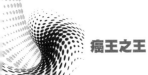

維持大腦的穩定環境，血腦障壁扮演非常重要角色。身體很多功能都是經由神經內分泌控制，而內分泌荷爾蒙是經由神經調控，血液運送到身體的各個組織器官，若任由這些荷爾蒙化學物質在腦中到處流動，可能會造成腦神經很大的影響。因此，血腦障壁的另一個功能是避免腦部受到神經傳導物質和荷爾蒙的影響。

障壁破損，將造成腦部損傷。人體七成以上膽固醇是由肝臟合成。若肝功能不好，腦部的血管因膽固醇不足，造成腦血管脆弱，血液流經脆弱的血管壁容易造成凹槽，形成腦血管瘤。有不少的年輕力壯的族群，因腦血管瘤破裂而猝死。也有不少人不胖，甚至瘦瘦的，卻腦中風，主因是肝臟功能欠佳，膽固醇不足，造成腦蜘蛛網膜下腔出血，或腦血管瘤破裂而腦中風。

血腦障壁破損，許多物質進入大腦容易造成腦部的各種損傷，甚至造成大腦循環出現障礙，影響大腦蛋白質的4級螺旋立體結構合成，引發阿茲海默症（失智症）等疾病。依中醫理論，大腦的問題往往是肝臟、腎臟、心臟、胃腸道的問題，是整體的問題，非僅僅大腦的問題。

因此，大腦的問題如腦癌、腦瘤、失智症、帕金森氏症、小腦萎縮症、亨丁頓氏舞蹈症、憂鬱症、腦中風等棘手的問題，絕對必須從肝臟、腎臟、心臟，胃腸道和脊髓方面來防治。血腦障壁造成醫療方面，包括藥物等很難進入大腦，也很難治療大腦的各種疾病。

因此，氣血循環的問題，還是應該由氣來解決，包括脊髓的能量（氣），以及五臟六腑的能量。

13　老化是一種程式編碼

　　人類的壽命是一種文化的問題，也是一種非常複雜地問題。100年前，人類地平均壽命不到 40 歲，如今已經到 80 歲。「死亡是一個令人非常困惑的發明」，美國軟體巨擘甲骨文（Oracle）創辦人賴利·埃瑞森（Larry Elluson）宣稱「死亡令他非常憤怒」。因此，他投資五億美金作為永生不死地研究，但是事實上並沒有那麼簡單。

　　紐約西奈山醫學院病理學教授羅伯特、哈瑞裡（Robert Hariri）表示「老化是一種幹細胞的問題」，幹細胞中隱藏抗老化物質，若幹細胞作用衰退，自體細胞修復功能降低，引發癌症、糖尿病等慢性疾病，並造成衰老。而免疫幹細胞主要在脊髓，因此，人體脊髓能量之鍛鍊是抗衰老的要角之一。五臟中也有幹細胞，內臟之氣血暢通是幹細胞活化之根本。

　　全球新創科技已經可以用 3D 列印基因編碼工程之肝臟和腎臟（心臟太過複雜，科學家目前無法製作）。人工基因編碼製作的內臟，未來可能可以用來對抗老化。人體主要由蛋白質結構作為機體之運作，蛋白質 2 級、3 級、4 級立體編碼的程式非常複雜，而且耗費人體極大地能量。若蛋白質 4 級編碼失敗，就可能造成各種癌症、失智症、糖尿病等令人老化和死亡之棘手問題。蛋白質 2 級、3 級、4 級立體編碼之程式工程，又和人體整體之氣血循環有關。

　　老化是一種非常複雜的問題，包括：體內細胞粒線體開啟細胞死亡程式、自由基殺死細胞、神經內分泌功能失調、骨質疏鬆造成臉部走山……等。中醫常表示「臟病難治」，內臟疾病令人衰老死亡。因

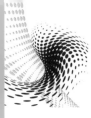

此，老化是一種全身性地問題，包括肝臟、腎臟、心臟功能，以及胃腸道微生物多樣化的問題、內分泌功能失調問題，這些問題中每一項，都牽涉到老化和死亡的問題。

傳統道門，包括東西南北中五大門派，對於呼吸吐納一道，均深有研究。將呼吸之氣，透過奇經八脈和十二正經送到全身五臟六腑、四肢百骸。人體的呼吸作用是在細胞粒線體中進行，粒線體呼吸鏈中電子鏈結之暢通是降低自由基之關鍵。因此，道門之呼吸作用可以對抗衰老和疾病，數千年流傳之菁華，可以對抗衰老和人類之各種疾病。

人體為維護機體之正常運作，每天約有 1,000 億個細胞進行基因（DNA）複製分裂，同時，每天約產生 100 萬個癌細胞。**端粒（Telomere）是位於基因染色體末端雙鏈 DNA 的重複序列，由許多重複核酸片段組成的 DNA 序列，可避免染色體末端的基因受到破壞。**

染色體端粒，隱藏著人體老化與癌症的關鍵密碼。

端粒位於染色體的末端，保護了染色體的完整性。人們隨著歲月的增長，除了外表上的老化外，隨著細胞分裂次數愈多，端粒長度會愈來愈短，當端粒逐漸耗盡時，也就無法再保護染色體的完整性，會有染色體不穩定的現象，這是基因突變的高風險因數，細胞會開始走向老化或凋亡。

任何的生命都有其年限，老化是正常現象。在 1961 年，美國生理學家李奧納多‧海佛烈克（Leonard Hayflick）發現人類胚胎細胞無法永無止盡的複製，大約分裂 50 ～ 60 次後就會進入休眠狀態。當大部分細胞都進入休眠狀態，身體的組織和器官就沒辦法自我修復，逐

漸變得不堪使用，最後就是老化和癌症。

　　端粒決定人類老化的關鍵。當 DNA 複製，端粒短到某種程度後就無法繼續保護染色體，細胞也就會不再複製。要預防端粒縮短造成人類老化，科學家發現自由基、心理壓力和破壞核酸的外在因素（如長期日曬、抽菸、熬夜、酗酒等）會造成端粒縮短，進而加速老化過程。

　　端粒決定人類老化的關鍵因素是自由基地產生，自由基造成血管發炎，是人類各種疾病包括心臟病、高血壓、糖尿病、癌症、老化等之主因，尤其是氫氧自由基對染色體端粒的毒害最嚴重。胃腸道內功之訓練，可以在人體大腸內每天產生約 17 公升大量的氫氣，氫氣中和氫氧自由基成為內生源水，是人體消除自由基抗衰老及癌症最好方法之一。

14　累積自己的智慧福報

　　植物和動物都來自於 40 億年前的共同始祖──相同的第一個細胞。人類的基因 99％和黑猩猩相同、70％和稻米相同。因此，所有生命的最底層都和量子世界有更深層的聯繫。**所有的生命，包括人類、飛禽、走獸、魚類，乃至於昆蟲、細菌、各種植物，在量子層面都有深層的聯繫，在量子纏結編織了時空的布幕。**

　　人難免為疾病所苦，尤其是，癌症挑戰人類智慧的極限。多少人死於癌症，縱使家財萬貫，也可能無法從罹癌中存活，關鍵在於「智慧福報」。面對癌症，是一種非常嚴厲的生存挑戰。知名物理學家理

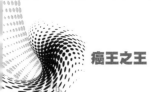

查費曼說：「如果你還無法做到的事情，表示你對它並不了解。」癌症成因是幾百種病，其成因非常複雜，病理機制也不容易了解。否則，美國自 1972 年，尼克森總統宣佈「誓言消滅癌症」。經過近 50 年，美國癌症患者仍愈來愈多。這說明，人類還不完全了解癌症，因此不容易去克服它。

每個人的智慧福報不同。有智慧的人，知道找方法，解決問題；有福報的人，有這個緣分，找到善方法。一個人若不知道所有生命的最底層，是以量子纏結做深層的聯繫，不知道去幫助人、去救人，最後，沒有「智慧福報」。

累積自己的「智慧福報」，將來才有機會避免為疾病所苦，才不會死於非命。看到社會上多少菁英，死於癌症或心臟病；多少 20、30 歲的年輕人，死於中風或心肌梗塞；多少司機，將車開入騎樓店面，疾病突發，驟然撒手人寰。因此，我們切記要培養「智慧福報」，免受疾病之苦。

春秋戰國時代名醫扁鵲曾言「輕身重財者死」，其故事大致如下──

古時候有位白手起家的富有員外，他有三個兒子，大兒子從小和父親一起節儉持家打拚，第二和第三個兒子則是紈褲子弟。有一天，二兒子殺人被逮捕，將判處死刑，父親便打算派第三個兒子帶千兩黃金上京城搭救二哥，大兒子聽到了，要求由他上京打點搭救二弟。鄰居一位鄉紳聽聞，就和另一個同鄉說：「員外的二兒子必死。」結果，二兒子果然被處死，那位同鄉就問鄉紳為何判斷如此精準？鄉紳說：「他的大兒子從小隨父一起節儉打拚，錢比命更重要，一定不會把千

兩黃金全數送出去。」果然大兒子認為只要花二百兩黃金就夠了，最後把弟弟害死了。

春秋戰國時代名醫扁鵲有云：「輕身重財者死。」感慨良多。有些人罹患癌症，尤其是胰臟癌，往往得知罹病後，約莫 1 個月，就過世了。平時若不知道積善修德、累積福報，把錢看得比命還重要，一旦罹患重病，想求救也來不及。

一個人不要以為自己不會倒楣，癌症不會發生在自己的身上，沒有在怕。殊不知，每人每天產生 100 萬個癌細胞，而你有沒有能力消滅這些癌細胞？一旦戰不贏它，就會被它消滅！而且癌症不易檢測出來，也大多數沒有出現明顯症狀，一旦出現問題，通常已經是末期了。

一般人不願意花精神去做健康管理，對於病因也不了解，也不會去想辦法找到方法。有些人自認為用意志力，就可以克服癌症。他並不知道，癌症是無法用意志力來克服的。當一個癌症患者，食慾不振、沒有體力，當然沒辦法抗癌。練功可以用意志力克服肉體上的痛苦，但是人類無法忍受癌症帶來身體上的痛苦，因此，癌症絕對無法用意志力來克服。

生命是無價的，健康是無價的。假若視財如命，不肯付出任何代價，又想求得健康，不亦癡人說夢！

15 我們的心創造了癌症和輪迴

我們的心，無形中創造了癌症和輪迴。

人類最不應該的是忽略心靈的力量。一個國家，除了硬體及科技

發展外，心靈層面占非常重要的地位。一個國家，是一個文化和民族的大融合，也是大能量的聚合體，最大的穩定力量是能量，包括道德和宗教。

一個國家或地區的瘟疫流行，是全體居民負能量（非負面能量）的總和。「正能量＋負能量＝0」，當一個國家負能量過高時，由於「能量對稱」的關係，可能會造成國家社會發展呈現傾斜狀況，因此，創造一個祥和安全的社會，光靠科技的力量是不夠的，尚需靠道德、宗教、文化的力量、無形的道德等的能量，才是穩定社會的基礎。

我們的心，創造了世界和輪迴。心就是人民整體的能量，若我們的心傾向於負能量，**心和癌細胞在量子層面的最底層布幕是相聯繫的，人類只是心靈層面表現的世界生命，一切是由心靈架構、模式、能量所構成，而不是由有形的物質構成。從物理學上，非常確定的是「物質＝電場＋磁場」，物質，事實上是由電荷構成，所以我們不可忽視心靈和能量的力量。**

我們的心，創造了疾病。當一個人的正、負能量不平衡時，就會生病，癌症也可以說是負能量的累積，管好你的心，就不會生病。

以一個人來說，一個人的負能量（非負面能量），即中醫所說的「邪氣」。〈黃帝內經〉：「邪之所湊，其氣必虛。」人從中醫來說，身體屬陰、氣屬陽，無形的陽氣，才是健康的重點。

內功和氣功的修練，最主要是練大腦中樞神經系統、迷走神經、下視丘和下腹部的荷爾蒙。**大腦是巨大的電場，1個腦細胞每1秒約有1億個鈉或鉀離子通過細胞內外，產生電流。**大腦約有860億個細胞，而每1個細胞每秒約有1億顆的質子流，即一個人的大腦每秒產

生約 8.6×10^{10} 個質子流。

　　大腦每秒產生約 860 億個質子流的非常巨大的能量、非常巨大的電流。大腦的電場之巨大電流，經由迷走神經，調節心跳、肺功能、胰島素、膽汁、胃腸道、性腺荷爾蒙分泌，大腦控制全身的能量和神經內分泌、免疫系統，因此，內功修練大腦松果體、下視丘、下丹田雪山內竅的性腺分泌能量，這些都是內功和道門、佛門數千年流傳修練之祕。

　　一個人的健康和保命方法，不會從天上掉下來。對抗癌症和人類面對的各種疾病，如何「強化自然免疫力」才是王道。看到太多的重病患者，不知道如何做健康管理？不知道找方法？不知道開發大腦的電場能量和智慧？不知道大腦的巨大電場才是關鍵？不知道內功是人體保命最好的方法？不知道知識和智慧才是最大的力量？於是導致最後因重病死亡。自己的命自己救，當癌症來臨時，如何學會自己保命？才是最重要的。

　　智慧福報、內功修練與生命之存活。所有的細菌、病毒、生命（包括人類及飛禽走獸），都是 40 億年前，相同的祖先──同一個細胞所構成。人類和細菌、病毒，經歷了數千萬年的生存競爭和慘烈的生存殺戮呈現的歷史一頁。

　　人類面對數千萬年之殘酷生存鬥爭中如何存活？考驗人類的智慧。保命三招之內功心法，提供提升人類自體免疫力對抗癌症的機會。

16　牽動宇宙的無形網格

　　人體和樹木、石頭以及動物、昆蟲一樣，主要成分包括碳、氫、

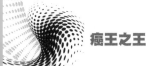

氧、氮所構成，只是排列方式不同而已。人類的基因（DNA）和黑猩猩之相似度高達 99％，和狗及稻米的基因相似度約 70％。人類和所有的動物及植物都源自於 40 億年前的同一祖先、同一個細胞，因此，人類和萬事萬物都是一體的。**而且從量子力學來看，所有的生命在量子底層都是相連繫的，都是一體的。**

若是一昧地巧取豪奪，奪取大自然的資源、奪取動物的生命，以及不道德地奪取社會的財富和資源，積善修德會在每個人的臉上、動作上刻劃出痕跡，也會在人體量子層面累積。沒有福報的人，會與善知識、善智慧、善方法擦身而過。最後許多沒有福報的人或多行不義的人，可能死於惡疾或死於非命，因為這些人缺乏正面的能量保護他們，也會遭遇到很多無法理解的偶然。

因此，多幫助世人，救助世人，將會澤被自己、家人、子女。所謂「積善之家、必有餘慶」、累積的善行，將會有累世的福報。自己的命自己救，自己的福報自己累積，積聚自己的「善行指數」於有形無形之中。

善的福報和善的循環，會迴向到你的家人和你自己。你做的每一件事，都會回到你自己。冥冥之中，有一種力量，會牽引著你，從過去、現在、未來，都會跟隨著你。

智慧福報，若你把不好的「一直放、一直放、一直放」，留下的是好的一面，一旦你碰到困難時，自然會有人幫助你。一個人的智慧福報，會寫在臉上，所以，你的臉，除了歲月的痕跡外，包括你的一點一滴、善善惡惡，都記錄在你的臉上，只是你自己看不到。

在這裡和大家分享一隻小蜥蜴的故事──

　　有一天，門口來了一隻看起來有點年紀的蜥蜴，這隻蜥蜴一直在左右搖頭，也不知道牠要幹嘛？過了幾分鐘，這隻蜥蜴就死掉了，原來，牠要人埋葬牠。

　　過了幾天，門口來了一隻年輕的蜥蜴，牠口中含著一條綠色的小蟲，搖搖晃晃地走到屋主前面，要給屋主吃。屋主告訴牠：「謝謝！我們人類不吃這小蟲的。」

　　這是一個真實的故事。在大自然中，會出現很多類似無法解釋或人類無法企及的事情。**冥冥之中，有一根無形的繩子，將我們和動物、植物、天地、宇宙萬物，做無盡的聯繫。就好像蜘蛛網一樣，人，甚至任何起心動念、微小的行為震動，都會牽動宇宙的大網。在量子最底層面，宇宙是一個巨大「浮動的網格」，把宇宙中的萬事萬物、所有人類、動植物，都用無形網格連在一起。**每個人的善業和惡業，都有自己的「世界線」，串聯著過去、現在和未來。

　　因此，自己的福報，必須自己去累積，不是靠天上掉下來。若是自己不累積善行，而是一天到晚祈求神明，求財、保平安、保健康，實在是愚不可及。「菩薩在你心中」，不是外求。

　　面對各種疾病所苦的絕大多數眾生（96%的人都死於各種疾病），應以無私的心，幫助大家終其一生免於疾病痛苦，並且為自己累積智慧福報。只有具有智慧和福報的人，在人生短短數十年中，應有一分英雄豪傑的氣概和胸襟，為人類做一件有意義和有價值的事。

　　在《莊子・則陽篇》有一則寓言「蝸角之爭」，值得大家省思——戴晉人見了魏王就問說：「關於蝸牛，大王知道嗎？」魏王說：「知道。」戴晉人又說：「蝸牛長著兩隻觸角，有一個國家在左面的

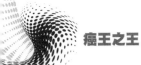

角上，稱為『觸氏』；另一個國家在右面的角上，稱為『蠻氏』。兩國時常為了爭奪領土而交戰，伏屍數萬，勝利的一方追逐敗北的，歷時 15 天才會收兵回國。」

　　人們的心胸見識應開闊，私心不可以太重。人類的貪婪，在短短的數十年，累積了虛名和利，「所有可以從你身上拿走的，都不是你的東西，包括名利、房子、車子、妻兒等一切」，貪婪到最後，都是兩手空空。一如**密勒日巴尊者所云：「世俗地追求永無止盡。只有你停止，它們才會終結。」**

　　一個人受之於社會，應該思考如何回饋社會。在短短數十年的生命中，應該要有這分心胸，將自己的能力貢獻社會，而不是像蝸牛角上的觸氏和蠻氏一樣，爭得你死我活。「古今多少事，都付笑談中。」這是我們應該常常思惟的話，三十幾位武術和氣功的師父們，在自己的領域練功 70 年，都有一分感人的胸懷。「自古英雄豪傑，對世態炎涼，都有蒼茫與大度的了解」。

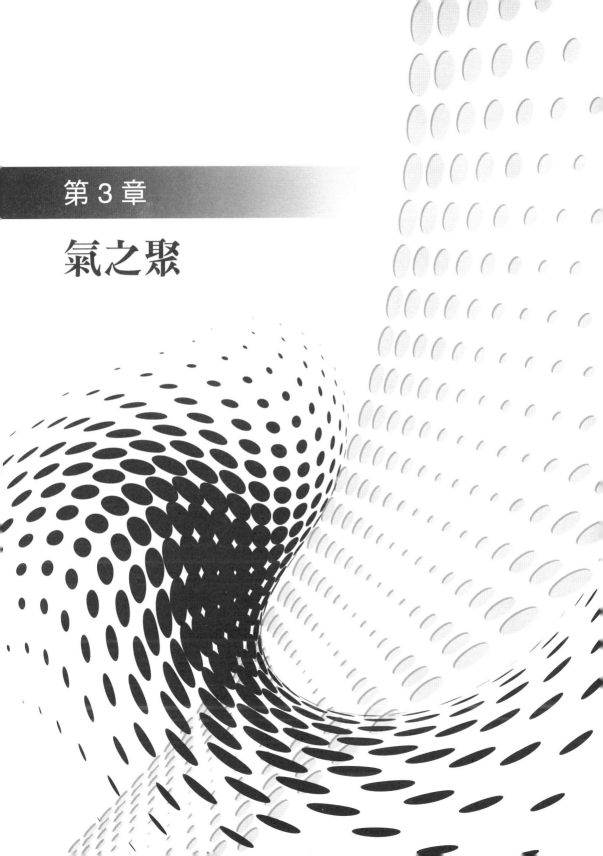

第 3 章

氣之聚

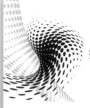

　　人體主要是由碳、氫、氧、氮構成（占人體之 96.2％），太陽和宇宙也是全部由氣構成。「以氣護身」，人體若是氣血不通，濁氣、寒氣、燥火積存在五臟六腑、淋巴系統，久而久之，淤積的邪氣逐漸凝聚成塊，就形成癌症腫瘤。

　　尤其是內臟氣血不通，氣滯血瘀，毒素長期累積在如袋子狀的內臟，造成五臟六腑功能衰退，免疫力也會隨之嚴重衰退，使人體沒有能力清除累積一、二十年以上的腫瘤，這也就是癌症及其他慢性疾病發生的主因之一。

　　人體練氣，練呼吸吐納，是一種成本最低廉的保命健康方法。隨時將呼吸之氣，吸到下腹部、心、肺、肝臟、腎臟、胃腸道等人體的深層組織。而這些深層組織，一般人沒有好方法保養，這就是許多疾病無法治療的主因之一。

　　旋轉和壓縮的能量，可以強化和累積五臟六腑的能量，具備清除腫瘤癌塊的能力。脊椎旋轉，在脊髓內產生的巨大能量，可將脊髓和內臟不好的能量帶出來，清除體內寒氣、熱毒之氣。

01 癌症是氣之聚

　　癌症腫瘤是邪氣所聚，毒邪積聚，也是能量（邪氣）的積聚，而癌症腫瘤的能量場非常強大，不斷地積聚水分，吸收營養，強佔人體。人會生病就是能量分佈不均衡，所以癌症是氣的病變，是溼熱積聚能量的病變，如何透過臟腑氣化，氣機升降出入來調節能量？為抗癌關

出一條途徑。

如何清除癌細胞能量？一直是醫學上思索之重點。若不幸罹患癌症，應重新思考生命存在的價值和意義，透徹了解自己的生活飲食起居作息、自己觀念上的盲點和內在積聚的負面能量。如何紓解內在壓力、體內積聚之毒素，如何利用氣功將身體之毒素排出體外，是防治癌症之重點工作。

所有疾病主要是體液病態淤積所造成。身體的廢棄物的堆積造成淋巴腺阻塞，毒素在體內累積，五臟六腑功能衰退，人體自然免疫力降低，這些都是高血壓、糖尿病、癌症發生的原因。**所謂「流水不腐」，即說明氣血循環的重要性。**

癌細胞亦是高能量之複合體，是一個巨大的能量體。因此，對抗癌症是一個巨大的工程，絕非把它割除就了事。要對癌症的病理機制及人體的抗癌免疫機制做深入且徹底的了解，否則付出的是極痛苦而毫無人道代價與生命的結束，絕對不可等閒視之。

癌症細胞內粒線體高能量的積聚，高能量的積聚程度決定癌症的嚴重程度。解決癌細胞內粒線體高能量的方法，在於增加細胞的呼吸作用以增加組織含氧量，紓解細胞組織的內部壓力，才能恢復細胞的氣血循環和正常運作。

人體自身就有很強的自我治癒能力，不必外求，要靠自己的身體來治療疾病。尤其是癌症基因快速突變，有些癌症基因高達 50 餘次基因突變，再加上癌幹細胞無法被消滅的困境，並不是那麼容易解決。

《黃帝內經》〈舉痛論〉篇：「百病生於氣也。」對抗癌症，終究是能量的問題。癌症腫瘤是人體內的巨大能量，包括實體和流體的

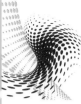

癌症能量。腫瘤的巨大實體能量本身就是巨能，甚至具備能量溝通能力。若人體的能量相對不足，勢必無法對抗腫瘤邪實能量，這是現實之必然。人類不必自欺欺人，自認為可以清除體內邪實的巨大能量；否則，全球不少政治、演藝名人不會紛紛死於癌症。

唯有培養人體自身的巨能陽氣，以及排毒能力，否則任何癌症的治療可能都會很困難。強化五臟六腑能量，奇恆之腑（大腦、脊髓、骨、經脈、膽、女子胞，此六者為地氣所生），以體內巨能清除腫瘤邪實巨能，以能量對付能量，才是真正解決癌症之道。

02 氣與「知見障」

人體的構成分子和無生命的石頭、泥土之元素相同，都是主要由碳、氫、氧、氮構成。所有生命，包括：植物、動物、昆蟲、鳥類、細菌……等，都來自 40 億年前的同一個祖先 - 地球的第一個細胞。人類的基因組和動植物，有一定的相似性。

萬物皆由原子構成，原子是氣。人體組成：氧（65％）、碳（18.5％）、氫（9.5％）、氮（3.2％），合計96.2％；太陽：氫（75％）、氦（24％）、氧（1％），太陽 100％是由氣組成。老子曰：「萬物以氣相射也。」──萬物都是氣。

既然人體全身是氣，氣無所不在，布滿全身及整個宇宙。所以，〈列子・黃帝篇〉：「氣無所不入、水無所不經」。道門的吐納呼吸，行、住、坐、臥都在練氣，隨時將氣吸到肝臟、心臟、肺臟、腎臟、胃腸道、腳底、腦部和全身各處。以心行氣，以氣運身，心氣合一相

守於丹田，全身無所不練。

隨時練呼吸，不需要花費任何成本，也不浪費任何時間，隨時將氣吸至全身任何一處。**癌細胞是厭氧細胞，在組織缺氧的環境下，癌細胞快速成長，因此，呼吸就足夠抗癌。呼吸就足夠對抗人類的大部分疾病**，包括：癌症、高血壓、糖尿病、心臟病、憂鬱症、肥胖……等。

人體全身是氣，萬物皆由原子構成，原子是氣；氧、碳、氫、氮也是氣；占人體 70％的水，也是由氫氣和氧氣組成。**既然宇宙及世界的一切，包括所有人體組織器官，都是氣，人類為什麼不知道要練氣？**不需要任何成本的練氣，隨時練，身體就好了。這麼奇怪的事情居然發生了？最主要原因如《圓覺經》中所提「知見障」──囿於人類的知識偏差和個人成見，掩蓋事實真相。我們的眼睛和五官騙了我們，我們的知識和錯誤的見解，欺騙了我們。

好好地學習練氣吧！一種健康的無本生意，一種人類最簡單、最好、最方便的健康方法，學會吐納深度呼吸，抗癌夠了。

03 癌症是邪氣所聚

癌症是邪氣（熱毒、燥火、寒凝、血淤），積聚在體內，氣血不通，產生癥腫。這些腫瘤積存著巨大能量（不好的巨大能量），要清除這些腫瘤，我們的身體需要更巨大的能量（陽氣），才有辦法恢復健康。

以陽氣對抗癌症，正氣對抗邪實、熱毒、寒凝。《黃帝內經·素問》

「百病生於氣」〈素問‧刺法論〉「正氣存內，邪不可干，避其毒氣」。〈素問‧調經論〉「血氣不和，百病乃變化而生」，陽虛溼邪，引發癌症。生病主要是陽氣虛。《黃帝內經‧素問》曰：「陽者，衛外而為因也」。明末喻昌曰：「唯氣已成形，氣聚則形存，氣散則形亡」。

癌症的發生主要是氣機升降出現障礙，《黃帝內經‧素問》曰：「血氣不和，百病乃變化而生。」因此，抗癌症首重於氣的調節。（莊子）曰：「元氣聚則生，氣散為死，聚散雖異，為氣則同。」氣聚是指正氣，陽氣聚集，以正氣剋邪氣，以陽氣怯除邪氣。

癌症是邪氣，毒氣積聚，是氣血不通的結果。基本上是氣血不足，氣血循環不良，細胞能量出現阻滯現象，造成邪氣高能量阻滯，而產生的細胞病變。因此，癌症腫瘤是氣的問題，是細胞能量高壓阻塞的問題，只要氣血通了，癌症邪實之氣找到通路出口，邪氣消散了，病就好了，所謂「不通則病，通則不痛」，因此，癌症腫瘤是氣瘀積滯的結果。

克服癌症需要人體非常巨大的能量，而人體本來就具備自我治癒的能力，用我們的身體和飲食治療癌症就已足夠，何必外求？人一生之中，要去找保命方法，千萬不要讓癌症讓你從人間消失。

人體主要的排毒器官包括肝、腎、胃腸道，主要的動力系統為心和腎，主要的免疫力為胃腸道、脊髓、淋巴系統及腎臟，主要的陽氣所在為下丹田和腎臟，好好地照顧這些內臟，就有辦法防治癌症。

尤其是**腸道有 100 兆腸道細菌，人體有七成淋巴免疫細胞集中在小腸和大腸之間，如何出動這些人體最大的免疫大軍？是抗癌重點之一**。而達摩功立旋轉功法，對大腿骨骼肌及淋巴乳糜池（位於肚臍內

部兩側）的不斷橫向旋轉擠壓，可刺激快速出動腸道淋巴系統地人體最大免疫大軍對抗癌症。因此，在癌症文獻中，有癌細胞短期內消失的紀錄，這極可能是此抗癌免疫大軍出動的結果。

抗癌的根本在恢復人體的心、肝、腎、胃腸道、脊髓、淋巴系統和下丹田的功能。調節氣血、臟腑氣機變化，疏通經絡，培養陽氣，以正氣對抗邪氣，培養人體自然免疫力（陽氣）才是良策，張仲景《金匱要絡方論》曰「上工不治已病，治未病」，即說明預防勝過治療。

抗癌的關鍵在提升人體的自然免疫力，而人體的自然免疫力內臟功能和督脈陽氣有密切關係。修練心、肝、腎、胃腸道、督脈等關鍵性的抗癌方法，讓人體的能量恢復，對抗癌症。

《黃帝內經》：「邪之所湊，其氣必虛」。正氣（陽氣）就是人體自然免疫力，邪氣是指細菌、病毒或病原體，包括：暑氣、溼氣、寒氣、風邪等。當人體的正氣不足和陽氣虛弱，因內在氣機和外在環境的變化，無法抵抗溼氣、禦寒邪、風邪，就會造成邪氣侵體。人體氣血不足，必然導致風寒侵入體內，即《傷寒雜病論》：「血弱氣盡，腠理開，邪氣因入。」

氣血不足，必然風寒內侵。氣血不通，百病生，所謂「不通則痛，通則不痛」。寒溼之氣會阻滯經絡，造成氣血不通，組織缺氧，體內廢棄物無法順利排出體外，造成血淤、痰濁、燥火、結石等；久而久之，成為許多慢性病久治不癒的根源。

氣血不通組織發炎，引起血管硬化，會造成腦梗塞、腦中風、心臟病；廢棄物積存於肺臟，形成慢阻肺阻塞；積存於肝膽，則形成脂肪肝、膽結石；積存於腎臟，造成腎絲球發炎，會造成洗腎。氣血瘀

積於關節，形成膝關節炎和痛風。婦女氣血不通，容易引發子宮內膜異位、子宮肌瘤、卵巢囊腫、不孕等棘手的婦科疾病、大抵都是肝腎、下丹田、督脈氣滯血瘀所致。

人體陽氣所在，包括下丹田、腎臟、脊髓三個地方。正氣不足和陽氣虛弱，基本上，都是下丹田、腎臟、脊髓，氣血不通，陽氣不足所致。因此，必須鍛鍊下丹田、腎臟、脊髓。練下丹田陽氣可以用守丹或下丹田呼吸法，以及胃腸功。腎臟、脊髓，則分別用腎臟功和坐旋轉功。只有用功法將脊髓的督脈打通，強化腎臟元陽之氣，以及下丹田元氣，才能有效克服氣血不通、陽氣不足的問題。

04 濁氣致病致癌

人體組成之原子包括氧、碳、氫、氮。其中氧（65％）加氫（9.5％）共占人體74.5％，所以人體70％以上是水。但是氧氣和氫氣，再加上碳都是高易燃物，**人體是火（碳氫氧是易燃物），人體也是水；所以科學家說「生命是火、是化學燃燒作用」。而氧氣和氫氣是水，則人體是水和火合成之物。**

人體重要組織含水比例為大腦含水比例75％、腦脊髓液含水比例99％、心臟含水比例79％、肝臟含水比例68％、脾臟含水比例76％、肺臟含水比例79％、腎臟含水比例83％、胃腸含水比例75％、肌肉含水比例73％、軟骨組織含水比例70％、皮膚含水比例72％、淋巴結含水比例94％、血液含水比例83％、眼球含水比例99％，由此可見，人體各組織器官中水所占的比例非常高。

人體 70％是水分，重要組織含水比例都在 70％以上。若是寒氣凝結或燥火阻滯，會造成各種疾病，例如胃脘中焦燥火阻滯，會造成糖尿病。**肺腺癌患者九成以上有脊椎側彎，並造成足太陽膀胱經氣血瘀積阻滯現象，影響肺臟之氣血循環。**手腳冰冷、便祕、失眠、心悸等是陽氣不足的症狀，也是癌症的早期發病症狀，這些症狀說明患者陽氣虛、邪氣實，要提早培養陽氣，以免癌症發生。

癌末病患往往有水腫現象，特別是腹部、肺臟積水或四肢水腫等現象。由此可見，水的代謝在抗癌中扮演重要角色，而陽氣是推動水氣蒸發及排洩的主要力量。若人體陽氣不足，無法排除過多水分，造成溼邪阻滯，造成癌症無法克服的原因之一。陽氣主要在脊髓、腎臟、下丹田，內功修練可以提升人體陽氣和自然免疫力。

中醫所稱的六經「風、溼、寒、燥、暑、火」等侵體，會造成經脈阻寒，主要是水和火，邪氣積滯，引發癌症。陽氣對抗癌症幹細胞，正氣對抗邪實、熱毒、寒凝。**陽虛溼邪，引發癌症。生病主要是陽氣虛。氣之重要性，以及氣推動血液和水氣之循環，對人體之健康具關鍵性地位。**

05　寒溼是百病之源

中醫講「千寒易除，一溼難去」。中醫理論中的六淫邪氣，分別為風、寒、暑、溼、燥、火。其中，寒、溼皆為陰邪之氣，易損元陽之陽氣。《黃帝內經》：「陽氣者，若天與日，失其所則折壽而不彰，故天運當以日光明，是故陽因而上，衛外者也。」人體陽氣，推動人

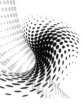

體的新陳代謝。陽氣有維持生命機能、抗禦外邪的作用。

人體 70％是水，寒氣阻滯氣血循環，容易造成慢性炎症。寒邪之氣侵體，使氣血凝結阻滯不通，不通則痛。寒邪之氣侵襲人體，可使腠理閉塞，經絡筋脈氣淤而阻滯。

溼從何而來？內溼因素包括長期吃冰冷、油膩的食物、情緒壓力等因素。外溼因素包括天氣溼熱變化大，居住環境潮溼、不通風等。

寒溼的症狀，身體感覺沉重、四肢無力等。溼氣重的人，容易肥胖，經常腹痛、腹瀉，大便黏膩、小便混濁；四肢關節疼痛、頭痛頭暈、頸肩酸痛、腰酸背痛等，寒溼的相關疾病包括皮膚病包括溼疹、青春痘等；脾胃病如慢性胃腸炎、胃潰瘍等，骨科疾病如風溼性關節炎、骨質疏鬆症、坐骨神經痛等；腎臟方面如腎性水腫、慢性腎炎；婦科病如盆腔炎、月經不調、痛經、子宮肌瘤、卵巢囊腫、不孕症等，以及心臟病、高血壓、高血脂症、糖尿病、肥胖等。

人體的陽氣，可以祛除寒溼之氣。人體產生陽氣的地方主要是腎臟、下丹田、和脊髓。守丹培養丹田之火，鍛鍊脊髓培養脊髓之火，以及練腎臟功培養「腎寓元陽之氣，溫煦他臟」。只有培養體內陽氣，祛除寒溼之氣及熱毒之氣，才能讓體內氣血循環順暢，可以祛除各種疾病，甚至癌症。

06 諾貝爾醫學獎的驚人發現——抗癌關鍵在氧氣

2019 年諾貝爾醫學獎由美國的哈佛大學教授凱林（William Kaelin Jr）、英國醫學家雷克裡夫（Peter Ratcliffe）和美國醫學家塞

門薩（Gregg Semenza）獲得，得獎原因是研究細胞如何感知與適應氧氣的供應。

這個諾貝爾醫學獎的研究，揭開了「氧氣」是關鍵探討癌症無法治癒之主因。

抗癌研究顯示，關鍵就在氧氣。諾貝爾醫學獎得主解開細胞運用氧氣的謎團，寄望應用於對抗多種疾病，包括癌症。許多疾病都與氧氣濃度有關，其中包括癌症。塞門薩表示，癌細胞分裂速度非常快，消耗大量氧氣，讓癌細胞愈來愈缺氧，**「我們知道的是，當這些細胞缺氧，它們會啟動基因，讓它們進一步侵略、轉移，以及擴散到全身」**。**「我們認為這些缺氧細胞會戰勝化療，重新復活，最終殺死病患」**。

腫瘤內部缺乏血管導致細胞缺氧，低氧腫瘤環境會導致血管內皮細胞生長因數（VEGF）刺激血管新生，幫助癌細胞得到養分，導致腫瘤愈長愈大、更為惡性。另外腫瘤細胞在氧氣濃度低時，細胞缺氧，體內的缺氧誘導因數能控制促紅細胞生成素基因的生成，從而增加氧氣供應。

從 2019 年諾貝爾獎得主之研究，癌症患者在腫瘤細胞缺氧的環境下加速了腫瘤細胞侵略、轉移，以及擴散到全身。而西方醫學欠缺增加人體細胞（包括腫瘤細胞）氧氣地方法。人體之呼吸作用是在細胞粒線體中進行，人體約 60 兆細胞，平均每一個細胞約有 400 個粒線體，每一個粒線體約有 4 萬個呼吸鏈。

因此，人體之呼吸作用非常精緻、細微地發生在人體的千萬兆兆的天文數字的粒線體呼吸鏈中進行；也唯有傳統的內功功法之呼吸方

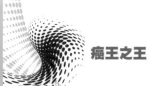

法，才有辦法做得到將氧氣透過呼吸方法送到全身每一個細胞。

07 布朗運動與脊髓之火

　　人體的脊髓是一個密閉腔，叫做脊髓腔。脊髓腔內是人體製造紅血球、白血球和免疫幹細胞發源地，也是脊髓神經所在。在中醫來說，是奇經八脈中之督脈，「總督全身陽脈」，是人體陽氣所在，而陽氣是人體抗癌，對抗各種疾病最重要的支柱。

　　脊髓腔上通大腦。脊髓和大腦之膠淋巴系統代謝有密切關係，大腦之膠淋巴系統可以清除大腦每天產生之約 7 公克的有毒蛋白質，可以有效的防治失智症。鍛鍊脊髓腔，可以促進大腦之氣血循環，有助於防治腦中風、腦瘤及腦癌。由此可見，脊髓腔在人體的健康方面，尤其是癌症、失智症、腦中風和腦癌方面，占有非常重要的角色。

　　脊髓腔內之氣體和液體之運動是分子運動，和溫度、壓力有關。物質是由大量分子組成的，由大量分子組成的脊髓腔內之氣體和液體，懸浮在液體或氣體中的微粒物質的無規則運動，叫做布朗運動（Brownian motion）。溫度愈高，脊髓腔內之氣體和液體的分子運動愈不規則，對微粒碰撞的不平衡性愈強，布朗運動愈激烈。

　　流體（包括液體和氣體）渦流產生一定的能量。旋轉的渦流能量可以將體內的濁氣帶出體外。壓縮的能量可以在體內產生巨大的正能量（即陽氣，正氣）。若不懂得利用宇宙最大的力量來對抗癌症，癌症是不容易治的。

　　若不懂的宇宙形成的道理，什麼功夫都是白練。萬物都在旋轉，

《黃帝・陰符經》：「天不旋即墜、地不旋即毀、人不旋即枯。」地球自轉時速約 1,600 公里，地球公轉時速約 10 萬 8 千公里，太陽系繞銀河星系時速約 36 萬公里。人體原子內的質子、中子、電子，以及質子中的夸克，都是光速旋轉的能量電荷。

因此，脊髓腔內之氣體和液體之旋轉和壓縮的橫向旋轉運動（達摩功之脊髓功），透過脊髓之不斷的快速旋轉和壓縮，脊髓腔內之運動分子不停息的無規則運動叫做熱運動。溫度愈高，分子的熱運動愈激烈。 脊髓腔內的內能，做熱運動的分子具有的動能，溫度的快速提升，可以快速提升脊髓的能量。

脊髓旋轉鍛鍊，大量做規律熱運動的氣體分子對脊椎壁頻繁、持續地碰撞，產生了氣體的壓強。大量分子頻繁地碰撞脊椎壁，就對脊椎壁產生持續、均勻的壓力。從分子動力理論的觀點來看，氣體的壓強就是大量氣體分子作用在脊椎壁單位面積上的平均作用力。**氣體的溫度升高，氣體分子的平均動能變大，每個氣體分子與脊椎壁的碰撞給脊椎壁的衝力，就大量產生巨大的脊髓能量，叫做脊髓之火。此脊髓之火，沿著脊髓上升至大腦，對脊髓之免疫幹細胞和大腦之氣血循環產生非常大的影響，快速打通督脈，這是人類千年功法之極致。**

因此，達摩功之脊髓功，對脊髓之不斷的快速旋轉和壓縮，快速強化脊髓腔內之熱運動分子能量之方法，可以快速提升脊髓能量，對於因脊髓內第 9 和第 22 對基因錯位因而造成血癌，脊髓功是人類最快速和最直接的方式防治血癌。強化脊髓能量，產生脊髓之火，這是達摩功對人類健康貢獻之一。

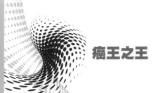

08 骨髓是一種內分泌器官

骨髓是生命的命脈，也是氣血的通道。骨髓是人體造血場所、免疫幹細胞的發源地和自律神經調節器，主要有以下的功能——

（1）骨髓是人體造血場所：

骨髓是肱骨、股骨、髂骨、肋骨、胸骨、脊椎骨的骨髓腔，能產生造血細胞的骨髓，稱為紅骨髓；紅骨髓能製造紅血球、血小板和各種白血球；白血球能殺滅各種病原體，包括細菌、病毒等；淋巴細胞能製造抗體；因此，骨髓是造血組織和重要的免疫組織。

（2）骨髓是免疫之大本營：

骨髓是重要的免疫器官。主要抗癌淋巴細胞（T 細胞與 B 細胞）的發育前期是在骨髓內完成；另外 B 細胞分化為漿細胞後，回到骨髓產生大量抗體。骨髓是各種免疫細胞的發源地，具有分泌造血細胞及生長和分化調節的作用。骨髓中原始階段細胞為多功能幹細胞，可以形成紅血球、巨噬細胞等，以及 B 淋巴細胞和 T 淋巴細胞。骨髓，尤其是脊髓，是人體抗癌免疫幹細胞之大本營。

（3）骨髓是幹細胞的發源地：

骨髓之間充質幹細胞具有多向分化潛能，促進幹細胞植入、免疫調控和自我複製等。間充質幹細胞可分化為脂肪、骨骼、軟骨、肌肉、肌腱、韌帶、神經、肝、心肌、內皮等多種組織細胞。幹細胞和人體

之組織修復有密切關係。

（4）脊髓是自律神經調節器：

　　人體最大的骨髓是脊髓，脊髓椎管裡面，上端連接延髓，脊髓兩旁發出許多成對的自律神經分佈到全身皮膚、肌肉和內臟器官。自律神經失調之相關症狀和脊髓有密切關係。

　　而骨骼除了是人體的免疫細胞、造血細胞外，同時也是內分泌器官。根據最新的研究，骨骼和大腦發育、抑制食慾、治療糖尿病、治療腎臟病、生殖能力和骨質密度等，存在著非常密切關係。

　　骨骼是一種內分泌器官，通過釋放骨骼激素能夠抑制人體的食慾，脂質運載蛋白 2 的激素能夠開啟大腦中特定神經元的功能，這種類型的神經元和食慾抑制之間存在一定關係。骨骼激素調節能量代謝，為治療代謝性疾病提供了新的方向。**哥倫比亞大學醫學中心的研究人員發現，骨骼細胞分泌的LCN2蛋白，不僅能夠誘導胰島素分泌，且可以通過血腦障壁，作用於下視丘以抑制食慾！**

　　成骨細胞（骨形成的主要功能細胞）分泌的骨鈣素，經過循環系統到達胰臟，能夠影響胰臟 β 細胞增生和促進胰島素分泌，並增加細胞對胰島素的敏感性。**骨骼調控糖代謝作用的發現，開啟了探索骨骼與機體整體功能之間相互聯繫的新領域。通過探討骨骼與糖代謝相互關聯的各種分子機制，發現新的用於骨骼功能治療糖尿病的方法。**

　　骨骼能夠產生特殊激素，影響大腦發育、葡萄糖平衡、腎臟功能和男性的生育力。研究人員甚至發現，骨鈣素能夠刺激睪丸中睪固酮的釋放，對於生殖和骨質密度產生重要影響！

骨組織分泌的成纖維細胞生長因數 23（FGF23），能夠通過循環系統，作用於腎功能衰竭、癌症的患者。FGF23 作用於腎臟以調節磷酸鹽代謝，骨骼功能治療腎臟病的方法。

哥倫比亞大學醫學中心生理學家斯塔夫魯拉·庫斯泰尼（Stavroula Kousteni）博士說：「我們認為還有其他的骨激素參與代謝調節，因為通常其他內分泌器官影響代謝都需要多種激素。」骨骼、糖代謝和生殖功能之間存在著共同的內分泌調節機制。骨骼可接受來自大腦、脂肪、胰臟的信號，可作為一種內分泌器官，調節糖代謝和生殖功能，這三者之間存在著相互調節的關係。

達摩功主要在練骨，包括：頭骨、頸椎、胸椎、腰椎、胸骨、肋骨、手骨、指骨、臀骨、髖骨、腿骨、趾骨等全身骨骼，都一一有其各種特定練法。「將骨髓填滿」，「骨髓填滿是神，骨髓空掉是鬼」，達摩功是將「骨髓填滿」的全世界唯一的功法。

此外，臨床試驗中發現，肝臟中存在著大量骨髓來源的肝細胞，而且肝細胞的再生，某些刺激因數的介入可能促進骨髓對肝細胞的誘導分化成長。研究顯示，骨髓間充質幹細胞具有能力移入肝臟組織，並可能促使內源性肝細胞的增殖，促進肝組織的恢復。

中醫「骨髓生肝」理論，說明骨髓間充質幹細胞，對於肝臟組織的具備修復功能，骨髓造血幹細胞是肝細胞再生的主要來源。肝硬化階段，肝細胞的染色體端粒縮短而導致肝細胞複製能力降低，骨髓來源肝細胞，骨髓造血幹細胞提供的內源性肝細胞的增殖能力，進而提升肝細胞複製能力。也就是說，「骨髓幹細胞是肝硬化時肝細胞的主要來源」。

骨髓間充質幹細胞可能成為有效的肝癌、肝硬化防治方法。另外，骨髓的免疫幹細胞，有助於清除肝臟發炎的肝細胞，以恢復肝臟功能。因此，防治肝癌、肝硬化，除了因「肝腎同源」，中醫五行中，「腎水生肝木」，必須練腎臟外，還要練脾胃。因為脾胃是肝臟廢氣能量的出口，因此「理肝必先實脾」，而練骨髓可以有效的防治肝癌、肝硬化。

09　督脈抗癌──脊髓之火

人體督脈位於脊柱之內，「總督一身陽脈」。督脈通，全身的防禦系統功能，包括全身淋巴系統，才會正常。督脈和五臟六腑的功能正常運作有密切關連，而五臟六腑和抗癌能力有關。**脊髓是人體免疫幹細胞（包括 B 細胞和 T 細胞）的發源地，更是抗癌的大本營。因此，脊髓和督脈是抗癌的關鍵。**

大部分的癌症患者的督脈（位於脊椎內）是不通的，而督脈是人體陽氣的主要通路。勤練達摩功，透過脊椎的橫向動旋轉功法，在脊髓內部督脈產生旋轉和壓縮的巨大陽氣，此陽氣可提升人體的自然免疫力，並疏導全身手腳的六大陽經脈，打通全身氣脈，培養元陽之氣，對抗癌症。

督脈位於脊椎骨內，「總督全身陽脈」，是全身陽氣的主要通道，也是抗癌免疫力幹細胞（T 絢胞及 B 細胞）的發源地。督脈是氣脈、主氣、總督全身陽脈，包括手三陽經、足三陽經、陽蹻脈、陽維脈，循環脊髓入絡腎和腦，主髓生腦，是人體陽氣的最大通絡。

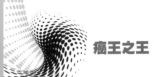

督脈以能量灌注各大陽脈與足太陽膀胱經，足陽明胃經等。另外、督脈是由腎、髓通腦的關鍵。大腦主控全身的神經及內分泌系統之生化反應，督脈氣通，有助於維持大腦的穩定性，**對於全身的免疫監測和執行系統具有關鍵性地位。因此，督脈在抗癌扮演著關鍵性的地位。**

督脈上的命門穴連結腎臟，是人體元氣所在，也是陽氣起始地點。督脈的陽氣是人體抗癌關鍵之一，而陽氣不足是癌症發生的主因之一。

疾病是人體陰陽邪正之氣血、氣機消長變化失調、臟腑氣化功能失調所致，也就是氣血不通的問題。陽氣不足，邪氣滋生，即「邪之所湊，其氣必虛」，也是氣虛的問題。調節臟腑氣化，強化督脈、腎臟功能，固本培元，恢復人體自然免疫力。

脊髓及骨髓之火是抗癌的最大祕密。達摩功坐旋轉法，在雙眼正視正前方某一定點（表示頭部不動之意），以雙手帶動脊髓作不斷放鬆的橫向、規律旋轉，在脊髓內產生旋轉及壓縮的能量，可快速提升人體脊髓的抗癌免疫幹細胞，這是人類有史以來抗癌的最大祕密。

脊髓內產生旋轉與壓縮的共振能量，此脊髓內的共振能量產生巨大的陽氣，此陽氣正是人體抗癌治病的最大本錢，也是抗癌的大祕笈。癌症患者只要把脊髓內的陽氣培養出來，把督脈打通就有救。這是天底下唯一且最快速打通督脈，培養陽氣（正氣）對抗癌症邪氣的方法，只要將功法好好練，隨時練、放鬆練，脊髓督脈陽氣自然產生，督脈陽氣透過人體八大陽經通達全身，使全身五臟六腑、四肢百骸充滿陽氣，而大腦也因陽氣上升而開通至百會，因此，打通督脈是抗癌的關鍵。

　　人體內必定有些物質（能量）可以摧毀癌細胞。人體抗癌免疫細胞（如 B 細胞和 T 細胞）發源地在人體的骨髓免疫幹細胞。骨髓的細胞能量活化是抗癌的關鍵。脊椎內是人體督脈所在，是陽氣（正氣）的大本營和氣血的主要通路。把骨髓的細胞能量徹底開發出來，人類就必然有足夠能力對抗癌症。

　　目前的西方醫療體系治癌的化學藥劑破壞人類的骨髓，而骨髓是重要的造血及免疫器官。骨髓中含有各種造血幹細胞以及多種其他的幹細胞，「如果連骨髓最深處的水庫都被高劑量的藥物燒光，癌症怎能對抗」？骨髓的細胞能量活化是抗癌的關鍵，好好把骨髓的能量鍛鍊出來，才是抗癌的重點。

　　脊髓腔的共振圈，脊髓腔是一個密閉空間，腔內包括脊髓液及白質，和大腦相連繫，而大腦的腦髓來自脊髓。另外，脊髓是人體主要抗癌免疫幹細胞的發源地，把脊骨髓腔的共振能量開發出來，抗癌的陽氣可以培養，人體自然免疫力也可以快速提升，因此，位於脊髓的督脈之共振能量是抗癌的最大祕笈之一。

　　達摩立旋轉功法，即依據氣功之鬆、靜、自然的方式做脊椎和骨髓的旋轉運動。達摩立旋轉功是極其放鬆、安靜及自然、呼吸自然。在鬆靜自然的過程中，透過左右、規律旋轉運動，透過身體和精神上的放鬆，做到對人體神經系統、經絡系統、內臟、肌肉、血管等做橫向之如扭毛巾一般的放鬆扭轉鍛鍊，達到鍛鍊人體最深層組織器官之效果。

　　脊椎內的督脈是人體氣的高速公路，也是全身陽氣的主要通道。督脈的鍛鍊一直是道門修練不傳之祕，要非常非常地珍惜。督脈通，

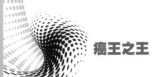

則全身氣血暢通，各組織器官均得到充足的血液和營養，包括老年人的疾病、高血壓、糖尿病、甚至癌症，打通督脈是一生中最重要的健康工作。

當我們做脊椎軸心的規律、左右、放鬆地旋轉運動時，如「鑽木取火」一般，脊髓內磁場共振效應，產生熱能，此熱能逐漸沿著脊椎內緩緩上升，除了打通督脈外，可以開發大腦能量，促進大腦的氣血循環。

持續做橫向、放鬆、規律的旋轉運動，氣在脊椎內的質量密度的旋轉和壓縮即振動，這種旋轉與振動的協調規律的脈動，可使脊髓內的重力消失，脊髓內部產生高度旋轉和振動的能量，會沿著脊髓內部逐漸提升。氣（陽氣）在脊椎內高度旋轉的能量會愈來愈細微，最後成一直線向上升貫串大腦，把脊髓免疫幹細胞活化，同時也可以開發大腦神經元的能量，把它整合起來，開發大腦的智慧。

人體的健康關鍵在脊椎內的脊髓能量。免疫幹細胞、督脈，都是生命根源，也是維繫人體健康和生命的根本。因此，透過不斷地橫向、放鬆、左右旋轉脊髓內部的軸心運動，可以開發人體的巨大潛能。**人體靠脊椎軸心支撐，神經系統和內分泌系統，韌帶和脂肪將五臟六腑掛在脊柱上，也可以說是全身的所有生命系統都和脊椎有關。**

脊髓內的免疫幹細胞是人體抗癌細胞包括 B 細胞和 T 細胞發源場所。透過氣功共振原理，可以活化脊髓免疫幹細胞活性，強化人體免疫力。

另外，依氣功共振原理，對於人體的奇經八脈、十二正經、十五絡脈和 365 個穴道之龐大而精微的能量循環體系，依據達摩功共振原理，全身經絡穴道因共振能量，產生共振效應，可以打通經脈。

10 練骨——人類抗癌之最大祕密之一

人類的結構主要由骨骼支撐身體。練骨非常重要，當你站在鏡子前面，看看鼻骨是否凹陷？額頭是否有皺紋？是否明顯八字紋？是否腰痠背痛？……等，就可以看到是否骨質疏鬆了。

骨形代表人形，若脊椎退化造成駝背，表示此人生機已經逐漸受損，腿骨、腰椎骨、胸骨、頸椎等退化，意味著此人生理機能已經嚴重退化；若是臉骨變形，離死不遠。

人體骨骼才是氣的最大通道。骨骼也是造血、免疫細胞發源地。同時，尤其是脊髓上通大腦，是大腦氣血循環之最根本。練骨，才是人類數千年所有功法，包括道門、佛門之極致。

骨生氣，叫做骨氣。把骨髓填滿，是練功之密，也是練功之頂級。昔時師尊有言：「若骨髓是空的，變成鬼。」骨髓填滿，才是人類練功最重要的事。

「人類健康的核心價值——脊椎和脊髓」。人體的核心支柱是脊椎，大腦的核心支柱是脊髓。脊椎上的自律神經和神經內分泌調控全身的內分泌，也調控全身電化學的運作，是人體健康之本。

脊髓和大腦有最直接的連結，大腦的循環代謝，以及大腦的相關疾病，如：腦癌、失智症、帕金森氏症、小腦萎縮症……等，皆可以透過脊髓的巨大能量而獲得顯著效果。

脊椎和脊髓是人體健康的軸心，脊髓功、肝臟功、立旋轉功，上班族、家庭主婦，只要是坐著或者有地方站，隨時可以用零碎時間練，全身（包括下肢肌力）隨時鍛鍊，脊髓督脈——人類有史以來不傳之

祕的功法。

　　達摩功以練骨為主，包括：頭骨、脊骨、髖骨、股骨、腿骨、膝關節、腳踝、手骨、指骨……等，無所不練。運用功法，加上內氣，一步步將骨髓填，滿上至大腦，進一步將大腦腦髓填滿。若將骨髓填滿，人體之氣充滿全身，包括免疫系統、神經內分泌系統、脊骨神經系統、自律神經系統等，都能快速強化。將骨髓填滿，足以對付人類之各種疑難雜症，包括：癌症、糖尿病、高血壓、氣喘、憂鬱症……等。

11　坐旋轉──全世界唯一可以直接鍛鍊脊髓的方法

　　脊髓俗稱「龍骨」，是生命之源，是人體造血、免疫幹細胞（T 細胞和 B 細胞）發源地，人體督脈所在、脊髓神經所在，脊髓上通大腦。

　　脊髓由脊骨保護。全世界除了達摩功之坐旋轉外，沒有一種方法可以直接鍛鍊到脊髓內部。因此，人類的許多疾病，包括免疫系統、神經系統、經絡系統和內分泌系統之相關疾病無法解決，主要原因是缺乏好的方法。

　　脊髓是人體督脈所在。督脈總督人體所有陽脈，是人體陽氣之最大通道。督脈通，人體之氣血自然通。《黃帝內經》云：「邪之所湊、其氣必虛」。正氣（陽氣）足，自然不易生病。督脈通、脊髓通，全身氣血循環好，尤其是可以快速紓解及降低中老年人的高血壓、心臟病、糖尿病、癌症、氣喘之發生率。

　　脊髓是人類生命之樹，是人體幹細胞發源地，是唯一可以直達通達腦髓的通道。全世界唯一可以直接鍛鍊脊髓的方法是脊髓功，只要

好好練 30 分鐘以上，人體免疫力就可以最快速的強化。

　　脊髓上通大腦，脊髓液和大腦的腦髓相通，對大腦之氣血循環有最直接的連結，也和失智症、帕金森氏症、腦中風及其他腦病變有最直接關係。

　　人體之五臟六腑是以韌帶和脂肪掛在脊椎之上。脊椎健康是人體內臟氣血循環之根本，脊椎又是人體自律神經所在，自律神經相關之各種疾病，如：胃病、失眠、內分泌失調、心律不整⋯⋯等，直接和脊椎、自律神經功能失調有關。

　　脊骨相關之疾病，如骨質疏鬆、脊椎側彎、骨刺、坐骨神經痛、髖關節骨折等都是脊椎病變，也和脊椎有直接關係。達摩功之坐旋轉功是人類可以直接打通督脈及鍛鍊脊椎、自律神經、神經內分泌的方法。

　　坐旋轉功以鑽木取火的方式將脊椎和脊髓不斷的作放鬆的橫向旋轉運動，直接將脊椎以最柔轉、放鬆的橫向旋轉，並且在脊髓內產生旋轉向上的巨大能量（如圖 3-1），發揮脊髓能量流體力學功能。

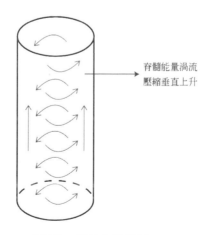

脊髓能量渦流
壓縮垂直上升

圖 3-1：脊髓能量渦流旋轉機制

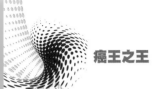
　　脊椎左右旋轉產生能量渦流壓力，渦流壓力造成脊髓內部溫度快速提升，同時改變脊髓流體能量密度，可以快速提高脊髓之能量密度（產生巨大能量）。

　　脊髓內之氣體為可壓縮流體，流體之密度隨溫度與壓力而改變氣體之黏滯力。由於氣體分子之間碰撞，造成能量交換。當溫度增加，脊髓內之氣體分子能量與動量均快速增加，氣體分子間之碰撞及動量交換亦增加。氣體流體分子間存在的相互吸引力，氣體流體分子運動時，互相之間的撞擊產生壓力，再進一步製造紊流。

　　脊髓能量因旋轉與壓縮，製造壓力和溫度造成渦流快速旋轉，造成分子能量電荷快速上升，以物理流體力學來看，快速旋轉之能量電荷，產生多股不同速度之能量紊流，最後產生不同之「奇異吸子」（能量驅向點），造成電荷能量之快速集中，可以快速提升脊髓能量。「奇異吸子」可以在脊髓內部產生巨大的能量，脊髓能量之提升可以防治血癌（血癌是脊髓內第 9 和第 22 對基因錯位所致）。

　　脊髓能量渦流快速旋轉而上，從脊髓快速上升至大腦，可以改善大腦之氣血循環及提升大腦電場能量，有效防治大腦神經相關疾病，如：腦癌、失智症、帕金森氏症、憂鬱症、躁鬱症、腦神經衰弱、小腦萎縮症……等疾病。

　　脊髓流體力學揭露癌症（尤其是血癌）及腦神經病變如失智症恢復的祕密。九成以上的疾病都可以透過調整及鍛鍊脊椎獲得解決，主要原因是脊椎（包括脊髓），以及神經系統及內分泌系統，影響到全身，包括五臟六腑、肌肉、骨骼等。而脊髓又包括免疫幹細胞、造血幹細胞等。

　　人體的脊髓是一個密閉腔，叫做脊髓腔。脊髓腔由骨骼保護，一般來說，人類並沒有方法鍛鍊到脊髓腔，而脊髓腔又是人體免疫幹細胞的發源地。在中醫來說，是奇經八脈中之督脈，「總督全身陽脈」，是人體陽氣所在。而陽氣是人體抗癌，對抗各種疾病最重要的支柱。**脊髓是人體最重要的「健康垂軸」，把脊髓腔練好，是人體健康抗癌最大關鍵之一。**

　　脊髓腔內之氣體和液體是流體。流體之運動是分子運動，和溫度、壓力、旋轉速度、旋度能量、散度、旋轉坡度有關，也和混沌理論、疊代運算之分子運動模式有密切關係。物質是由大量分子組成的，由大量分子組成的脊髓腔內之氣體和液體，懸浮在液體或氣體中的微粒物質的無規則運動。溫度愈高，脊髓腔內之氣體和液體的分子運動旋轉壓縮更大，脊髓腔能量渦流旋轉機制流之溫度、壓力、旋轉速度、旋度能量、散度、旋轉坡度，會做非常快速的旋轉壓縮能量。

　　以物理學上費曼圖之正負電子之相互撞擊、湮滅產生虛粒子的能量，是光能量之 10^{16} 倍之天文數字能量，再經過愛因斯坦的質能互換公式：$E=MC^2$ 在脊髓腔內產生電子「無限的無限能量」，這就是宇宙能量之最大祕密之一，也是所有道門、佛門、禪宗、密宗修練之祕。

　　開發脊髓腔內之巨大能量，是人類健康和人類修練之祕。好好地將脊髓腔內之巨大能量開發出來，才能創造人體及人類生命最大的價值。

　　脊髓，可說是生命之源。脊椎之橫向旋轉帶動脊髓流體，**脊髓內的氣體和流質皆為可壓縮流體，所有流體某種程度上而言都是可壓縮的，旋轉產生的壓力或溫度的改變，會造成脊髓流體密度的改變。脊**

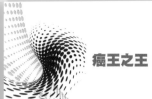

髓內分子快速運動、碰撞和脊髓內壁及其他分子間彼此交換能量,脊髓內分子質量傳遞通常受脊髓內壁擴散限制,在微流體系統中,擴散會影響微流體系統內的化學物質傳遞和質的提升。

　　脊髓分子層次的熱力學之隨機運動狀態,隨機擴散振動分子交換運動,驅動脊髓分子產生化學熱交換之化學反應。**隨機分子撞擊製造自由能和熱能快速振動的分子,加速調節 DNA 能量複製及製造脊髓的生命能量。**

　　熱力學描述數量龐大的微觀粒子的平均行為,熱為溫度之差異所造成的能量傳遞和擴散。溫度表示物體的冷熱程度和物體內部大量分子做無規則運動的劇烈程度;熱是一種流動現象,溫度愈高,分子運動愈劇烈,流體之密度隨溫度與壓力而改變。脊髓流體之快速旋轉,造成脊髓流體因分子快速撞擊產生壓力和溫度之快速提升。脊髓內之質量密度大量提升,可以快速提升人體之脊髓免疫幹細胞活性,以及製造血液能力。脊髓也是中醫、氣功之督脈所在,督脈總督全身陽脈,人體督脈通則百病不侵。

　　如(圖 3-2)在某底線值下,脊髓內分子經脊椎旋轉產生共振,共振攜帶之能量會平均耗散至分子內各處。但一旦達到該底線值時,非線性(混沌)和擴散驅動力會將分子能量以渦流方式向上傳遞至大腦,形成脊髓流體能量分子耗散機制。

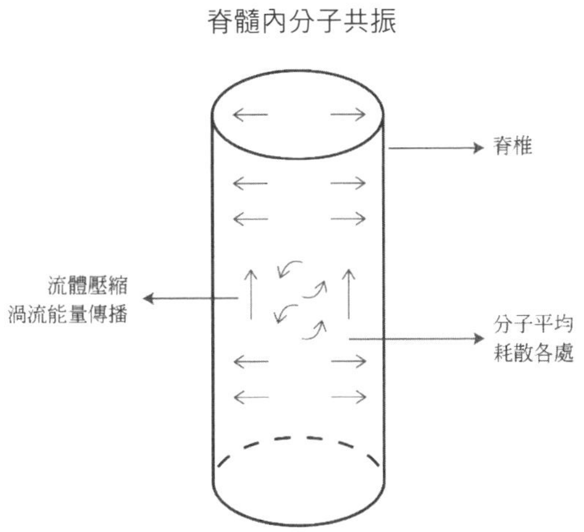

脊髓內分子共振

圖 3-2：脊髓流體能量分子耗散機制

12 疊代運算「邏輯上的缺口」──奇異吸子

　　奇異吸子是指事物在非線性（混沌）運動過程中，對其運行軌跡（秩序）具有關鍵性決定作用的模式，是混沌運動過程中內在的根本性結構。奇異吸子具有分形結構和自我相似性特徵。

　　混沌之疊代運算是指前次值不斷的重新涵蓋在本身之一種反饋折疊過程。疊代運算中經摺疊、紊流，在更小尺度上之不斷展現自我相似性，即在混沌之疊代運算找出「失落的資訊」──「邏輯上的缺口」，即奇異吸子，如（圖 3-3）。

　　脊髓流體疊代運算之奇異吸子，奇異吸子具有不同屬性的內、外兩種運動模式：在奇異吸子外的一切渦流運動都趨向於吸子，即事物表面紊亂運動以某種既定的秩序在進行，屬於事物發展過程中關鍵性

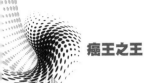

的穩定因素;但是,在奇異吸子內部因不穩定的因素隨時都在產生不穩定的變化。

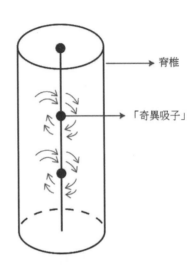

脊椎

「奇異吸子」

圖 3-3:脊髓流體疊代運算找到「奇異吸子」

　　一個混沌的系統蘊含了碎形的概念混沌最重要的特徵,一個小小的變化,後來造成的影響會愈來愈大至無法預測。在脊椎之橫向旋轉中,脊髓內之奇異子可以由簡單的吸子之間的相互撞擊產生,一個吸子會把附近能量都吸過去,一個平面上可能同時存在好幾個吸子,**渦流富含資訊能量,攜帶之資訊位元因渦流運動溫度和壓力造成脊髓之密度增加,渦流中心向周邊傳遞,最後帶動無數的奇異吸子向上傳遞,此即脊髓中混沌的渦流系統帶動無數的奇異吸子將資訊能量傳遞到大腦及脊髓之能量開發過程。**

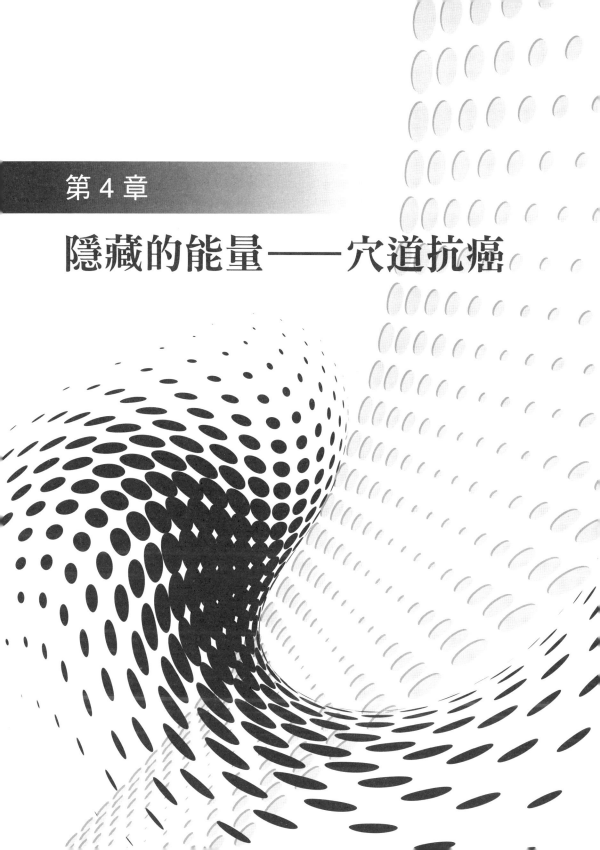

第 4 章

隱藏的能量——穴道抗癌

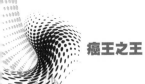

人體的穴道是一個重要的能量節點，是能量轉換點，也和人體氣血循環、內分泌系統、神經系統、免疫系統等有非常密切的關係，隱藏著無窮的能量！例如：人體的中丹田膻中穴，是胸腺所在，在人體免疫力中扮演重要角色，同時它也是人體任脈的重要穴道。

若中丹田膻中穴不通，則呼吸之氣無法順利下降至下丹田，造成下腹部的氣滯血瘀，也造成腸道免疫力下降。因此，穴道在人體抗癌及對抗慢性疾病扮演要角。

01 生命之重——開胸腺

穴道是指人體經絡線上特殊的部位，人體分佈體表的經絡循環路線中，氣血匯集、轉輸的特定區位，通常是指一個空隙。

穴道是人體調節氣的樞紐，也是人體能量之轉運站。人體即由十二正經、奇經八脈上之 365 穴位，共同調節，運送能量所構成的一個龐大、具體而微的能量系統。

中丹田膻中穴位於雙乳之間（如圖 4-1），**是人體宗氣所在之處，也是自然殺手細胞 T 細胞訓練和成熟的地方。白血病主要發生原因，是中丹田膻中穴附近之胸腺萎縮，T 細胞不成熟所致。**

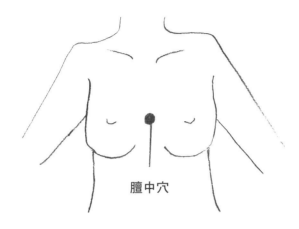

圖 4-1：膻中穴

　　心臟是人體的主要血液動力系統，癌症患者主要是氣血不通、陽氣不足、血液循環（尤其是微循環）不良所致。

　　開胸腺，為生命之重。開胸腺功能主要的功能非常令人驚異，看起來簡單，實際上蘊含非常高深的功法意涵。

　　開胸腺功的功效如下——

（1）**開胸腺**：胸腺是人體重要免疫腺體，是自然殺手細胞
　　　　　　—— T 細胞成熟場所。

（2）**開膻中穴**：膻中穴位於雙乳之間，是中丹田所在之處。

（3）**開夾脊**：夾脊位於背部兩肩胛之間的區域，包括身柱、靈
　　　　　　台兩大穴道、通心肺。

（4）**通手太陰肺經**。

（5）**通手少陰心經**。

（6）**通手厥陰心包經**。

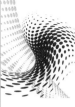

（7）通手陽明大腸經。

（8）通手太陽小腸經。

（9）通手少陽三焦經。

開胸腺功（即心臟功）法主要在於重新啟動心臟的動力系統，促進全身氣血循環，以增強人體的抗癌能力。

開胸腺功法可對夾脊不斷地擠壓，可以開發夾脊的身柱、靈台兩大穴道，對心肺功能有極大幫助，也可以紓解心律不整症狀；另外，夾脊一帶的能量開發，可以促進肩膀、頸部及大腦的氣血循環，可以紓緩五十肩、頸部痠痛、膏肓痛、頭痛、偏頭痛和老人失智症等症狀。

另外，開胸腺功除了拇指以外的其他四指皆向手心方向彎曲，再做膻中穴的開展動作，可以開發及鍛鍊肺經、心經、心包經、大腸經、小腸經、三焦經、對於心肺、大腸、小腸及三焦的氣血循環有極大的幫助。

氣要先下得來，才能上得去。**許多癌症患者經常會說，氣吸不到下腹部（下丹田），或氣吸得很短，主要原因是中丹田之膻中穴不通所致。因此，癌症患者首先必須通中丹田之膻中穴。**

膻中穴氣要通，氣才能下得來。下丹田的氣溫養再往上回升。主要是中丹田之膻中穴沒有練好，任脈的氣不通，導致氣下不來。中丹田主宗氣，背後夾脊的身柱、靈台兩大穴道是督脈大穴，主大腦電場電流通達心肺，以及迷走神經總管、蒐集全身神經資訊通報大腦和心臟。

而位於肚臍內一吋三之處的神闕穴，又稱臍中，為任脈、沖脈、帶脈交會之處，主脾胃及小腸的消化、吸收及氣化。神闕俗稱命蒂，神闕穴的能量幫助小腸的蠕動，調節脾胃，啟動命門先天陽氣及胃的

後天之氣。

　　神闕穴位於肚臍內（如圖 4-2），在胚胎時期，臍部是胎兒連通母體，是胎兒的血液、氧氣及營養物質的通道。出生後此通道雖已斷絕，但臍部與全身經絡、五臟六腑仍有著十分緊密的連結。同時，神闕穴是腹壁最薄的地方，血管非常豐富。因此，輕輕按摩神闕穴，或用弓起的手掌心拍打神闕穴（但是女性生理期間或懷孕不宜練神闕穴），能改善內臟器官代謝，進而促進胃腸道功能。

　　神闕穴位於肚臍內，和消化系統如脾胃、肝膽、小腸等有密切關係，觀想神闕穴有助改善消化系統，增強人體營養之消化吸收，提供全身組織器官（包括中樞神經及自律神經）的營養，以確保健康。當站定、立定或臥定時，輕閉雙眼，輕輕將意念置於肚臍內一吋三之處，一吸一吐，開發神闕穴能量。

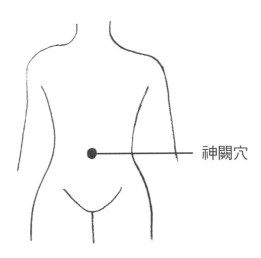

神闕穴

圖 4-2：神闕穴

氣海穴（如圖 4-3）位於臍下一吋半之處，為元氣發生之處，人體動力的根源，為呼吸之門，任脈、督脈的起源地，也是「十二經之根，五臟六腑之本」。氣海為正氣所在，免疫機制重要一環。《脈經·針灸資生經》云：「氣海者，蓋人之元氣所生也。」因該穴為生陽氣之海，故名氣海。

中醫「氣海一穴暖全身」，是說氣海有祛寒的作用。中醫認為此處是是生氣之源，人身元氣由此而生。氣海穴有溫陽補氣，固本培元之功能。氣海穴有增強免疫和防衛功能，對先天稟賦不足、後天失調，氣海是重要穴位。

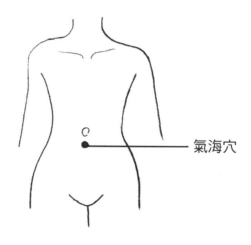

圖 4-3：氣海穴

關元穴（如圖 4-4）位於臍下三吋，是任脈、小腸經、足少陰交會穴位，是「男子藏精，女子藏血之處」，為人體真正的下丹田所在。《難經》說：「臍下腎間動氣」是說：關元穴具有培元固本、補益下

焦之功能，元氣虛損之重要穴位。

　　小腸之氣結聚關元穴，是先天之氣海，是吐納呼吸聚氣凝神的穴位。道門稱之為元陰元陽交關之處；老子稱之為「玄之又玄，眾妙之門」。「此穴當人身上下、四旁之中，故又名大中極，乃男子藏精，女子蓄血之處。」即說明此穴為元氣所在地，元氣為先天之氣，也稱元陽之氣。

　　下丹田氣海、關元穴的共振能量和小腸的功能運作有密切關係。下腹式內呼吸法對下丹田和小腸做不斷地吸飽吐盡的吐納，使內氣在小腸做內氣接摩和共振能量，可以有效地提升小腸和人體免疫的功能。

　　用拳輕敲打關元、氣海的功法，可以鍛鍊小腸的氣血循環（但是女性生理期間或懷孕不宜練下丹田關元、氣海）。下丹田的共振能量是抗癌的關鍵之一，它除了和下焦元氣有關外，對小腸功能的提升有極大的幫助，而小腸有人體七成以上的免疫細胞，是抗癌的重要環節之一。

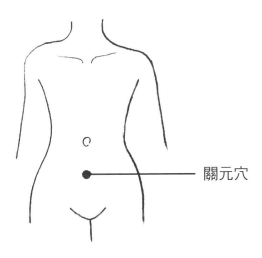

圖 4-4：關元穴

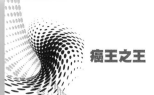

02 賢者之石──松果體

　　松果體（如圖 4-5）位於中腦和第三腦室後之顱腔內，同時，它附著在第三腦室之頂部，位於視交叉中樞與視覺中樞間。松果體形狀如一小松球而得名，大約 1 公分大小。松果體在解剖上有視覺細胞，其功能隨人類的成長而逐漸萎縮。開發松果體能量與人類第三眼有關，松果體能量和重力渦流能量相通。

　　松果體一直是人類潛能開發之謎，具有感光蛋白質和人類的 DNA 一樣具備光傳導功能。松果體之內分泌有轉化能量及轉化物質之特殊功能，柏拉圖的「理想國」中提到，研究「數學字」，可以淨化和開啟松果體，喚醒「智慧之眼」。松果體是一顆沉睡的星星，也是人類潛藏的祕密。

　　松果體分泌褪黑激素，和人類的睡眠和對光的反應有關。但褪黑激素有延緩衰老功能，充分發揮松果體潛能，有助於對抗人類的衰老。

　　開發松果體能量是宗教界之盛事，除可開慧外，因活化荷爾蒙之功能，以強化大腦之整體荷爾蒙，並將之下降至下丹田（雪山穴），使上竅（松果體）和下竅（雪山穴）的荷爾蒙相融合，開發人體最大的能量，此即道門修練之祕；並可使修煉者自然達到無慾、無念境界，保存全身的性能量。松果體內竅的開發，一直是各門派修煉性功（心性）的重點。松果體同時是中脈最重要的內竅，而中脈是人體與宇宙能量之通道。

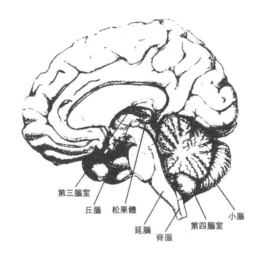

第三腦室
丘腦　松果體
延腦　脊腦
第四腦室
小腦

圖 4-5：大腦解剖圖

　　松果體之修練，主要是靠脊髓的旋轉能量。先將下竅（雪山穴）
的能量，透過快速旋轉渦流的能量，經由脊髓，快速上升至上竅（松
果體），以開發松果體能量；再將松果體的巨大荷爾蒙能量，透過脊
髓和迷走神經，輸送到五臟六腑。另外，亦可由雙耳以意念配合聲音
能量開發，先將聲音從貫穿右耳，再反方向為之，或者經由上顎以聲
音與氣震動方式開發。

　　松果體又有「賢者之石」之稱。賢者之石，是一個古老的傳說，
是大腦中的靈性之眼——第三隻眼，也是基督教所說的「專一的眼」
（Eye Single）。

　　松果體的結構是蛋白質異構物，是六角形結晶礦石呈現幾何流體
構象，具有光傳導功能，松果體的光傳導和其本身的內分泌電化學之
結合，可以改變物質。

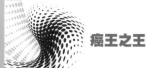

人體的三大能量渦流：下丹田雪山、中丹田膻中、上丹田松果體，奇異吸子，是能量渦流中心。下丹田雪山重力渦流之高度旋轉能量，經由脊髓到腦下垂體，達到松果體，補充松果體地能量。當人體做高度地旋轉和壓縮能量，人體的三大能量渦流：下丹田雪山、中丹田膻中、上丹田松果體同時在旋轉，人體的三大能量渦流同時快速旋轉，由下丹田雪山的荷爾蒙電化學物質傳送到上丹田松果體和腦下垂體的荷爾蒙結合，產生人體最巨大的能量，人體荷爾蒙才是最大的祕密，可以改變物質。

當三大丹田的能量和荷爾蒙聚集在松果體時。大腦的巨大奇異吸子是能量渦流，開始做光速旋轉進行光傳導作用，松果體能量渦流中心帶動大腦奇異吸子之巨大能量，在大腦光網格之 10^{256} 光點網格之旋轉共振，再加上愛因斯坦的質能互換公式：$E=MC^2$，因光速旋轉的能量電荷，轉換成「無限的無限能量」，可以創造宇宙最大的能量。

賢者之石，是所有宗教追求的祕密。宇宙的祕密就是沒有祕密，每 1 立方公分之能量超過已知宇宙中全部能量的總和，即每 1 立方公分之能量為 $10^{94}g/cm^3$，說明每 1 立方公分之物質有 10 的後面之 91 個 0 公斤的能量，已經超過宇宙所有能量的總和。

賢者之石的能量開發，表示所有宗教的祕密，也是大腦和宇宙之密。而旋轉和壓縮的能量才能帶動賢者之石的渦流能量，才能進行光傳導。宇宙百億兆個星球和大腦的無數光點，都是透過電荷對稱之旋轉和壓縮的能量形成，此即宇宙之祕密。

03 奇恆之腑

　　奇恆之腑，即腦、髓、骨、脈、膽、女子胞（子宮），共同特質是密閉空間的組織器官，卻不與津水直接接觸，即似腑非腑，即似臟非臟。奇恆之腑，除膽屬六腑外，都沒有和五臟的表裡關係，但部分與八脈相聯繫。《黃帝內經・素問・五臟別論》：「腦髓骨脈膽女子胞，此六者地氣之所生也，皆藏於陰而象於地，故藏而不瀉，名日奇恆之腑。」

　　奇恆之腑內藏精氣以供輸人體，精氣是神（精神思維活動）的物質能量來源，所以奇恆之腑多與精神意志有關。如：「腦為元神之府」、「脈舍神」、「膽為中正之官、主決斷」等。

　　女子胞宮位於小腹內，主要功能為月經和育兒。中醫認為，女子胞的生理功能主要與心、肝、脾、腎，以及沖任二脈有關。因為其主持月經、孕育胎兒的功能與血、精有關。而心主血，肝藏血，脾統血，腎藏精，任主胎胞，沖為血海。在病理機制上，若心、肝、脾、腎，以及沖任二脈等臟器、經脈功能異常，即影響女子胞的功能運作，引起月經失調、子宮內膜異位與不孕。

　　奇恆之腑一般在人體深層部位，髓和骨有賴於腎精氣的培養；心主血脈，脈和心有直接有關聯；子宮賴腎氣而生長發育，女子月經、養胎等需要血的供給，故子宮和心、腎等相連結。

　　中醫理論體系當中，髓有骨髓、脊髓和腦髓之分，髓是由先天之精所化生，由後天之精所補養，先天和後天之精共同化生為髓。髓藏

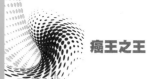

於骨之中，稱之為骨髓。髓主要的來源，腎主骨，從骨髓和腎關係最密切，骨髓養骨，腎主骨。

髓是化生人體血液的物質基礎，骨髓是製造血和免疫細胞場所。

奇恆之腑，即腦、髓、骨、脈、膽、女子胞（子宮），是人體的深層組織器官，也是中醫、氣功治病和修練場所。奇恆之腑之修練，一種高功正法最基本的條件，達摩功有方法修練奇恆之腑。

04 命門、雪山和八卦

從脊椎命門穴（位於肚臍相對的背部脊柱內）到脊椎尾端一帶的區域是抗癌關鍵區域之一。命門，顧名思義，是生命之門，主要是命門穴的氣血能量通達兩腎臟，命門是腎臟健康之關鍵之一。

開發命門至八卦的能量，可以啟動及開發脊髓督脈的能量及打通督脈。雪山是人體下丹田之處所。雪山之精氣通往八卦及命門，是腎間動氣和督脈陽氣之本。而八卦（中醫稱八髎，位於脊椎尾端）（如圖 4-6）內有八個孔穴，是人體運勢及能量通路的關鍵，可以調節督脈及大腦的能量，是人體脊髓和大腦健康的關鍵之一。

「雪山─八卦─命門」的連繫關係到陽氣的產生，是抗癌的祕笈之一。

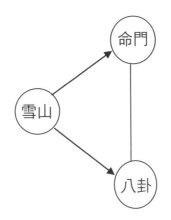

圖 4-6：「雪山─八卦─命門」連繫關係圖

　　《難經》曰：「諸十二經脈者，皆繫於生氣之源。所謂生氣之源者，謂十二經之根本也，謂『腎間動氣』也，此五臟六腑之本，十二經脈之根，呼吸之門，三焦之源。」

　　《難經‧三十六》曰：「三焦為元氣循行之重要臟器。」而「腎間動氣」循行路線為：腎元陽之氣→三焦→太陰肺經→十二正經→奇經腠理、絡脈及四肢末端的井穴→五臟六腑→胸腹募穴→背部腧穴→奇經八脈。

　　「腎間動氣」的陽氣發源於命門、雪山、八卦，腎臟是生命的最大動力，是人體五臟六腑、奇經八脈和十二正經的推動力量。而「腎間動氣」的陽氣是以三焦氣化和十二正經、奇經八脈作為循行路線。人體的主要癌症和經脈氣血能量阻塞有密切關係，特別是任督二脈、足陽明胃經、足太陽膀胱經和癌症（特別是肺腺癌、乳癌、腸癌、胃癌、肝癌等）的發生最密切，而打通任督二脈，讓陽氣暢通，足以對抗癌症。

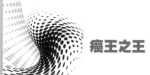

05　張景嶽之命門學說

　　命門位於兩腎之間，肚臍之相對的背部脊椎之內，是十二臟之根源，「命門與腎，本同一氣」。明代張景嶽承襲《難經》中的命門學說，對命門有著獨到之研究；《難經‧三十九》曰：「命門者，諸精神之所舍也，男子以藏精，女子以系胞，其氣與腎通。」

　　命門寓意為兩腎。《醫貫》曰：「命門無形之火，在兩腎有形之中。夫既曰立命之門，火乃人身之至寶。命門君主之火乃水中之火，相依而永不相離也。」《醫學正傳》曰：「夫兩腎故為真元之根本，性命所關。」命門乃兩腎中間之動氣，陰陽之根蒂，即先天造化之本。強調命門對人體的重要性。

　　命門內含陰陽水火，是腎陰腎陽所居之地。腎陰腎陽，是人身的本源，萬物化生之根，是一陰一陽之道，疾病變化之本，實則水火相濟。腎為先天之本，是人身水火，人身立命之本，是生命的先天之因，是人生命原動力，是五臟六腑的生成之源。

　　腎藏元陽之氣。從現代醫學來說，腎臟中每一個細胞約有 2,000 個粒線體，產生非常大量的能量 ATP 以提供其他五臟六腑能量。腎臟又是水臟，水中蘊藏火，水火相濟。若命門火旺，生命就有火，提供五臟六腑之氣，而命門火衰時，生命之火減弱，從而臟腑之火就衰退，就會出現高血壓、糖尿病、癌症、氣喘等各種疾病。

　　命門是生命之根。練命門之法用拳背敲打命門，力道要適中，力

透脊骨，直達命門，可以直接打通命門。站著練、隨時練，可以改變
體質，可以強化腎臟，可以固本培元。

06 胃、脾之大絡

心臟尖底，左乳下的虛里穴為胃之大絡。胃水穀精華之氣由虛里
穴出，和任脈的宗氣交會於中丹田膻中穴，即胃氣於虛里穴上通達於
五臟六腑即宗氣。《素問・平人氣象論》：「胃之大絡，名曰虛里。」
位於左乳下心尖搏動之處，通中丹田膻中穴宗氣，宗氣以胃氣為本，
故稱為胃之大絡。

胃之大絡虛里穴推動宗氣的重要穴位《素問・平人氣象論》：「胃
之大絡，名曰虛里，貫膈絡肺，出於左乳下，其動應衣，脈宗氣也」。
若虛里穴絡脈絕，胃氣中斷，虛里穴大肆跳動，宗氣洩，胃氣絕，則
命危難救。胃之大絡─虛里穴是營氣和宗氣連結的通路，是重要的穴
道。

胃之大絡是胃直接分出的大絡脈，循行路線自胃上行，通橫膈，
絡肺，出左乳下的虛里，即心尖搏動的部位。胃腸功及胸腺功對虛里
穴的能量開發有直接效果，尤其是胃腸功直接鍛鍊到虛里穴，可促進
胃水穀精華之氣和肺清氣結合，提升全身的氣血循環。

而絡脈是「支而橫出者為絡」。十二經脈各有一絡脈分出，作為
溝通表裡、連絡經脈的功用。十二正經各包括一條絡脈，加上任督兩
脈及脾之大絡，共十五絡脈，負責前、後、側身體的營衛氣血通暢作
用。

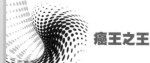

　　十五別絡即本經則走鄰經之意，在陰經、陽經之密切聯繫和氣血調節作用，別絡密佈全身，是全身微循環的氣血能量的推動力量，是微循環的主要動力。

　　人體的呼吸作用是在細胞粒線體發生，人體95％的氧氣是由粒線體用來產生人體能量ATP所消耗掉的。而微循環氣血循環不良，細胞粒線體呼吸鏈阻塞產生大量自由基，造成細胞病變、死亡，細胞缺氧是癌症主因之一。因此，十五別絡的氣能量作用是抗癌關鍵之一。

　　《靈樞・經脈》：「脾之大絡，名曰大包，出淵腋下三寸，布胸脅。」該脈從淵腋穴（膽經）下三寸的大包穴處分出，散佈在胸脅部。脾臟是人體最大地免疫器官。脾臟分出一條大絡脈，氣血由此回歸脾臟，即大包穴。大包穴位於側胸腋中線上，第6肋骨間隙處。

　　脾之大絡一大包穴，氣血散佈胸脅部。脾主升清、胃屬降濁，脾之大絡和脾胃氣的升降佈輸，以及免疫調節機制有關。開發大包穴有助於脾臟血氣調節，脾胃屬土、土生萬物、滋養萬物，脾土生肺金，主肺氣之氣血調節。因此，脾之大絡影響肺臟之氣血循環，也和肺腺癌之防治有密切關係，特別是足陽明胃經和足太陰脾經，直接和肺腺癌之防治有關。

　　脾之大絡一大包穴的能量開發，係以掌拍打大包穴，做通度的拍打，以共振能量開發大包穴。

07 迷走神經張力

　　迷走神經是第 10 對腦神經。迷走神經屬混合性神經，是人的腦神經中最長和分佈範圍最廣的一組神經叢，包含軀體感覺神經纖維、內臟感覺神經纖維、軀體運動神經纖維和內臟運動神經纖維四種神經纖維成分，屬於副交感神經系統，與交感神經系統抗拮性地調整人體的心跳、呼吸、腺體分泌及肝、胃腸道、腎上腺等重要器官的血流量分佈等。

　　迷走神經出自延髓，從顱頂穿出後，沿食道兩側，頸動脈，貫穿頸部和胸腔，進入腹部，至各內臟；迷走神經支配絕大部分的呼吸系統、消化系統、肺臟和心臟等器官的感覺神經、運動神經和分泌腺體；因此，迷走神經損傷可能造成循環、呼吸、消化等功能失調。

（1）心臟迷走神經張力：

　　心臟迷走神經張力指標主要是指迷走神經對心率的抑制與控制，代表生理變化的總和，將身體主要器官之即時訊息傳達給大腦，迷走神經張力是啟動副交感神經系統的關鍵。在一般情況下，吸氣時，心率會稍微加快，呼氣時，心率也會略為下降。心臟迷走神經張力就取決於吸氣心率和呼氣心率的差異，差異愈明顯，則心臟迷走神經張力愈高，心臟迷走神經張力高能使身體在緊張情況下得到更好的放鬆。

　　心臟迷走神經張力高的人還有更好的內部系統功能，包括血壓降低、降低中風和心血管疾病的風險、適度的血糖調節，消化酶的促進

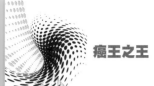

消化可降低焦慮。神經的張力和整體人體健康狀態有著極大的關聯性，良好的身體狀況，包括：良好的心律、消化系統、發炎指數降低、情緒穩定。

迷走神經張力低的人容易出現心律不整、中風、憂鬱症、糖尿病、慢性疲勞症候群、甲狀腺機能失調、風濕性關節炎、慢性腸炎、子宮內膜異位症、紅斑狼瘡等自身免疫性疾病。**根據 Feinstein 醫學研究所的研究，迷走神經可能是治療慢性炎症的「缺失環節」。慢性炎症會導致各種問題，比如：癌症、高血壓、偏頭痛、消化問題和任何發炎相關的問題等。**

迷走神經除了影響我們的心跳、呼吸系統與消化系統。迷走神經監測各內臟器官運作情況，這條神經也傳遞各內臟器官訊息至腦部。因此迷走神經在人體胸部背後之夾脊（兩背胛之間的區域包括身柱及靈台兩個穴位），占迷走神經之關鍵地位。夾脊區域之迷走神經管控心跳及肺臟之呼吸，以及將全身內臟之訊息加以集中，並將這些訊息傳達至大腦。因此，夾脊區域居人體健康樞紐位置。達摩功有專門練夾脊區域之功法（即心臟功）。

大腦經由鈣、鉀、鈉離子進出細胞，產生每秒一億顆質子之巨大質子流，製造大腦強大的電流，大腦電場靠這龐大電流釋放電流的裝置，刺激迷走神經（如圖 4-7）。大腦電流是人體健康之源。大腦電流刺激夾脊區域之迷走神經，迷走神經張力升高，調節心跳和肺臟之電流，強化心肺功能，防治心律不整及肺臟疾病。

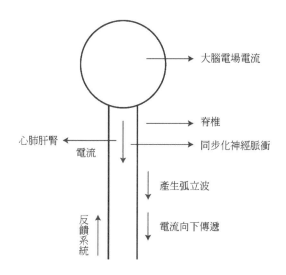

圖 4-7：大腦電場能量傳輸系統

（2）夾脊與迷走神經：

夾脊位於背部兩肩胛骨中間內側區域，是氣血通往大腦及心臟的重要通道，包括身柱、靈台、神道之主要穴位，人體第十一脊椎下，主掌肺臟和心臟之能量平衡作用。開發夾脊地帶能量，可強化中樞神經系統，使神經內分泌正常運作。

靈台、身柱穴絡肺，經由大腦皮層至迷走神經到肺臟的神經傳導。因此，身柱和靈台與肺臟的氣血循環，氣機升降而有密切關係。神道穴通心臟和心臟搏動、心律不整有關。神道的神經調節影響心臟的氣血循環和博動能力。

大腦電場的龐大電流以同步化之神經脈衝，將電流經由迷走神經向下傳遞至肝、胃腸道、腎上腺、生殖器官等重要器官的迷走神經電流，強化這些器官之腺體分泌、血流量分佈等。大腦電場之電流控制

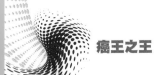

神經內分泌，經由迷走神經調節肝臟、腎臟、胃腸道之氣血循環，和人體免疫系統功能有密切關係，也是人體對抗癌症的重要環節。

夾脊位於兩肩胛一帶區域，是氣血通往大腦和心臟的重要通道。夾脊氣血不通，造成的問題包括老年失智症、頭痛、頸椎退化及骨刺、五十肩、膏肓痛、心律不整、心肺功能衰退等症狀。心臟功開發夾脊一帶能量，有助於改善心肺功能，調節心律不整，並強化大腦中樞神經系統。

（3）大腦電場與迷走神經：

人類的大腦由 860 億個神經元細胞組成，每個神經元都透過細胞膜內外的電位差來傳遞訊號。大腦神經元所有的運作，都是透過動作電位來執行。動作電位指的是「靜止膜電位狀態的細胞膜受到適當刺激而產生的，短暫而有特殊波形的跨膜電位搏動」。在細胞膜兩側鈉離子濃度差和電位差的作用下，使細胞外的鈉離子快速、大量的向細胞內流動，導致細胞內正電荷迅速增加，電位急劇上升。

細胞膜電位指細胞膜內外兩側，各種正負離子及帶電分子之分佈及濃度差異的總和所產生的電位差。腦神經衝動讓帶正電的鈉離子與鈣離子進入，而讓鉀離子出去，所以瞬間細胞膜內成帶正電，因此產生巨大電流，而導致神經衝動。當每個腦細胞中鈉離子、鈣離子和鉀離子，每秒約有 1 億顆左右的離子快速且大量地進出腦細胞，產生非常巨大的電流，就是大腦電場，電磁場布滿整個大腦。

膜電位差造成細胞膜內外鈉離子、鈣離子、鉀離子之快速內外移動，產生極大的電流，是大腦電場之電流來源。大腦電場的龐大電流

以同步化之神經脈衝，將電流經由迷走神經向下傳遞至肝、胃腸道、腎上腺、生殖器官等重要器官的迷走神經電流，強化這些器官之腺體分泌、血流量分佈等。

　　大腦產生非常巨大的電流，主導著人體的神經內分泌。因此，大腦電場之巨大電流是人體健康之鎖，主控人體所有神經化學之運作機制，開發大腦電場是人體健康之非常重要的環節。

08　生命拙火——祕中之祕

　　人體下丹田，位於臍下一寸三，脊椎之前的空腔內，道門稱「金鼎」，佛門，稱「雪山」，氣功叫「龍虎竅」（詳參考《氣功聖經》一書），是人體元氣所在，也是人體生命最大的動力所在。只要元氣尚在，就有能力對抗癌症。守丹溫養陽氣，提升腸道的能量和溫度，進而提高腸道免疫力對抗癌症。

　　守丹提升自體免疫力是抵抗癌症的關鍵之一。腸道擁有全身 70% 的免疫細胞，以及強大抵禦癌細胞的腸黏膜，若腸黏膜氣血不通和營養不足而萎縮，如同大門敞開，讓癌細胞長驅直入至淋巴系統，傷害肺臟、腎臟、心臟等重要內臟，因此守丹提升腸道的熱能，是提升免疫力的關鍵。

　　以心與氣相守於丹田，行住坐臥，以神入氣，神氣合一放置於丹田，溫養丹田之氣。閒坐之際，下腹式呼吸，吸飽吐盡、吸鬆吐盡，緩緩地將呼吸之氣吸到丹田。隨時鍛鍊，自然元氣充盈體內，內氣充足，免疫力自然提升。一種完全不費力，完全不必花一毛錢，就可以

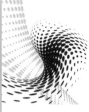
提升免疫力，對抗癌症的方法——守丹和丹田呼吸法，心風自在，癌症安在？

　　而生命之火在下丹田「龍虎竅」，人體三大內竅之一。下丹田龍虎竅，道門叫「金鼎」，佛門叫「雪山」，氣功叫「龍虎竅」（如圖4-8），是生命之火，只要火種在，就具備抗癌之火。

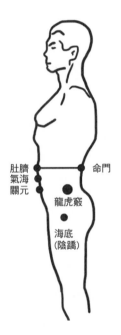

圖 4-8：下丹田

　　對抗癌症及其他重大疾病，必須把下丹田龍虎竅的能量練出來。只要生命之火還在，就有機會恢復健康。人體旋轉和壓縮產生巨大能量，這些能量是保命的根本。下丹田之旋轉，帶動下丹田之渾沌能量（不穩定能量），當渾沌之旋轉能量經過高速旋轉和壓縮在下丹田龍虎竅，產生能量之「奇異吸子」（穩定的力量）。

　　「奇異吸子」將下腹部能量高速旋轉、集中到下丹田龍虎竅，最後將人體下丹田最大的生命力量高度能量開發出來，足以對抗人類之任何疾病，這是人類所有健康和各宗教修練之祕中之密。

09　丹田共振能量抗癌

　　萬物都在振動，例如：水分子的振動是每一秒 90 兆次，大腦蛋白質的分子振動是每一秒 100 兆次。物質是共振能量。物質由原子所構成，原子是依特定頻率進行振動之共振型態。生命是電子的活動，包括光合作用、呼吸作用，以及所有宇宙之任何物質及化學作用，都是電子之間的相互作用。而電子是波動、是頻率、是共振細胞組織的共振能量，可促進細胞的生物活性能量，亦可提升人體的抗癌能力。

　　振動產生能量，也產生物質。愛因斯坦的質能互換公式（$E = mc^2$），說明質量是從能量而來。任何物質都是波的頻率，共振形成物質，能量的共振創造物質。

　　大腦本身是量子共振，這些共振創造出大腦的巨大量子態，大腦的量子共振的電磁波創造出宇宙與輪迴。大腦的共振能量可以啟發智慧，深入及充分了解癌症的本質，因而尋找及研發抗癌的方法。

　　另外，大腦的共振能量產生巨大的大腦電場，大腦電場透過神經系統調控的內分泌系統、消化系統、循環系統和神經系統可以充分發揮功能，提升人體的自然免疫力。

　　共振的能量，是抗癌的利器。共振的頻率，可以開發組織細胞經絡穴道的能量。

共振能量產生效率，經絡和穴道的能量共振波對血管產生壓力波，形成共振腔，由氣的共振到血管和血液的共振，在封閉的血管、脊髓腔、腹腔、胸腔、五臟六腑的空腔內產生極大共振波能量，促進氣血循環，防治血管發炎的問題。因為氣血不足、循環不良，造成組織缺氧是癌症之源。

（1）下丹田共振能量

下丹田的共振能量可以刺激腸道，而腸道共振是人體最大免疫力的啟動，快速提升人體的抗癌免疫力，是氣功抗癌祕笈之一。

全身十二正經的經絡共振的動能來自下丹田的共振力量。下丹田是任脈、督脈、沖脈行使的起點，又稱「十二經之根」、「五臟六腑之本」。

下丹田（氣海）位於肚臍下一吋三之處，即臍下心與氣相守於丹田，則人體真氣發生處所，產生人體的巨大陽氣。

開發下丹田共振能量的方法——下腹式呼吸：將氣吸至下丹田，在下丹田吸脹吐縮。

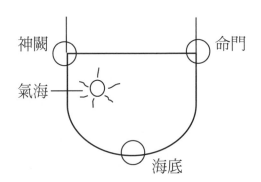

圖 4-9：下丹田共振能量

　　另外，下丹田的共振能量傳遞至腎臟及命門火，啟動腎元陽之氣，**陽氣啟動及增強是抗癌最大本錢，而下丹田的共振能量和命門共振能量形成一個共振圈。因此，下丹田共振圈至命門共振圈到心臟共振圈，形成陽氣的提升和共振，在體內產生巨大能量（陽氣），此是抗癌的關鍵之一。**

　　下丹田是藏精之處所，也是太陽神經叢聚集之處。氣功可促使下丹用各內臟內分泌所產生之化學物質，並產生一連串的化學反應，開發下丹田之能量。

　　下丹田氣海及關元穴的修練，包括呼吸共振能量及關想能量，都是開發腸道（腸腦）的具體方法，腸腦的能量開發，一直是氣功領域重要項目之一。

　　在氣功開發下丹田的命門和腸腦，雙眼閉起，以想念放在氣海或關元穴，再觀想一顆雞蛋大小的金黃色光球，配合呼吸，吸氣時，將氣吸入小光球，光球變大；吐氣時，光球縮小，一吸一吐、一漲一縮，將氣和能量聚在腸腦，開發腸腦的能量，可以快速提升人體最強大的免疫能力。

　　時常做下丹田內呼吸法，將氣緩緩吸至下丹田，吸飽吐盡，以內氣對腸腦做內氣按摩，可以快速強化腸道的免疫細胞和神經元細胞。

　　時常置心於下丹田腸腦部位，以心與氣相守於下丹田，心到氣到、丹田常暖，可以開發下丹田元氣和腸腦的能量。

　　丹田吸氣法是將氣由鼻緩緩吸到下丹田，再將氣向下貫通到腳底，第二口氣再吸到下丹田，並貫到腳底，如此依次練習，直到無法再吸為止。

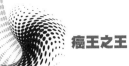
　　丹田吸氣法的整個過程細長靜慢，讓呼吸之氣進入體內，形成內氣，再將內氣輸送到下丹田，貫通下肢，以疏通下丹田和下肢之氣脈。

　　另一種廿四塔壓氣法（如圖 4-10）是將氣吸到下丹田。第二次吸氣壓在第一次吸氣之上，二次吸氣並不吐氣。第三次的氣壓在第二次吸氣之上，連續吸氣 24 次，中間並未吐氣，內氣在丹田向上疊共疊氣 24 次之共振能量。

　　丹田吸氣法著重在丹田聚氣，時常修練，可使下丹田氣血暢通，累積精氣，並使丹田常暖。惟婦女生理期間應避免修練。

　　命門與大陽神經叢有密切的能量連繫，而太陽神經叢是人體能量活絡區域，與大腦的穩定性有極密切之關係。

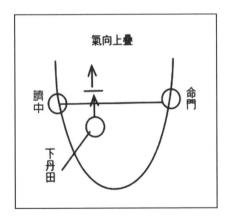

圖 4-10：廿四塔壓氣法

　　臍中（肚臍）與命門之陰陽場性變化，透過左旋之能量氣機轉化，使臍中與命門能量相結合，並強化太陽神經叢，使大腦中樞神經因臍中與命門能量轉化而產生高度的穩定性，對於由大腦延伸之脊髓神經

亦產生穩定性效果，因而帶動自律神經陰陽之場性變化，達到平衡狀態，促使人體神經內分泌包括甲狀腺、副甲狀腺、胰島素、胃泌素、腸液、腎上腺素、腎素和性腺分泌達到均衡狀態，以確保人體之健康與機體之正常運作。

因此，臍中—命門—泥丸宮（大腦）之 L 型神經能量及內分泌之傳導路線，透過太極陰陽能量之氣機轉化，以旋轉方式帶動能量轉化，連結臍中及命門之能量，藉以確保神經內分泌運作正常。

中丹田膻中穴的共振圈，膻中穴是宗氣所在，宗氣直接透入心肺，是上焦能量中樞。膻中連接夾脊的心火共振圈，對宗氣的抒發具關鍵性的影響。

中丹田包括心臟和肺臟功能，心臟能量調節機體之水鹽代謝及促進血液循環。胸腺是人體重要的免疫細胞—— T 細胞分化、成熟之場所，胸腺激素可提高免疫系統功能。胸腺製造抗體，啟動免疫幹細胞中儲存記憶之細胞。

癌症患者九成以上胸腺呈現萎縮現象，對抗癌症，須強化胸腺功能，以恢復人體自然抗癌之防衛系統。胸腺能量開發是以膻中穴為主，膻中穴開發，胸腺能量強化，免疫功能自然增強。

中丹田能量開發首重膻中穴及夾脊，並以氣直接強化心臟與肺臟，促使心、肺之氣下降，以滋潤肝、脾及腎臟。

人體的主要抗癌穴道和氣有密切關係。膻中穴（中丹田）主宗氣，命門穴和下丹田氣海、關元穴主陽氣，中宮（胃脘）主營氣。提升人體的陽氣，胃氣、營養精微之氣，以及呼吸清氣，共同來提升人體的氣血循環。若氣血不足，人體沒有足夠的氣血排除深層組織及微循環

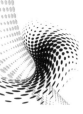

的廢棄物，以及組織細胞缺乏營養及氧氣，增加人體罹患癌症的機會。

　　心臟功主要在開發膻中穴及夾脊一帶能量。穴道能量的開發，有些氣功門派著重觀想，以意念能量啟發穴道細胞能量。雖然觀想方式開發穴道能量不失為一種很好的能量開發方法，但效果較緩慢。

　　以達摩功的旋轉功對脊髓腔做不斷地左右放鬆的旋轉，產生共振磁場，此共振磁場因旋轉和壓縮產生的巨大共振能量，在脊髓的密閉空間內，陽氣上升至大腦，是大腦開慧和人體免疫力的最主要的祕密基地，只要好好地將骨髓腔的共振圈開發出來，抗癌並非難事。膻中穴共振能量可用達摩功的心臟功及觀想方式開發。

（2）上丹田共振能量

　　上丹田之泥丸宮是藏神之所，泥丸宮位於雙眉之間深入三寸之處，是人體開慧之所。泥丸宮內松果體之褪黑激素，可強化人體的免疫力，尤其是睡覺時，把窗簾拉好，並把燈關掉，讓室內保持完全黑暗狀態，可增進褪黑激素分泌以調控人體內部的生理生化機制，增進抗癌能力。

　　在密宗的三脈七輪的心輪，位於心臟右邊的空腔內，直接通達頸部的喉輪和松果體的眉間輪。心臟功對胸腔之擠壓，直接打通連接大腦與胸部的心輪、喉輪和眉間輪，透過胸腔內氣的擠壓與共振，使心輪、喉輪和眉間輪造成垂直共振現象，達到眉間輪松果體的共振效果，開發松果體能量，以對抗癌症。

　　密宗的種子字——嗡字，在大腦內用嗡的音共振，開發大腦和松果體以嗡的聲音在整個大腦內部作不斷的聲音共振，可以開發大腦及

松果體的能量，以促進褪黑激素的分泌，強化抗癌能力。

　　上丹田的能量來自下丹田之雪山內竅，以立旋轉功法，將雪山內竅之能量沿著督脈而上至上丹田，透過雪山內竅的左右旋轉共振能量，帶動脊髓內部的立體旋轉共振能量上升，以開發上丹田泥丸宮及松果體之能量。

　　開發上丹田能量亦可用觀想內臟的方式，將五臟之氣導引至泥丸宮松果體，以內臟氣的共振能量，開發上丹田松果體的能量。依次觀想腎臟、脾臟、肝臟、心臟及肺臟，將五臟之臟氣相連接起來並導引向上，五臟之氣上引至上丹田，開發上丹田能量。

　　山根穴位於雙眼之間，額骨與鼻相交之處，將意念輕輕地安住於此，全身放鬆。觀想山根穴的方法，意守山根穴，將兩眼的能量，輕、緩的向山根穴集中，然後意念輕輕地住於此。

　　觀想山根，有助於開發大腦能量及維持大腦腦波穩定性，並可開發松果體能量，而松果體分泌人體重要內分泌褪黑激素，和睡眠及人體對抗衰老有關，觀想山根穴，有助於調節大腦的能量，也可促進松果體的低度能量共振，但高血壓患者不宜觀想山根穴。

10　脊髓腔共振能量

　　脊髓腔的共振圈，脊髓腔是一個密閉空間，腔內包括脊髓液及白質，和大腦相連繫，而大腦的腦髓來自脊髓。另外，脊髓是人體主要抗癌免疫幹細胞的發源地，把脊髓腔的共振能量開發出來，抗癌的陽氣可以培養，人體自然免疫力也可以快速提升，因此，位於脊髓的督

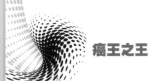

脈之共振能量是抗癌的最大祕笈之一。

達摩立旋轉功法即依據氣功之鬆、靜、自然的方式做脊椎的旋轉運動。達摩立旋轉是極其放鬆、安靜及自然、呼吸自然。在鬆靜自然的過程中，透過左右、規律旋轉運動，透過身體和精神上的放鬆，做到對人體神經系統、經絡系統、內臟、肌肉、血管等做橫向之鍛鍊，如扭毛巾一般的放鬆扭轉鍛鍊，達到鍛鍊人體最深層組織器官之效果。

脊椎內的督脈是人體氣的高速公路，也是全身陽氣的主要通道。督脈的鍛鍊一直是道門修練不傳之祕。督脈通，則全身氣血暢通，各組織器官均得到充足的血液和營養，包括高血壓、糖尿病、甚至癌症，打通督脈是一生中最重要的健康工作。

當我們做脊椎軸心的規律、左右、放鬆地旋轉運動時，如「鑽木取火」一般，脊髓內磁場共振效應，產生熱能，此熱能逐漸沿著脊椎內緩緩上升，除了打通督脈外，可以開發大腦能量，促進大腦的氣血循環。

人體的健康關鍵在脊椎內的脊髓能量。免疫幹細胞、督脈，都是生命根源，也是維繫人體健康和生命的根本。因此，透過不斷地橫向、放鬆、左右旋轉脊髓內部的軸心運動，可以開發人體的巨大潛能。人體靠脊椎軸心支撐，神經系統和內分泌系統、韌帶和脂肪將五臟六腑掛在脊柱上，也可以說是全身的所有生命系統都和脊椎有關。

「專氣致柔」，不斷地柔軟、橫向運動，在脊椎內產生能量（即陽氣），此熱能可將脊椎調節地更柔軟，更有生命力。

從血液動力學來說，血液的流量是驅動循環的動力。但血液循環

的動能只占總能量的 2％，而 98％ 是位能，位能是血管壁的彈性位能，而血管彈性位能可促進血液流動。

依據血液循環共振理論，氣就是一種「共振」。氣擔任的功能是將心臟搏出的動能轉化成動脈血管上共振的位能。由此可見，氣扮演人類血液動力學及共振理論中的關鍵角色，同時也可以說明，氣功的共振原理，可以促進全身氣血循環。

「氣行血」的共振原理，經絡是某特定頻率，其壓力波與周圍的組織器官所形成的一個共振腔，氣帶動血沿著經絡傳遞，血液壓力波沿著樹狀結構傳遞之共振現象，即說明「神行則氣行，氣行則血行」，透過經絡，帶動全身的氣血循環。

達摩功旋轉功即透過脊椎軸心內脊髓的白質和灰質的液體循環與大腦中灰質、白質相連貫，不斷地對脊椎及其內的脊髓液做放鬆、左右、規律脊柱軸心旋轉，帶動脊髓液在脊椎內做氣功的共振效應，產生熱能。因此，本功法鍛鍊 20 ～ 30 分鐘時，內部能量向上升，所謂「陽升陰降」，即陽氣上升陰氣下降，此熱能上升至大腦（脊髓為大腦之延伸），可以改善大腦中樞神經的能量及氣血循環，此即氣功之還精補腦現象。此脊髓的開發可促進大腦的氣血循環，有效防治老年失智症。

脊髓內的免疫幹細胞是人體抗癌細胞包括 B 細胞和 T 細胞發源場所。透過氣功共振原理，可以活化脊髓免疫幹細胞活性，強化人體免疫力。

另外，**依氣功共振原理，對於人體的奇經八脈、十二正經、十五絡脈和 365 個穴道之龐大而精微的能量循環體系，依據達摩功共振原**

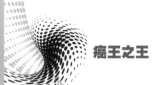

理，全身經絡穴道因共振能量，產生共振效應，可以打通經脈。

　　達摩坐旋轉即透過氣功共振原理，帶動脊椎做左右、橫向、放鬆、規律的旋轉，對脊椎內部的督脈做放鬆、左右的氣功共振磁場效應，可以快速打通督脈，即透過氣功之共振原理，對全身經絡系統做共振效應，達到開發人體經絡能量的效果。

　　神闕穴共振圈是以肚臍為中心的共振腔。神闕穴古稱命蒂，和脾胃及小腸的能量有關。神闕穴共振圈的共振能量和脾統血及脾的免疫功能有關，它也和胃的營氣有關。

11　人體七大能量共振圈

　　海底、關元、氣海、神闕、命門、雪山、膻中（心臟中丹田）七大能量共同形成的共振圈（如圖 4-11）。

　　神闕穴共振和膻中穴共振圈的共振效應是以脾胃的營氣輸送到膻中穴的宗氣的共振效應，產生推動營氣上升的功能。

　　另外，神闕穴的共振和命門的共振相連結，產生另一個共振效應，由命門火的陽氣推動脾胃的營氣的動力，對脾胃中焦後天之氣的營養大本營產生共振效果。

　　神闕穴的共振能量開發是以拍打或觀想神闕穴為主，或者，以呼吸之氣吸至神闕穴，對神闕穴產生氣的共振磁場。

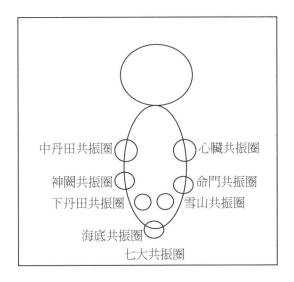

中丹田共振圈　　心臟共振圈

神闕共振圈　　命門共振圈

下丹田共振圈　　雪山共振圈

海底共振圈

七大共振圈

圖 4-11：人體七大能量共振圈

以雪山為中心的共振圈，雪山位於膀胱與脊柱之間的空腔，是人體最大的動力系統發源地。雪山共振圈提供命門火的能量，和命門及海底穴共振圈型成能量的連結，在下焦產生最大的能量，這能量是治癌之本。

海底穴共振圈，海底穴又稱陰蹻穴，位於生殖器與肛門之間，是任、督、沖三大脈的交會點，也是密宗所稱的拙火，如同一條沈睡的蛇。

莊子所講的踵息「君子之息以踵」，即是海底穴。踵息是以呼吸之氣直接吸到海底穴，以開發海底穴的能量。另外，觀想海底穴有一金黃色球，呼吸順隨於此，時時以心與氣相守於海底，可以產生共振效應。

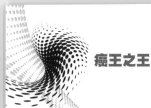

　　海底、關元、氣海、神闕、命門、雪山共同形成下焦的共振圈，此共振能量集合下焦最主要的五個穴位及一個內竅（即雪山），產生鐵三角的下焦最神祕且巨大的能量，這能量之大足以防治癌症。

第 5 章

陰陽力與相生相剋

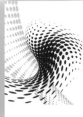

　　中醫傳統陰陽五行及十二正經、奇經八脈，博大精深，配合達摩功對於五臟六腑、十二正經、奇經八脈、十五絡脈、365個穴道、三大內竅之最深層組織器官之深入鍛鍊，對於人體之各種疑難雜症，將有極大助益。尤其是人類的大多數疾病，均為多源性疾病，包括癌症等，病因高達數百種。從中醫整體醫學理論，從根本上解決問題。

　　中醫陰陽五行相生相剋，其中緣故，包括西醫之血液動力論、情緒壓力對內分泌及神經系統影響、氣血循環等，非常複雜；然若能以陰陽五行之力，掌握並運用相生相剋之理，期能收防癌抗癌、養生保健之效。

01 中醫整體醫學觀與癌症

　　中醫陰陽五行相生相剋，包括情緒壓力對內分泌及神經系統影響、氣血循環等，非常複雜。例如：失智症之病因，不僅只是大腦蛋白質4級結構摺疊出現問題；失智症並非只是大腦循環的問題，而根本上是脊髓、腎臟、胃腸道、心臟等出現問題影響大腦之循環、腦內荷爾蒙等，造成大腦有毒蛋白質代謝出現問題。

　　其他大部分疾病，如癌症和其他慢性疾病等，也同樣是多源性因素。例如：糖尿病，主病在腎，是肺、脾、腎、肝、神經系統問題，而非僅只是胰臟胰島素分泌的問題。只找結果治，不管原因。大部分疾病，如：癌症、高血壓、糖尿病、氣喘、僵直性脊椎炎、失智症……等，難以治療。

　　人體的經絡系統是極精密、具體而微的能量系統。經絡是由細微的管狀結構物集中而成，其橫斷面呈現圓狀，中間充塞著透明的液晶狀物質。**人體經脈由臟腑出發，臟腑是湖泊，經絡是串連湖泊的河流、是人體能量的通路，運行臟腑的氣血，透過經絡能量的推動，營養全身肢體百骸，此各臟腑氣化的路徑即經絡，而「氣化」即是臟腑之機能作用。**

　　經絡能量系統代表生命能量之通路，也代表人體之健康狀態。所謂：「神行則氣行，氣行則血行」，人體的能量推動血液循環。人體的經絡系統屬垂直走向系統。人類是站立活動的生物，與生命現象有關之神經、呼吸、循環系統是垂直方向。

　　宇宙星團及萬物之起源是旋轉，宇宙星系集微塵而成巨大星團。依循宇宙萬物不斷地旋轉與壓縮運動原理，經絡系統之垂直走向系統，達摩功之橫向旋轉系統，能對所有經絡系統做橫向 90° 角度之鍛鍊。達摩功功法，能對於十二正經、奇經八脈做最直接有效的鍛鍊。

　　達摩功直接對五臟六腑，用內氣直接灌入，如打氣筒一般，快速地將內氣打通心、肝、脾、肺、腎、脊髓等深層組織，再配合中醫傳統陰陽五行之醫理，對人體的大部分疾病是快速、有效的防治方法。

　　癌症是一種全身性的疾病。各種癌症如肝癌，雖然發生在肝臟，但表示患者的全身正氣已衰，尤其是腎氣不足，脾胃功能退化，全身的免疫力因脾胃、肝腎系統已嚴重衰退，在肝臟出現癌細胞。因此，癌症並非單一的疾病，而是全身性的疾病。

　　中醫臨床各種癌症依次為八證：寒瘀毒結、熱瘀毒結、氣滯毒結、血瘀毒結、虛瘀毒結、實瘀毒結、痰溼毒結、津枯液燥毒結，其中又

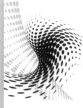

以寒瘀毒結型最多。風、寒、暑、溼、燥、火等濁氣致病。以中醫來說，癌症之成因係氣滯血瘀、痰凝毒聚、元氣衰頹、毒凝腫塊、氣血不通所致。

　　癌症的發生，基本上是因臟腑陰陽失調，以及六淫、七情等因素誘發的結果。外在因素在體內產生熱毒或寒瘀積聚體內，產生癌症。因此，癌症，在本質上是一種全身性的疾病，腫瘤只是局部的病理表現。

　　從中醫看癌症不是單一的問題，而是人體的正氣已損，五臟六腑衰弱，免疫力（陽氣）下降，在身體某個地方出現「瘀毒」的現象。因此，要從身體整體去看，而不是從個別問題去思考。

　　中醫整體觀是從全面向把握問題，將癌症視為整體的一部分，從整體上去思考問題，再從局部調到整體。中醫扶正、固本、祛邪。外因為邪氣、邪毒。內因為七情六慾、五臟毒聚，包括熱毒、積瘀、痰結、寒凝、氣滯。調節人體氣血陰陽及臟腑功能，固本培元在脾胃、肝腎和督脈。

　　《黃帝內經・素問》「邪之所湊，其氣必虛」以及「正氣內在，邪不可干，避其毒氣」。「血氣不和，百病乃變化而生」。臟腑病機變化以脾、胃、腎、命門為主，中醫認為人是一個有機的的整體，體表和體內存在著必然的內在聯繫。

　　中醫認為人體的經絡是氣血運行、聯繫內外的通道，經絡走向遍佈全身。

　　人體是整體的，且五臟六腑、十二正經、奇經八脈，氣血相互流通、相互影響，其氣血調節源於「陰中有陽，陽中有陰，陰陽相濟」

的道理。陰陽相生相剋，相互轉化。在人體，上為陽，下為陰；左為陽，右為陰；背為陽，腹為陰。所以才孕化出左右、上下病互治的療法。《黃帝內經‧素問》：「氣反者，病在上，取之下；病在下，取之上；病在中，傍取之。」，另外《黃帝內經‧靈樞》：「病在上者下取之；病在下者高取之。」都說明病理機制和治療方法。

中醫治病的原理，是依照經絡的走向，從整體出發，依照病理靈活運用變化，並非遵照頭痛醫頭、腳痛醫腳的治病方法，而是左病右治、上病下治。因為大部分的疾病是多源性疾病，非單一的某個定點的疾病。因此，頭痛醫頭，並不見得是正確的。因為，九成以上的頭痛並非頭部的問題，而可能是腳的問題（經絡的問題），也可能是內臟的問題，更可能是淋巴腺毒物阻塞的問題。

台灣地區洗腎發生率世界第一。而腎臟的問題主要和肺臟、肝臟、脾胃和脊髓功能有非常密切關係。若只是集中在腎臟，腎臟病難治，主要是和其他內臟有關。阿茲海默症也是相同，「上病下治」，大腦循環的問題主要和心臟、腎臟、肝臟、胃腸道有關，若不從這些內臟去治療，阿茲海默症難以治癒。

肝癌、肝硬化、B 型肝炎、脂肪肝等，主要從脾胃治療。因為肝臟的能量是橫向輻射，「右病左治」。當肝臟的氣通道在脾胃，脾胃通了，肝臟的壓力下降。肝病也要從腎臟強化做起，符合「上病下治」。人體的病理機制非常複雜，若用「見樹不見林」，不用中醫的整體醫學觀來治病，往往大部分的疾病都不易治療，主要是思考邏輯的問題。

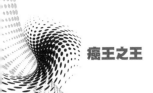

02 上工治未病

兩千多年前，《黃帝內經》即提出「上醫治未病，中醫治欲病，下醫治已病」，中醫歷來「預防重於治療」，即醫術高明的醫生著重於預防疾病。《黃帝內經》〈養生篇〉：「道者，聖人行之，愚者佩之。從陰陽則生，逆之則死，從之則治，逆之則亂，反順為逆，是謂內格。是故聖人不治已病治未病，不治已亂治未亂，此之謂也。夫病已成而後藥之，亂已成而後治之，譬猶渴而穿井，鬥而鑄錐，不亦晚乎！」

人類每天來自飲食、空氣汙染、壓力及身體的基因分裂和新陳代謝所產生的大量毒素累積，10 年、20 年、30 年的毒素累積，這些長年累積的大量毒物，就是癌症。一個人若沒有方法將每天累積體內的毒素排除在外，久而久之，五臟六腑累積太多的毒素，造成內臟功能衰退，免疫力大幅降低，癌症於是在體內產生。

因此，預防勝於治療。癌症是長期累積的癌塊，尤其是實體的腫瘤根深蒂固，非常不容易清除。因此，平時的保養、排毒非常重要。每一個人在一生中，都必須有保命的招式，即「保命三招」，包括脊髓功、肝臟功、腎臟功，隨時強化脊髓免疫幹細胞，以及肝臟解毒和腎臟排毒的能力，避免每天累積的毒素，日積月累轉化為癌症腫瘤。當癌症發生時，再來尋求方法治療，由於不少的癌症當發現症狀時已屆末期，治療往往可能太遲了。

一個人面對癌症或其他重大疾病要謙虛。若是過於自大，怠忽癌症之可怕，遷延時日，又沒有救命的方法，最後難免被腫瘤吞噬的命運。因此，《史記》〈扁鵲倉工列傳〉：「病有六不治；驕恣不論於理，

一不治也；輕身重財，二不治也；衣食不能適，三不治也；陰陽並臟
氣不定，四不治也；形羸不能服藥，五不治也；信巫不信醫，六不治
也。」

除了人生的保命招式外，道德涵養會影響大腦的穩定性。大腦的
電場經由迷走神經影響內分泌，包括胃液、膽汁、胰島素、腎上腺素、
性腺等分泌，間接影響健康。因此，心靈的素養、道德的涵養也是預
防疾病的重要環節。《千金要方》：「德行兼備，雖不吃藥也可以長壽；
德行不足，雖服玉液金丹也不能延壽。」學習放下、學習積善修德，
也是養生的重要方法之一。

03 中醫免疫醫學

從中醫理論觀點，強調人體的整體醫學觀點，重視機體之各種生
理功能平衡，即保持人體內在環境的穩定平衡。從中醫臨床角度，扶
正祛邪，調和陰陽，取得機體的內在動態平衡。

從本質上看，免疫是「自我識別」、「排除異己」和達到生理保
護功能。中醫陰陽學說「陰平陽治，精神乃治」，即內在平衡狀態。

中醫免疫理論認為人體蘊臟著一種抵抗疾病的潛能，叫做「氣」。
人體健康係《黃帝內經·素問·刺法論》：「正氣內存，邪不可干，
避其毒氣」。人體之所以會生病，《黃帝內經·素問·調經論》云：「血
氣不和，百病乃變化而生」。即說明疾病的產生、發展取決於正氣與
邪氣的消長。

中醫免疫活性作用主要是「氣」，正氣是機體免疫功能的反映，

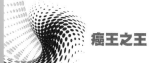

具有防禦外邪、調節陰陽、保護機體的作用。正氣源於臟腑，化生於臟腑，通於經絡。由五臟及其產生的氣血津液、經絡系統等共同組成機體免疫系統。

因此，中醫免疫學主要在臟腑功能和經絡系統功能之上。在臟腑功能上，肺主氣屬衛，主皮毛，是防禦外邪的第一防線，葉天士：「病邪上受，首先犯肺。」肺氣宣降不調，造成哮喘、咳嗽等疾病。脾主運化，主肌肉四肢，脾的防衛功能和脾、胃納穀、化精、健運有密切關係，也是營養吸收轉化的關鍵，和人體免疫力有密切關係。腎主元氣，「腎寓元陽，溫煦百藏」，表示腎供應其他臟腑元氣能量。

《黃帝內經・素問》〈案痿論篇〉：「腎主身之骨髓」，其功能代表現代免疫系統骨髓功能。肝主疏泄，疏達一身氣機，肝與情志活動、氣血調柔有關，影響人體免疫力。心主神明，包括大腦皮層的精神意識思惟活動和自律神經系統，對神經免疫和神經內分泌有極大作用。三焦是散佈陽氣通路，統領五臟六腑營衛經絡左右之氣，調節淋巴系統和細胞免疫力。

經絡是發揮免疫作用之樞紐通道。人體經絡系統是能量系統，有規律的循行和錯綜精密的聯絡交通人體內的五臟六腑、四肢百骸、肌肉血管等組織溝通起來。人體是以五臟六腑為核心，通過經絡系統作用建立有機整體，以推動氣血循環來提升人體免疫力。

經絡是氣血的通道。一方面營衛氣血，提供營養給臟腑百骸，《靈樞・本臟》云：「經脈者，所以行血氣而營陰陽」。另一方面臟腑之氣化作用，有賴於經絡之傳導。

經絡是疾病傳變的路徑，體表之病可經由經絡內傳臟腑，而臟腑

之間亦會因經絡相互影響，《靈樞・九針十二原》云：「五臟之疾、應出於十二原」。十二原即指十二正經。

　　人體奇經八脈與十二正經與免疫功能、臟腑機制功能有密切關係，尤其是督脈與足太陽膀胱經和人體正氣、衛氣有直接關係。調節督脈及足太陽膀胱經是人體免疫力的關鍵因素之一。

　　生物節律發生紊亂和神經內分泌功能（如：腎上腺皮質酵、正腎上腺活性等）遭受干擾有關，隱含著免疫機制功能失調。人體免疫細胞主要源自骨髓幹細胞。而人體骨骼中最重要的是脊椎，因此，脊髓幹細胞是人類抗癌細胞的最重要來源，活化脊髓幹細胞有助於增強人體免疫力。

　　依精神神經免疫理論，神經內分泌系統和神經免疫系統係因自律神經及中樞神經造成神經系統、免疫系統、內分泌系統，相互影響，即身心醫學領域透過達摩功立旋轉功，**對於「下視丘－腦下垂體－腎上腺軸與交感神經——腎上腺髓質」之「健康垂軸」作橫向、放鬆地旋轉運動，對於依附在脊椎之「健康垂軸」做橫向放鬆鍛鍊，使神經內分泌和神經免疫，因達摩功立旋轉功鍛鍊而得到強化，因而提升人體免疫力。**

04　五臟六腑的強大能量與癌症

　　萬物皆有陰陽，所謂「一陰一陽之謂道」。陽是表現在外的功能，陰是隱藏在內的能量。陽主氣、主功能。陰主血、主實質性的器官。

　　重大疾病或疑難雜症患者的內臟，如心、腎、肝、肺、胃腸道等

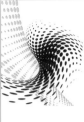

大部分因陽氣不足，使這些器官功能運作出現問題。即便是器官本身正常，但氣血不足，或其他內臟功能不足，而影響其正常運作。因此，提升器官的能量（陽氣），在恢復人體健康上扮演重要角色。

人體的內臟，如心、腎、肝、脾、肺、胃腸道等都具備非常強大的生命力和能量，例如：肝臟可以自行合成人體七成以上的膽固醇。另外，人體大多數內臟細胞內每一個細胞有兩千多個粒線體（一般組織只有約 400 個），生產人體能量 ATP，尤其是腎臟、肝臟和心臟。一般來說，內臟功能只使用到三成，就已經足夠人體的功能運作，一旦功能在三成以下，就開始出現症狀。例如肝臟、腎臟功能在三成左右，儀器不易發現問題。但功能下降到二成，就已經是到洗腎或肝臟嚴重問題地步。

呼吸吐納時，五臟六腑因呼吸的清氣，沿著經絡深入內臟，做內氣按摩，五臟六腑因氣滿而鼓起，因氣吐盡而壓縮。在一吸一吐、吸飽吐盡地壓縮過程中，可以快速促進五臟六腑的氣血循環，提升內臟功能，並可以累積能量，以陽氣提升內臟功能，可快速提升人體的健康體質，對抗癌症。

尤其是胃脘（中宮）呼吸法，對胃、胰臟、肝、膽做深入的內氣按摩，可以預防胃癌、胰臟癌及肝癌，以及糖尿病。其他功法如肝臟功、腎臟功、胃腸功、心臟功等，利用姿勢，配合呼吸，將氣深入內臟，做內臟的內氣按摩，可增加內臟的血液量及含氧量，有助提升內臟的氣血循環。

張景嶽曰：「氣之在人，和則為正氣，不和則為邪氣。」和即陰陽之氣達到平衡，升降、出入調節均衡，所謂「得陰陽正，為和平之

人」。人體即透過臟腑陰陽氣機的升降變化，不斷地做新陳代謝。若臟腑氣化不利，氣機阻滯，水溼、寒凝、熱積、毒聚，氣血不足，無法排除這些邪氣，邪毒積聚集成為癌症腫瘤。內臟氣血不足，氣機升降不利，人體處理廢物能力、免疫能力及組織修復功能衰弱，癌症的關鍵在臟腑氣化升降出現問題，致使氣血不足的因素。

05 陰陽力與抗癌

　　陰陽代表萬事萬物中客觀存在著對應的兩方面互相變化。中醫認為陰陽力是萬物變化的原因。疾病的發生與消失，其規律變化是依循陰陽對應且統一陰陽的相互作用來解釋。**陰陽力代表陰陽能量的變化消長，產生能量。陰陽致動，在體內，包括五臟六腑的陰陽互相變化，以增強臟腑功能。**

　　天地之間萬事萬物都存在著陰陽對應的狀態。對稱是宇宙地起源，對稱能量，包括正、負電荷，陰陽對稱轉化的渦流能量創造時空。《易經·繫辭》云：「一陰一陽之謂道。」《老子》云：「萬物負陰抱陽，沖氣以為和。」在內部的能量相互對立轉化，不斷如陰陽變化，陽升陰降，是萬物契機之自然規律變化的法則。調節全身氣血及五臟六腑之陰陽升降能量的變化，即以身體及五臟六腑臟器的陰陽力，調節體內陰陽能量，達到氣血循環之抗癌目的。

　　中醫認為陰陽力是萬物變化的原因。疾病的發生與消失，其規律變化是依循陰陽對應且統一陰陽的相互作用來解釋。陰陽力代表陰陽能量的變化消長，陰陽致動，產生能量。在體內，包括五臟六腑的陰

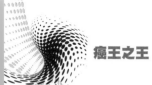
陽氣機升降變化，以增強臟腑功能。

陰陽致動，動分陰陽。調節陰陽致動之氣達到健康之目的，調節內臟的陰陽能量，以促進血循環。陰陽是事物對立和氣機相互消長的正反變化，是事物發生、發展、變化的自然規律。**陰陽力之陽升陰降，形成太極。陰中有陽，陽中有陰，萬物負陰抱陽。萬物不過一陰一陽之氣機變化、陰陽氣機消長變化。**

以人體臟腑來說，臟屬陰，腑屬陽。五臟之中，心肝為陽、肺脾腎為陰；再細分之，肝有肝陰肝陽，腎有腎陰腎陽等。由於陰陽相互影響，人體各個部分成為相互聯屬的一個整體。

五臟六腑的氣機升降變化，是臟腑功能正常運作的關鍵。氣機即氣的升降出入變化，氣的升作用為心火，心火下降到腎水以助腎水氣化。腎水上升，由於心火的作用，將腎水的滋潤，調節水火相濟，即陰陽相濟。肝主擴張作用，肺金為收縮肅降功能，脾土則有穩定功能。

《黃帝內經·素問》曰：「陰中有陽，陽中有陰。」是陰陽對立又統一的整體，透過陰陽五行相生相剋的原理，達到能量轉化和陰陽平衡。《黃帝內經·素問》曰：「陰陽離絕，精氣仍決。」若陰陽不平衡，臟腑陽氣過盛或陰氣過盛，均可能造成精氣斷絕，以及癌症邪實的成長。

由於陰陽相互影響，人體各個部分成為相互聯屬的一個整體。以內臟之陰陽而言，臟器本身屬陰，氣血循環屬陽。若陰虛即臟器本身的問題，要用陽（氣）來補。以陽（氣）推動氣血循環，陰陽力致動。中醫與氣功都是相同地用陰陽力調和臟器之氣血，達到陰陽平衡的目

的。內功之修練，即用內氣透過功法之一陰一陽、陽中有陰、陰中有陽之陰陽致動，調節臟腑之陰陽平衡，達到抗癌的目的。

人體陰陽處於動態平衡狀態，即「陰平陽祕」。陰陽平衡在臟腑之間，在經絡之間構成陰陽平衡狀態，所謂「得陰陽正為和平之人」。《黃帝內經‧素問》〈陰陽應象大論〉：「陽生陰長，陽殺陰藏，主要在說明陰陽氣機變化及萬物相生相長的情形，陽化氣，陰成形，陽氣推動萬物成長。」《黃帝內經‧素問》〈生氣通天論〉：「陰平陽祕，精神乃治，陰陽離決，精氣乃絕。」說明人體陰陽氣機順暢，人體才會健康。

陰陽失調表示陰陽雙方能量的對比失衡，或升降運動失調，引發陰陽場態變化失去平衡。陰陽場態在平衡狀態，能量的升降、動靜、聚散、消長等氣機變化呈現動態平衡。人體臟腑的能量活動屬陽，器官物質屬陰；若功能活動過於亢盛則屬陽證，過分亢進的功能必定損耗過多的物質，致使器官功能受到影響，功能活動由亢盛而衰弱，病理呈現由陽轉陰，陽證轉為陰證。

陰陽離決指陰陽雙方失去相互制約、相互作用及相互維繫現象，形成各自分散的陰陽失調狀態，表示生命出現嚴重危機，《黃帝內經‧素問》云：「陰陽離決，精氣乃絕。」陰陽離決表示邪氣鼎盛，正不勝邪，疾病逐漸惡化，精氣亡失，最後導致死亡。

人體陰陽處於動態平衡狀態，即「陰平陽祕」。陰陽平衡在臟腑之間，在經絡之間構成陰陽平衡狀態。《黃帝內經‧素問》：「背為陽，陽中之陽，心也；背為陽，陽中之陰，肺也；腹為陰，陰中之至陰，腎也；腹為陰，陰中之陽，肝也；腹為陰，陰中之至陰，脾也。」

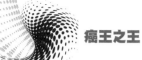

臟腑之陰陽透過升降，相互消長，相互制約，保持整體的動態平衡。

百病之因都在陰陽兩氣的不平衡。中醫認為，人體是由陰、陽兩氣構成，體內陰、陽兩氣，以及五臟六腑之陰陽兩氣達到「陰平陽祕」，人體才會處於健康的狀態。

「利用陰陽力練功」。「一陰一陽之謂道」，動分陰陽，陰陽致動，陽升陰降，脊髓的旋轉，一剛一柔、一陰一陽，陰中有陽，陽中有陰，陰陽相濟，脊髓中的能量負陰抱陽而上，上至腦髓，以氣（能量）之陰陽旋轉而上的能量填滿脊髓和腦髓，可以保持脊髓神經和大腦神經元的穩定性，避免自律神經疾病和失智症、帕金森氏症等。

肝、肺、胃等內臟本身就有陰陽，如旋轉功之肝旋轉，陰中帶陽、陽中帶陰，透過陰陽互相轉換的能量，不斷地快速促進肝臟的氣血循環，可快速強化肝功能。陰陽本來就是很強的能量，運用陰陽力快速提升脊髓、大腦、五臟六腑、經絡系統能量。

再談「太極的陰陽機變化」：陰陽是事物對立和氣機相互消長的正反變化，是事物發生、發展、變化的自然規律。陰是下降、柔弱、形體、內在、衰弱的一面；陽是上升、外在、無形、強盛、光明的一面——

（1）真空零點能量之自性漲落，陰陽力之陽升陰降，形成太極。

（2）太極是陰陽場態的平衡狀態。

（3）人體是一小太極：自律神經平衡狀態。

（4）太極：若干局部運動影響整體。

（5）陰中有陽，陽中有陰，萬物負陰抱陽。

（6）萬物不過一陰一陽之氣機變化。陰陽氣機消長變化。

（7）從整體上把握事物。

（8）陰陽致動，動分陰陽。

06　五行抗癌

五行指金、木、水、火、土五類物質之特性之相互聯繫，相互影響，運作不息的狀態。五行由具體的五種物質，抽象轉化為自然界萬事萬物的互相對應，互相聯繫，互相發展的作用。五行由相生相剋協調的統一體。五行表現臟腑之間，臟腑和外在環境的氣機變化之相生相剋現象。

五行相生相剋是一種能量調節的路線和方法。將心肝脾胃腎的屬性，作臟腑氣化的升降出入的能量調節，即可透過陰陽場性的互補達到強化內臟的功能。

（1）肝（木）：表向上力量，向上發展。

（2）肺（金）：表向下、內凝聚。

（3）腎（水）：表孕育內斂。

（4）心（火）：表溫煦推動。

（5）脾（土）：表後天之本、敦厚、涵養。

《黃帝內經・五臟別論》云：「所謂五臟者，藏精氣而不瀉也，故滿而不能實。六腑者，傳化物而不藏，故實而不能滿也。」、「人受氣於穀，穀入於胃，以傳於肺，五臟六腑，皆以受氣。」

肺之清氣，脾胃之穀氣，皆為後天之本；腎之元氣，主先天之本；

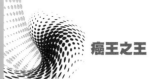

臟腑病理機變以脾胃、腎,命門為主。綺石《理產元鑒》:「病機三本,即本於肺脾腎。五臟六腑功能,血脈之流通,精神凝聚,有賴於精氣的實滿。」

心主血,脾統血,肝藏血。肺主一身之氣,脾為中氣之本,腎為元氣之根。肺主氣,調節呼吸。《黃帝內經‧素問》〈經脈別論〉:「經氣歸於肺,肺朝百脈。」脾胃中焦主運化水穀,為後天之本。

水分由元陽之氣運化臟腑水氣,遇肺凝結而下。若肺津液不足,造成脾土水分不夠。脾運化水溼,上歸於肺,下輸膀胱。水道和肺、脾、腎有關。腎為人體第二個心臟,腎氣推動為「先天之氣」。

晚上 11 至 1 點氣行膽經,1 至 3 點氣行肝經。因此,夜晚 11 點以前應就寢休息。怒傷肝,肝臟血,「人臥則血歸於肝」。肝病經脾病傳,應先實脾。

五行相生相剋作用是透過氣化作用進行(如圖 5-1),說明五臟間的相互氣化影響的病理概念。氣血陰陽失調是臟腑功能失調的病理現象。宗氣在肺,營血在脾,真精在腎,血脈在心,陽氣升發在肝。其中又以脾、腎及命門為人體生機所現。若脾不佈輸營養,則心肺失養。腎氣不足,則肝血受損。

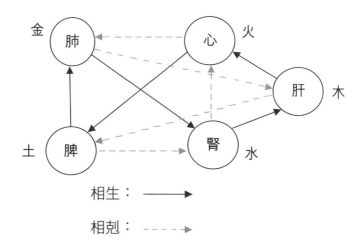

圖 5-1：五行相剋作用

　　脾胃運化為後天之本，營養、氣血生化之源。張仲景「見肝之病，知肝傳脾，當先實脾」。脾胃在五行中屬土，土在中央，土生萬物且滋養萬物，供五臟六腑的營養。脾胃穀氣和肺的清氣屬後天之氣，由腎臟、命門先天元氣推動脾胃穀氣，將營養輸送全身。因此，健康及營養之本在脾胃。

　　五行的理論根基在陰陽的氣機不同變化。陰陽從木到火，從火到金，從金到水，都是以土為基礎。陰陽氣機變化，流轉的基礎在脾土，即脾胃為後天之本。

　　胃腸道是人體的第二個大腦，是人體除了大腦以外神經最多的組織，又稱腹腦，也是能量轉換的工場，以及重要的免疫力器官。中焦脾胃開，則胃口好，精氣自然充足，氣血充足就具備治病的條件。**李果《脾胃論》：「內傷脾胃，百病叢生。」**

脾主升清氣，胃屬降濁氣，血氣才能正常運行，而主氣機運行升降的樞紐在脾胃中焦。

脾土生肺金，脾土的出口在肺金，肺金肅降功能良好，脾土氣血轉化順利，脾溼得以能量轉化。肺金生腎水，肺金的出口在腎，腎的陰陽平衡，使肺金燥火下降消散及轉化，腎水生肝木，腎水的出口在肝木，肝木氣機順暢，腎水的寒氣得以消散轉化。

五行相生相剋，即透過能量的轉化消散癌症邪氣積聚的能量，透過能量的轉化，達到陰陽平衡，及臟腑的氣化及氣機升降出入調整，讓五臟六腑的氣機達到陰陽平衡的狀態。癌症邪實，熱毒或寒瘀，均積聚相當巨大的邪氣能量，這些能量必須有方法消散、轉化或培養陽氣排除陰氣（邪氣），這些都是抗癌重點。

肝癌是脾胃經絡系統出現問題，首先要實脾胃，因肝臟能量是向左幅射的，它的出口在脾胃，脾胃通了，肝癌的邪毒高能量逐漸消散。另外，肝腎同源、練腎臟功補陽氣，以及通任督二腺，肝癌可以紓解。

五行相剋是一種能量調節的路線和方法。將心肝脾胃腎的屬性，做臟腑氣化的升降出入的能量調節，即可透過陰陽場性的互補達到強化內臟的功能。

達摩功的各種內臟功法，如：肝臟功，腎臟功、脾臟功、胃腸功、心臟功、肺臟功等。肝臟功能若不好，如肝癌，肝硬化、脂肪肝等，可強化脾胃；腎臟和心臟則利用心腎、脾胃的能量調節，讓肝臟的熱毒、鬱結在脾胃有能量出口；肝木生心火，心臟是肝臟的另一出口，強化心臟，則肝病得到紓解。

腎水生肝木，練腎臟可補充肝臟陽氣，清除邪氣。因此，肝癌及

肝臟相關疾病，即可透過五行相生相剋做能量的補充和邪氣高能量的疏通，亦即透過能量的升降出入變化做調節，即可補充內臟的氣血流量。因所謂「氣為但帥，氣行血行，血為氣田，血至氣至，氣若順得意輕鬆，血若通遠離病痛」。癌症和各種疾病就是氣血的問題，是臟腑氣化的問題，是經絡通暢的問題。若氣血充足，氣血循環良好，即可百病不侵。

透過臟腑氣化升降出入調節能量，心肺的氣向下降，肝腎氣上升，脾胃之氣調節升降，能量的轉化及補充，臟腑的氣化，可以提升臟腑的氣血循環，以及防治疾病。透過達摩功的臟腑氣化升降出入，可對五臟六腑做快速的氣化調整，在癌症的防治上具相當效果。

07　心火抗癌

心主血，為血脈。心臟每天搏動約十萬次以上，所以火很熱，心為火，《黃帝內經》曰：「心遺熱於小腸。」小腸利用心火下降，以助其消化吸收食物。小腸的氣化能量來自心火。《黃帝內經》曰「心不受邪」，以及心臟主血，心火熱、氣血旺盛，所以心臟不會有癌症，因火熱帶來氣血循環。

心火產生能量（氣）幫助肺金氣的收縮。若心火過熱，成為火剋金，即心火剋肺金，造成肺臟功能衰退。

心主血，搏出血液量提升全身組織器官的營養及氧化，若心臟無力，無法提供足夠血液量，則氣血不足，微循環缺乏氣血，造成廢物無法順利排除，毒素積聚在微循環，會造成癌症及各種慢性疾病。

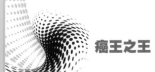

　　若心火衰弱，無力將肺臟的水分加熱成為汗或靠呼吸排出體外，溼氣凝結在肺。若再加上腎不納氣，肺氣壅塞無法納氣下行至腎，水溼積聚，毒邪凝結，成為肺癌。有許多的年輕女性肺癌患者，不抽菸不喝酒，也沒有在家煮飯，30至50歲肺癌的患者逐年增加，即主因在於心火不足，胃氣衰，造成肺癰，以及肺癌。因此，心、胃、肺的氣血循環功能才是造成肺癌的主因。

　　心主血，搏出血液量提升全身組織器官的營養及氧化，若心臟無力或左心室肥大，心火不足，無法提供足夠血液量，則氣血不足，微循環缺乏氣血，造成組織的廢棄物無法順利排除，毒素積聚在微循環，會造成癌症及各種慢性疾病。

　　心臟能量氣化，形成心跳。心主血脈，心臟跳動搏出血液，輸送全身。若心臟無力，腎臟血液量不足，腎臟將首當其衝，受到損害。心臟與腎臟透過足少陰腎經相通，心臟疾病首應治腎，腎臟之氣可補充心臟能量。況且腎臟分泌之荷爾蒙對心臟有強化之效果。因此，心臟疾病應從治腎做起。

　　護心救命。心跳是混沌現象，左右心室要同步收縮，配合左、右心房同步放鬆，一旦心跳的規律被打破，就產生心律不整現象。而心律不整，主要由迷走神經調節，鍛鍊迷走神經是一件重要事情。

　　強化肝腎及脊髓之免疫幹細胞是清除血管之發炎組織細胞，也是保護心臟的重要方法。因此，護心必先護肝腎，好好地練肝臟功、腎臟功和坐旋轉脊髓功是人體防範心血管疾病的好方法。

　　「心腎相交」，保護心臟，首先必須護腎。腎臟分泌腎素，調節心跳。中醫陰陽五行來說，心屬火、腎屬水，腎水剋心火，因此傷腎

必定傷害心臟。

　　陽氣生於腎水，火生於心火。心火下降，腎水才能化為氣。腎陽上升，胃水穀才能腐熟氣化，心火才能化成血。心腎升降的樞紐在脾胃（如圖 5-2），下達肝腎。

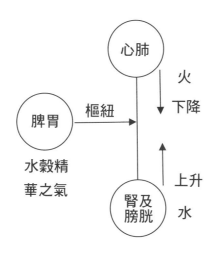

圖 5-2：心腎相交

　　脾胃功能在調節五臟六腑之氣。脾統血即脾氣上輸心肺，治血者必先實脾，水穀之氣入胃，由脾上輸至心火化為血。

　　治腎必先實脾，脾氣下輸於腎，腎元陽之氣上升。因此，脾胃為氣血營生處所，是人體健康的關鍵。張仲景曰：「上焦得通，津液得下，胃氣因和。」脾胃之氣上輸心肺，下達腎元，是氣和血催生之處，脾胃健康，心肺及腎氣自然暢通，人體的氣血循環才會良好。

　　萬物的造化在陰陽水火的升降。水性向下，火性上炎。水升依賴

水的蒸舒，火之下降，依賴水溼的潤化，火下水上即陰陽相濟，水火相濟。清代唐宗海曰：「人體的一切生理活動是陰陽二氣運動形成，陰陽即水火，也是化生氣血之源。」又曰：「陰陽二字，即水火。水即化氣，火即化血。」

水指腎及膀胱之水。由督脈及足太陽膀胱經引心火下降，以蒸舒腎及膀胱水腑之腎水，化生元氣及衛氣。「人身之氣，生於臍下丹田氣海之中」，即衛氣出於下焦。

火指心火，心陽下降，脾胃依賴心火助其腐熟水穀精華之氣成血，以提升氣血循環。

因此，脾胃水穀精華之營氣向上調節心肺，向下調節腎及膀胱氣化產生陽氣，提升人體的氣血水準及陽氣免疫力。此由脾胃營氣和心肺宗氣，以及腎元衛氣之營氣、宗氣及衛氣三氣結合的抗癌利器。

手太陽小腸經、手少陰心經、手厥陰心包經護心。

手太陽小腸經經氣最旺，心與小腸相表裡，調理小腸經可以防治心臟的疾病。小腸經循行從手臂外側，連結至肩膀及肩胛骨，也循行於面部五官，蒐集身體的資料，提供心臟最好的保護。心臟疾病的產生有兩個原因，從外來的由心包經管；另一個是從心生的，由心經管。

手少陰心經循經路線起於腋窩處的極泉穴，經過心、小腸這兩個臟腑，中醫常說「心與小腸相表裡」，就是因為這條分支。

手厥陰心包經就是心包到手臂和中指上的一線經絡，從心臟的外圍開始的，經過腋下，然後沿著手臂內側向下，直到中指尖。手厥陰心包經護心臟，減壓。「心包為心之外膜，附有脈絡，氣血通行之道。邪不能容，容之心傷。」心包是心的保護組織，心包是心臟外面的一

層薄膜，心包和心臟壁的中間有漿液，能潤滑心肌，使心臟活動時不跟胸腔摩擦而受傷。手厥陰心包經清除心臟周圍邪氣，使心臟處於完好狀態。

達摩內功之心臟功，除了強化中丹田外，同時強化手太陽小腸經、手少陰心經、手厥陰心包經，是護心最好的方法。

08 肝木抗癌

肝臟是人體最大的化學工廠，遠遠超過任何人為興建化工廠的速度和效率。人體的 2,000 種以上的各種化學變化，肝臟就能生產其中的 1,000 種。肝臟的生化機能非常複雜，是最大的腺體、最大的「化學工廠」，也是負責分解藥物、抗生素、人工添加物、酒精等各種毒素，並參與免疫細胞活性因數合成、脂質代謝等。主要功能包括負責各種毒素分解、分泌膽汁、參與蛋白質代謝、參與荷爾蒙合成、參與維生素代謝。

肝臟血，《黃帝內經・素問》曰：「人臥血歸於肝。」子時（夜晚 11 點至凌晨 1 點）陽氣升，此時若不就寢，陽氣受損，因此，長期熬夜是造成癌症的原因之一。子時氣血走膽經，丑時（凌晨 1 點至 3 點）氣血走肝經，子、丑時是肝膽排毒的時間，若長期熬夜，肝膽得不到適當的休養，則陽氣不足，免疫力下降。

睡眠在培養陽氣及修復組織器官受損的細胞，長期熬夜，造成受損細胞無法及時修復，再加上陽氣受損，則細胞基因產生突變，是癌症發的主要因素之一。肝臟是人體主要解毒器官，若肝功能異常，則

毒素會積存體內,造成自然免疫力下降。因此,肝臟修復,以及生活作息調整是抗癌、防癌的要項之一。

睡眠時主陽氣收藏,老子曰:「歸根曰靜。」睡眠即是歸根,潛藏、修復。《黃帝內經》曰「寂靜陽氣生」,而睡眠是養陽的一種方式。因此,許多年輕人長期熬夜,過度透支體力,造成陽氣嚴重不足,這是癌症、高血壓、糖尿病逐漸年輕化的主因之一。

肝屬木、木主生長,因此肝主升發,氣機向上升,木生火、肝氣升發助長心火。(如圖 5-3)肝「體陰而陽」,其功能為陽。

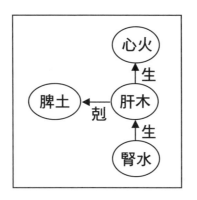

圖 5-3:肝木生剋

肝病及肝癌邪毒之氣的出口為脾土,中醫《傷寒雜病論》:「見肝之病,知肝傳脾,當先實脾。」五行生剋中,肝木剋脾土,即肝氣鬱結引發肝病,肝氣是橫向幅射,肝氣出口在脾土,因此,理肝必先實脾,先練脾胃,肝癌的防治首先要實脾。肝癌的邪氣橫向輻射至脾土,若脾胃功能提升,邪氣能量經由脾土消散,則肝癌的病狀減輕。

《黃帝內經》曰「諸風掉眩，皆屬於肝」，肝陽上升，造成高血壓和暈眩，要從肝臟及足厥陰肝經著手。肝血不足，腎氣虛，造成腦神經功能失調，易成為失眠症狀。

　　脂肪肝、B肝、C肝均可能會造成肝癌。預防肝癌及其他肝病，可以練肝臟功、脊髓和脾胃。只要打通督脈，全身陽脈通，正氣（陽氣）可以剋邪實（癌症）。

　　肝臟功能不好，如肝癌，肝硬化、脂肪肝等，可強化脾胃、腎臟及心臟，利用心腎、脾胃的能量調節，讓肝臟的熱毒、鬱結，在脾胃有能量出口，肝木生心火，心臟是肝臟的另一出口，強化心臟，則肝臟得到紓解。

　　腎水生肝木，練腎臟可補充肝臟陽氣，清除邪氣。因此，肝癌及肝臟相關疾病即可透過五行相生相剋做能量的補充，以及邪氣高能量的疏通，即透過能量的升降出入變化做調節，即可補充內臟的氣血流量，始恢復正常。

　　肝臟是人體最重要的解毒器官，和肺臟、腎臟都是殺死癌細胞的非常重要的器官。尤其是肝臟合成免疫細胞的材料──蛋白質，也合成人體七成以上的膽固醇，同時合成及代謝人體重要荷爾蒙，在抗癌上扮演非常重要角色。

　　肝臟位於橫膈膜下右側部位，將意念放在肝臟，雙眼輕閉，以意念將氣導至肝臟，吸氣時（以鼻吸氣），肝臟因內氣貫注而脹滿，以鼻吐氣時，肝臟漸漸縮小。

　　熟練時，可不必閉雙眼。隨時將意念放在肝臟，配合呼吸之氣，肝臟隨之脹滿和縮小，內氣在肝臟做按摩運動，呼吸非常地緩慢、均

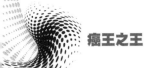

匀、細長，肝臟因吸氣而緩緩脹大。吐氣時，亦非常地緩慢、均勻、細微，肝臟緩緩地因吐氣而縮小。行住坐臥隨時練，在肝臟一漲一縮中，得到內臟按摩效果。

肝臟內氣按摩運動，以右手輕按肝臟，呼吸之氣吸至肝臟。一面吸氣，一面用手按肝臟，以意念將氣吸到肝臟。

達摩功之肝臟功主要在將氣吸至肝臟，利用姿勢，配合意念，內氣在肝臟吸飽吐盡，不斷利用內氣強化肝臟，以內氣按摩肝臟，達到強化肝臟之作用。一般人對肝臟健康保健缺乏方法，任何藥物對肝臟都會造成傷害。因此，肝臟功能衰退是各種疾病，包括癌症，發生的原因之一。而肝臟內氣呼吸，將內氣直接進入肝臟，可使肝臟達到活血化瘀和健康之目的，是人們保命的重要方法之一。

婦女以肝腎為本，足厥陰肝經經陰部屬肝經。肝臟是荷爾蒙最重要的器官，婦科癌症首先應從強化肝、腎著手，活血化瘀，氣血暢通，通則不痛。

09 脾土抗癌

脾胃屬土，土在中央，土生萬物滋養萬物。脾胃化生氣血，榮養五臟六腑。肝臟邪實之氣出口在脾，而肝氣盛衰取決於脾胃，因此，不可輕易損傷脾胃氣，脾胃氣受損，百病叢生。

脾土功能包括升清氣與運化水溼。脾土升清氣至肺，與肺的清氣結合，肺氣下降，肺金生腎水，因此治腎必先理肺。（如圖5-4）

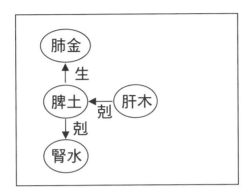

圖 5-4：脾土生剋

　　土涵養水源，若脾土氣虛，水氣溢於臉、眼、四肢造成浮腫。脾溢下陷至腎，脾土剋腎水，造成腎氣虛，腎水溫煦五臟六腑，陽氣不足，百病皆生。水不離土，土蘊含萬物，藏水。

　　脾統血（貯存血液），升清陽（免疫力），並運化營養精微物成氣血津液輸送至心肺達於全身。脾土和造血有密切關係，氣血不足是癌症及各種慢性疾病發生的主因之一，而脾土系統和造血有關，即說明脾土和氣血循環功能有直接關係。

　　脾土系統是人體重要的免疫偵測系統，脾臟本身也是主要的免疫器官。脾土衰弱，人體的免疫偵測機制出現問題，對於癌症的防治能力明顯下降，是癌症發生主因之一。

　　達摩功的中宮（胃脘）內呼吸法，立旋轉功及脾臟功對脾胃做內氣按摩及實質上直接鍛鍊脾胃肌肉組織，以調節脾胃的陰陽氣機升降變化，對脾胃功能提升有具體的效果。脾胃功能提升，直接增人體的自然免疫力，脾升清氣至肺，使肺氣肅降腎水，促使腎元陽之氣昇發，

陽氣生，提升人體的抗癌能力。所有的癌症都和脾胃系統盛衰有直接關係，好好照顧脾胃系統，那是抗癌的大本營。

脾臟的能量與胰臟、十二指腸之氣化、消化吸收有關。「脾胃為後天之本」，即脾胃和營養之吸收輸送有密切之關係，脾胃溼阻，運化不利，則營養無法吸收運化，四肢百骸均將深受其害。

飲食入腸胃消化吸收，經脾臟運化至肝臟，由肝臟合成蛋白質，使全身筋骨強壯。飲食精微物質由脾臟經肝臟至肺，肺朝百脈，營養肌膚。因此，脾胃功能欠佳的病患，營養無法吸收轉化到肌膚，往往會造成肌膚提早老化。強化脾胃，可經由氣功方法得到鍛鍊，營養輸佈全身肌膚筋骨，則皮膚豐滿光澤。

脾氣指中焦氣化，脾主升清，胃主降濁。若營養過盛，脾土燥火阻滯，中焦壅阻，氣機上下通道受阻，腎氣不行，是造成糖尿病主因。

脾主運化水溼，脾氣不足，則水分阻滯不通，致使肺氣不宣。是故，肺臟之疾病大多與脾臟有關。

脾臟除了是內分泌系統外，亦是人體最大的淋巴器官，脾臟產生漿細胞及淋巴細胞，是人體抗體的主要場所。以氣功強化脾臟，脾氣運化正常，除營養輸送全身外，亦可增加免疫功能。

脾胃互為表裡，胃屬陽，脾屬陰，脾氣主升，胃氣屬降，一升一降之氣化作用，使消化吸收得以順暢進行。

脾胃由足太陰脾經與足陽明胃經相互絡屬。足太陰脾經起於足大趾之端，上膝股經下腹，屬脾絡胃，上挾喉嚨，至舌下。足陽明胃經起於眼下，循咽喉，屬胃絡脾，經臍至膝入足中趾。脾與胃是透過經絡，使氣相互連屬。

　　脾包括胰臟、唾液及肌肉等，脾主升，小腸經胰液、膽汁、腸液消化吸收之精微物質由門靜脈入肝，經肝靜脈，下腔靜脈入肺，經心臟血液搏動，輸佈全身。故脾主土，以滋養萬物。

　　脾臟系統與唾液腺分泌有關，唾液腺包括腮腺、下頜腺及舌下腺。若口乾舌燥，唾液分泌少，甚至完全沒有，表示機體運作功能極差，五臟六腑功能嚴重退化，應加強修練五臟六腑。

　　胃氣主降濁，將食糜向下輸送到十二指腸。胃為燥土，納五穀，蠕動將食糜推動。胃主燥氣，吸收水分。脾胃屬中宮，主營養消化吸收，運化全身。脾主肌肉，若中宮阻滯氣機，營養精微物質無法消化吸收，則五臟六腑皆受其害，肌肉、皮膚亦加速老化。

　　中宮（胃脘）位於中焦，即橫膈肌與肚臍之間的區域，也是人體內臟集中區域，消化器官之重要區位。中宮器官組織包括脾、胃、胰、肝及膽等重要消化器官。

　　「內傷脾胃，百病叢生」。中宮燥熱阻滯，氣血不足，加上命門火衰，腎陽不足，無法促使脾胃消化吸收及運化食物精微物質，則全身各組織器官、四肢百骸皆因營養不足而全面性衰退，造成機體運作嚴重失調。

　　若長期食甘肥厚，營養過剩，飲酒過度，溼熱中阻，胰臟分泌胰島素不足，則會造成糖尿病。胰島素促使葡萄糖進入細胞內利用，促進脂肪及膽固醇之合成，並促進蛋白質的合成。若胰島素分泌不足，則糖類、脂肪、蛋白質等全身各組織細胞之重要養分滯留血液，無法進入細胞內使用，會造成全身性之內臟組織、肌肉血管及神經系統全面性病變及退化，最後導致機體病變與死亡。

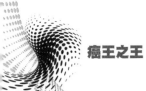
中宮位居中焦，是上焦和下焦之樞紐地帶，中焦氣化是健康的根本，中焦能量強化則上、下焦均受其裨益。人體大多數的酵素，包括大腦神經傳導酵素等均由腸胃道內合，而且迅速刺激五臟六腑細胞，是五臟六腑功能正常運作的根本。酵素是人體化學作用之重要物質，包括消化吸收、能量轉化等，酵素在人體機體運作上占重要地位。由此可見，中宮的確是人體健康的根本。

脾臟位於人體左肋部，橫膈膜下方，橢圓形之組織，內含淋巴組織及靜脈竇之構造。

脾主運化營養精微物質及產生津液。脾統血，破壞老化的紅血球，並製造抗體和淋巴球。脾臟是重要的免疫功能器官。強化脾臟臟氣，有助於人體體液的佈輸，並可清除血液中的衰老血球，具清血功能，還能夠強化人體免疫功能。

所謂「牛脾氣」，即脾臟氣機阻滯，易造成暴怒，情緒失控現象。

脾臟是人體最大的淋巴器官，脾臟產生漿細胞和淋巴細胞，是人體抗體的主要場所。強化脾臟，有助於增強人體免疫力，並保護血管，促進全身血管暢通。

宋朝李杲曰：「胃虛，則臟腑經絡皆無所受氣而俱病。」又曰：「胃處元氣不足，方者病所生。即說明脾胃是氣血之源，胃氣虛，叫五臟六腑經絡接受其害，是疾病之根源。」

脾胃虛弱，陽氣不生，則五臟之氣不長。若中脘（胃）積滯，胃氣絕者死。《黃帝內經·素問》曰：「人尋胃氣曰逆，逆者死。」胃氣腐熟食物成積華水穀之氣輸送全身各組織器官，胃氣為後天之本。胃氣不足、全身營養不足、免疫力快速下降，是癌末病患死亡的原因

之一。胃氣絕必死，《黃帝內經・素問》曰：「人以水穀為本，故人絕水穀則死，無胃氣者亦死。」

胃氣虛、傷腹腦者必死。人體的能量轉換中心在胃脘（橫膈膜和肚臍之間一帶區域）。人體的飲食在胃，經過胃酸及其他胃液、膽汁、胰島素等共同將食物分解為小分子，並分工合作，將它分別分解成各種人體所需的營養，由腸道吸收，再由胃氣推動輸送身體各處或由肝臟貯存。

胃脘一帶是人體生命能量的轉換中樞。胃脘在五行中屬土，稱中宮，土生萬事並滋養萬物。一旦胃脘一帶產生癌症病變，如胃癌、胰臟癌、肝癌等，表示人體的生命機能已嚴重受損。既然連生命中樞都遭受癌症侵害，則生命機體存活機率並不高，這也是胰臟癌存活率不高的原因。況且，胰臟深藏體內，位於胃後、脊骨之前，癌症發現不易。一旦發現，往往已是末期了。

10　肺金與腎水抗癌

肺主氣，主肅降，肺朝百脈即肺氣佈輸，納氣下行。肺之津液即肺臟之血液，血液量充沛，肺葉下垂，暢通內竅，佈輸五臟六腑，匯歸百脈。肺如華蓋，納氣下行。肺主氣，呼吸順暢，氧氣充足，血液暢通，水津四佈全身，外濡皮膚，內潤臟腑。肺主皮毛，佈輸津液及衛氣。肺主宗氣，調控全身氣機升降運行，癌細胞是厭氧細胞，組織缺氧是造成癌症的主因之一。因此，抗癌要強化肺臟的的功能，以促進全身之氣血循環。

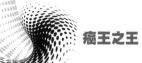

脾胃飲食水穀精華之氣，胃為氣之根本，為營氣所在，以津液方式上輸運送至肺，結合肺的呼吸清氣而下，即脾土生肺金。因此，肺癌的主因是脾胃氣機阻滯，氣血津液及營養無法布輸至肺臟，造成肺臟氣血循環不利，氣機阻滯，組織缺氧產生癌化現象，再加上足陽明胃經經絡氣血不通所致。幾乎所有癌至都是血瘀氣滯造成的，肺腺癌需從脾胃、腎臟、足陽明胃經、手太陰肺經著手。

肺金之氣下降至腎水，即金生水，肺金幫助腎水產生陽氣，腎臟陽氣增強人體五臟六腑之氣血循環，即加強人體免疫力，強化人體抗癌能力。另外，肺金生腎水，肺氣的出口在腎，腎臟功能有助於紓解肺臟的內臟壓力，協助肺臟之氣血循環。肺主氣。若肺氣虛，則腎氣受損。因此，治肺必須先理腎。防治肺腺癌的根本，在於腎臟功能和脾胃的氣機及營養的布輸功能。

肺氣主肅降，下引腎氣，促使臟腑化生血、精氣和津液。肺氣是氣機升降和津液布輸之重要關鍵。肺病多因腎氣不足，腎氣不能納氣上行，造成肺氣滯阻。腎臟功能直接繫於肺臟功能，腎病首重治肺，肺氣下降，腎臟之血液量及氧氣充沛，腎臟功能才能恢復。

肺臟與免疫功能有密切關係。肺臟之吞噬細胞防止呼吸道受到病毒感染。肺臟分泌干擾素、抗體、補體素。肺亦和前列腺素之啟動、抑制及釋放有密切關係。由此可見，肺臟是內分泌及免疫器官。

若肺臟功能失調，病毒侵入身體，會造成急性肝炎及急性腎炎，即肺臟免疫功能失調，造成對其他內臟之疾病。肺臟主一身之氣，皮膚主防衛。肺臟功能強化，衛氣旺盛，可防禦病毒侵體。

依中醫上病下治及五行相生相剋的醫理，脾胃五行中屬土，肺屬

金，脾土生肺金。因此，治肺必須強脾胃，而且脾胃供應肺臟之營養及氣血循環，肺炎和肺腺癌，首先要練脾胃。

五行相生相剋中，肺金生腎水，腎臟是肺氣之出口。腎臟功能好，肺氣下降，肺臟氣血暢通。另外，手太陰肺經通肺下絡大腸，肺與大腸互為表裡。大腸癌的患者，八成以上肺臟功能有問題。腸癌患者大部分有肺功能的問題，包括氣喘、鼻炎、支氣管炎等過敏體質問題。大腸氣通，肺氣下降，有助於改善肺臟之氣血循環。

11　心腎相交——恢復人體的抗癌動力系統

腎臟是碎形組織。碎形是小尺度下之自我相似性，自然界裡一定程度上類似碎形的事物有雲、海岸線、雪片、植物根、花椰菜、蕨類的圖案等（如圖 5-5）。碎形具有自我模仿特質，在愈來愈小的尺度中，重覆製造碎形，產生一致性的碎形維度。

碎形觀念延伸到各種領域，如生理學、經濟學、社會學、氣象學，以及天文學中的星團分佈。以生理學而言，在人體中，碎形結構處處可見。大動脈會分歧成小動脈，然後又是連續的分歧、岔開，再分歧、再岔開，直到血管細到單一血球能排成單行通過。人體的血管、淋巴系統、肺臟、腎臟組織等的結構，就是一種碎形結構，不然很難塞到有限的人體器官組織的空間中。

至於人類的腎臟，無數腎絲球必須容納在腎臟中。碎形組織的腎臟非常精細，也非常容易受損。尤其是糖尿病患者，腎細小動脈泡在糖裡面，容易發炎。高血造成腎臟細小動脈硬化，也容易造成腎臟發炎。

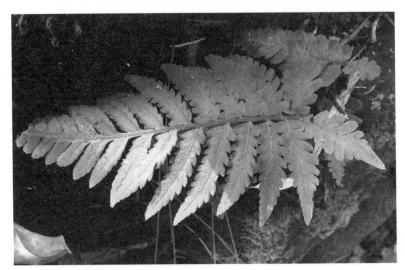

圖 5-5：蕨類的圖案是自然界裡一定程度上類似碎形的事物

　　腎臟是碎形組織自我相似性之細小分支，連續的分歧、岔開，再分歧、再岔開，那麼細小的組織，是非常容易受到毒素、藥物殘餘、重金屬等廢棄物傷害。只有利用腎臟呼吸方式，將呼吸之內氣在腎臟不斷做腎臟之內氣按摩。在腎臟內做吸飽吐盡之內呼吸，才能在腎臟的碎形組織內，促進氣血循環，避免腎臟受損到洗腎地步。

　　腎臟功，最有價值的功法，值得每一個人隨時練，把握每一個可以利用的時間，好好練。對於人體大多數疾病，腎臟都有保護效果。特別是腎臟抗衰老、抗癌及各種疾病，腎氣足，人體永保青春活力。

　　人體的大部分疾病如高血壓、糖尿病、癌症、憂鬱症、痛風、氣喘、過敏性鼻炎、骨質疏鬆，以及免疫功能失調疾病，如紅斑性狼瘡、僵直性脊椎炎、甲狀腺機能亢進、間質性膀胱炎、腎性惡性高血壓、類風溼性關節炎等，根本上，都是腎臟功能出現問題。

腎臟的功能影響層面是全面的，與人體骨骼、免疫系統、內分泌系統、生殖系統、脊髓、自律神經、脊髓神經、大腦中樞神經、腦內能量、腦內荷爾蒙之一連串功能係直接連屬關係，並保持人體內在環境的穩定性。

腎臟是人體元氣所在，是人體抗癌症和抗老化最重要內臟，腎臟是人體最根本，也是最重要的內臟，是人體元氣所在。所謂「腎寓元陽，溫煦他臟」。腎臟元陽之氣，推動全身氣血循環，以及其他內臟的氣血調節。

「腎寓元陽之氣」。**練腎保命，腎臟是陽氣所在，隨時練腎臟功，想到就練，任何有空的時間都在練腎保命。**卵巢癌、胰臟癌、胃癌、肝癌等棘手癌症，**只要常練腎臟，有元陽之氣不易罹癌，就算罹患癌症，因元氣尚在，尚有存活機會。**

腎臟衰老，就表示一個人的衰老。4、50 歲以後，開始白髮，甚至滿頭白髮，臉部灰白洗不乾淨，抬頭紋及各種皺紋出現。背開始駝，走路變慢，身形開始走樣老化。聽力逐漸衰退，視力變差，大腦反應變慢。這些都顯示一個人逐漸老化，腎氣不足、腎虛現象。

「心腎相交」是恢復人體的抗癌動力系統。抗癌首先要恢復人體的兩大動力系統——心和腎。心腎是人體氣血推動的力量，若氣血不足，抗癌力自然變差。心屬火、腎屬水。心火下降以溫暖腎水，腎水上升以濟養心陰。

人體最大的兩個動力系統 —— 心臟和腎臟，開發心腎能量，再用督脈、足少陰腎經、手太陽小腸經和手少陰心經，將心腎能量連接起來（如圖 5-6），**重新啟動人體的兩大動力系統，是抗癌的起步。**

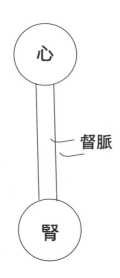

圖 5-6：心腎相交

　　心火和腎水是人體氣血循環重要的動力。火的能量蘊藏在水中，汽化以蒸舒五臟六腑。足少陰腎經的動力加上足太陽膀胱經產生水的氣化，心腎相交即水火能量升發、調節、推動五臟六腑的氣化，即水火相濟。心為真陰、腎為真陽、陰陽相濟、水火相交。**人體最大的兩個動力系統——心臟和腎臟，開發心腎能量，再用督脈將心腎能量連接起來，重新啟動人體的兩大動力系統，是抗癌的起步。督脈是抗癌的關鍵。**

　　《黃帝內經》曰：「心為思主之官，統攝五臟六腑。」心火下降，腎水上升，心腎相交，則腎元陽之氣啟動，溫煦五臟六腑。陽氣靠心火的蒸舒，即推動，而陽氣是人體抗癌治病之根本，也是人體的主要的免疫能力。因此，抗癌的動力系統來自心火及腎水，心腎相交產生

的能量（陽氣）可以推動五臟六腑的動能，也可以提升抗癌能力。

　　心陽下降至腎，溫養腎陽，腎陰上升至心，涵養心陰。即心陽至腎做腎水氣化，腎的腎素賀爾蒙上升至心臟，增強心的博動能力，即心腎相交。腎水靠心陽來氣化產生陽氣上行，即陽氣生。心陰即心臟器官功能運作靠腎臟分泌的津液推動運作，即心腎相互幫助產生人體的抗癌陽氣，再加上心臟本身動力增強，提升人體的氣血循環，因此，心腎相交在心腎重新恢復人體氣血動力系統，在抗癌上具有指標性的意義。

12　「超級荷爾蒙」DHEA（脫氫表雄酮）與抗癌

　　DHEA（脫氫表雄酮 Dehydroepiandrosterone）又稱「超級荷爾蒙」、「青春激素」，是人體內最多的類固醇荷爾蒙，能夠轉換為男性及女性荷爾蒙等 60 種以上的荷爾蒙。DHEA 能轉化成男性荷爾蒙睪固酮和女性荷爾蒙雌二醇、雌酮，是這些荷爾蒙的前驅物質。研究發現，DHEA 也可直接作用於血管內皮細胞組織，生成一氧化氮，有助於擴張血管。

　　DHEA 是荷爾蒙之母，可以促進性荷爾蒙分泌，具有護骨、護血管等多種功能，強化肌肉及抗衰老。若 DHEA 分泌下降，與各種生理功能的性疾病有關，包括：癌症、骨質疏鬆、動脈粥樣硬化、缺血性心臟病、發炎性疾病和性功能障礙。

　　人體的內在環境的穩定作用主要靠神經系統、內分泌系統和免疫系統。生命是一種燃燒作用，人體是化學作用，內分泌系統荷爾蒙是

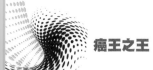
一種化學成分，是調節生理平衡的激素。具有活化組織器官的功能，以利於全身荷爾蒙對人體內在環境的恆定、器官之間的協調功能，以及免疫、生長發育、生殖等提供調節作用。

DHEA 是由腎上腺製造的天然類固醇，能夠調節人體的免疫反應。DHEA 會使抗癌白血球中的單核球和 B 淋巴球增加，細胞激素接受體（IL-2R）也可提升。

DHEA 是人體老化的生物指標，同時也是強效型的抗癌荷爾蒙。可以干預癌細胞的化學活性，協助免疫細胞保持穩定性，也可以抑制肺腺癌、大腸癌、及乳癌等的癌細胞的成長。

DHEA 是由腎上腺所製造。因此，隨時鍛鍊腎臟功可以保持 DHEA 分泌的穩定性，具備抗癌和抗衰老的效果。對抗各種癌症，首先必須練腎臟。因為腎臟分泌腎上腺皮質激素，強化人體的免疫力。練腎是保命的方法，隨時練，想到就練，每一天找一個固定及安靜的地點，每經過那個地點，就練 200 次腎臟功（視個人的身體健康狀況，做適度的次數調整，循序漸進，不要過度勉強）。若一天經過 5 次該地點，則整天約可以練到 1,000 次以上，日積月累，每天約練 1,000 次以上的腎臟功，是抗癌和抗衰老的最大保證。

13　腎間動氣

因為陽氣是對抗癌邪氣的根本，只有培養人體的陽氣（元氣），人體的五臟六腑才能恢復功能，陽氣也是人體的自然免疫力的指標，培養下焦陽氣才是抗癌的正確道路，用自己的陽氣、自己的身體抗癌。

化學藥物對五臟六腑、骨髓、元氣傷害太大，使人體元氣盡失，也可能失去了恢復健康的機會。

　　腎臟的陽氣來自雪山和命門。雪山是精氣發源地，而命門的腎間動氣是指督脈之氣，督脈是全身陽氣的主要通道，命門之氣承受督脈陽氣，推動腎間動氣及補充腎臟元陽之氣。所有經絡均源於「腎間動氣」。腎臟元陽之氣、精氣。《黃帝內經》曰：「腎者、主蟄、封藏之本，精之處也，其華在髮，其充在骨，為陰中之少陰，通於腎氣。」

　　人體自然免疫力在腎氣。元氣藏於腎，元氣即人體免疫力。《難經》指命門為「五臟六腑之本，十二經脈之根」。命門位於肚臍相對的脊椎內。明代張景嶽：「命門為水火之府，陰陽之宅，精氣之海，生死之竅。」

　　命門位於兩腎之間，其具體表現為「腎間動氣」，亦稱元氣，是兩腎之間，產生的動能，即稱命門之火。腎臟是人體的第二個心臟，用命門之火推動腎臟之氣。腎臟及命門蘊藏元陽之氣，溫煦他臟。腎不納氣、五臟六腑均深受其害。腎臟及命門的元氣，推動全身經絡、五臟六腑的氣血循環，是人體抗癌之本。

　　達摩功有敲打命門的功法，快速強化命門的能量。開發命門能量的方法，放鬆站立，雙腳平行約兩肩寬大小，右手握拳不用力（握空拳之意），以手背敲打命門（肚臍相對的背部脊椎內），用力適中，不可過於用力，以免傷及脊椎，若有嚴重骨質疏鬆或其他重大疾病者不要練。敲打命門，可練廿次以上，若健康許可酌予增加，隨時可以練。

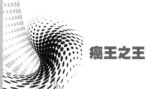

14 保護腎臟等於保命

　　腎臟值得每一個人隨時練，把握每一個可以利用的時間，好好練。因為腎臟除了對抗癌症外，對於人體大多數疾病，腎臟都有保護效果。特別是腎臟抗衰老，腎氣足，人體永保青春活力。

　　人體的大部分疾病，如癌症、高血壓、糖尿病、憂鬱症、痛風、氣喘、過敏性鼻炎、骨質疏鬆，以及免疫功能失調疾病，如紅斑性狼瘡、僵直性脊椎炎、甲狀腺機能亢進、間質性膀胱炎、腎性惡性高血壓、類風溼性關節炎等，根本上，都是腎臟功能出現問題。

　　諾貝爾化學獎得主羅伯特‧萊夫科維茲（Robert Lefjowitz）研究「腎上腺素是心臟血管生理調控之關鍵荷爾蒙」。釐清荷爾蒙對心血管之細胞訊息處理，即說明腎臟保護心臟。

　　腎臟的功能影響層面是全面的，與人體骨骼、免疫系統、內分泌系統、生殖系統、脊髓、自律神經、脊髓神經、大腦中樞神經、腦內能量、腦內荷爾蒙之一連串功能係直接連屬關係，中樞神經系統等均有直接關係，並保持人體內在環境的穩定性。

　　因此，腎臟功內功修練，是以呼吸的氣在腎臟內和粒線體產生的氣（能量 ATP）相結合，即以氣練氣。**人體九成以上的疾病，尤其是癌症，都和腎臟功能有最直接的關係。好好練腎臟功保命，避免洗腎、中風和癌症。**

　　腎臟病沒有藥醫之主因，主要是腎臟是碎形組織（最小之自我相似性，如蕨類的排列葉子），把無數的細小動脈和腎絲球塞滿腎臟的袋子中，在如袋子狀（腎主動脈和靜脈都在上方），又使用全身 25%

的血液量，呈現一個飽滿的袋子，容易積存大量的重金屬、藥物殘留等大量的毒物而無法排出。

因此，腎臟病難治。但是腎臟管血壓、免疫力、荷爾蒙，是人體最重要的內臟。腎臟病難治，就是腦中風、洗腎、糖尿病、癌症的主因之一。

15 肺脾腎三內臟抗癌法

氣血不足是癌症，也是糖尿病、高血壓、痛風等慢性疾病發生的主因之一。全身氣血不足，微循環中細靜脈和細小動脈營養、氧氣及廢物交換出現阻滯，造成細胞缺氧及營養不足，基因突變，產生癌症。氣血的代謝降低，人體的生化、解毒功能運作發生重大問題，造成癌症。

以肺、脾、腎為主的中醫治病觀念，即三焦氣化以宗氣、營氣、衛氣為主的的氣化觀念，推動全身的營養、氧氣及氣血的生化，以提升人體的氣血循環，以肺脾腎、三焦氣化營氣、宗氣、衛氣的抗癌觀念是對抗癌症的最大本錢。

膻中穴（位於雙乳中間）是宗氣所在。宗氣在胸中的膻中穴，營氣出於脾胃，化生成血，衛氣生於下焦（如圖 5-7）。

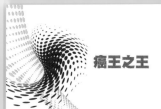

膻中 ● 上焦 ——→ 宗氣

胃脘 ● 中焦 ——→ 營氣

氣海 ● 下焦 ——→ 衛氣

圖 5-7：三焦氣化觀念

　　所謂「內傷胃腑，百病叢生」，即脾胃之氣是全身及五臟六腑營養及抵抗力的來源，若久病損及脾胃，以及藥物如抗生素等，將胃腸道有益菌種殺死，造成胃腸道菌叢生態平衡遭受壞，則神經傳導酵素及免疫功能嚴重衰退，除了癌症外，其他疾病如憂鬱症，過敏體質疾病如氣喘、過敏性鼻炎等，都和胃腸道有益菌叢生態環境遭受破壞有密切關係。

　　若營養及血液生化產生問題，是百病之源。癌症的治療損傷胃腸道，造成胃氣絕，脊髓的造血和製造免疫細胞的能力遭受嚴重破壞，營養的根本能力受損，免疫力快速下降，往往是癌症病患癌症復發而無法救治的主因之一。因此，如何保護脾胃腸道的正常運作是抗癌的關鍵因素之一。

　　胃脘中宮是營氣之源，包括脾、胃、肝、膽、胰臟及小腸的氣血循環，是人體主要生化之源，是營養消化、吸收、能量轉化及運送的主要區域。這些內臟的氣血循環是人體抗癌免疫細胞原料供應場所。

　　達摩功的中宮（胃脘）內呼吸法及胃腸道功法，以內氣直接按摩內臟，使中宮（胃脘）區域的內臟的肌肉組織、血流及氣機通暢，提

升這些內臟的功能運作，是抗癌的大本營，也是人體能否戰勝癌症的關鍵因素之一。

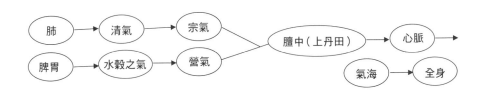

圖 5-8：宗氣循環路線

宗氣源自肺呼吸的清氣如圖（如圖 5-8），聚在中丹田膻中穴（雙乳中間），為全身元氣布輸的動力。因此，中丹田膻中穴主調控心肺之氣，布輸全身。心臟功即是開胸腺和膻中穴，啟發心肺之氣血動力循環，是抗癌恢復人體動力系統的重要環節。宗氣的循環行路線為膻中→下丹田→足陽明胃經之氣海穴（腹股溝部位）→下行於足部。

營氣出於脾胃，化生成血，故曰「脾統血」，主要功能在幫助營養消化、吸收、轉化及運送，並製造血液，以提升全身的氣血水平。《黃帝內經・素問》曰：「營者，水穀之精氣也，和調於五臟，灑陳於六腑，乃能入於肺也，故循脈上下貫五臟絡六腑也。」

營氣的循行路線為營氣→十二經脈及任脈→五臟六腑→全身。營氣推動營養，化生血液，輸送五臟六腑，提供全身的營養。

《內經・素問》曰：「衛出下焦。」衛氣是元氣的一部分，元氣根於腎中先天精氣，元氣的化生和肺、脾、腎有密切關係。衛氣出自腎間動氣，滋生在中焦脾胃水穀精微之氣，宣發於上焦。

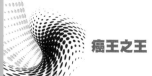

衛氣主要功能在防禦外邪之氣，溫養五臟六腑及肌肉神經。衛氣是陽氣（正氣）之一，而陽氣不足，邪氣過盛，正是癌症發生的主因之一。因此，下焦陽氣是抗癌關鍵之一。衛氣源自下焦腎臟，命門元陽之氣，可以和下丹田氣海穴及關元穴的共振能量，是推動全身氣血循環的根本。

達摩功的腎臟功、下腹式內呼吸法，以及開發命門能量的功法，可以提升人體的衛氣及陽氣。陽氣的產生及舒發，是抗癌的主要能量。只要把陽氣培養起來，戰勝癌症的機會就大為提高。

上焦的宗氣以肺陽來推動，以中丹田膻中穴為宗氣的聚集點。中焦的營氣是後天之本，是人體主要的能量轉化中心，以胃脘為主。下焦的衛氣是先天之本，以命門、腎臟及下丹田的氣海穴及關元穴為主，也是人體陽氣的發源地。

肺呼吸的清氣在中丹田膻中穴與來自脾胃的後天之本——水穀精華之氣結合，透過衛氣及陽氣的推動至全身組織器官，供應全身的營養，以提升人體免疫力，是抗癌的根本。

人體的氣血不足，缺乏陽氣及動力將微循環中的廢物及多餘的水分清除，造成寒凝或熱毒積聚，是造成癌症的主因之一。

氣血和脾胃、心肺、三焦及腎臟有密切關係。脾胃的水穀精華之氣是造血全身營養來源，心肺的宗氣和營氣透過三焦氣化輸送全身，使五臟六腑、四肢百骸有足夠的營養和氧氣。營氣和宗氣培養腎元衛氣和陽氣，以腎元陽之氣溫煦五臟六腑，人體的營氣、宗氣和衛氣共同提升氣血，以及免疫力，這一連串的氣化活動直接關係到人體的健康和抗癌免疫力，也唯有從人體本身的臟腑氣化才能產生足夠的自我

免疫力（陽氣）來對抗癌症，才是抗癌正確的道路。

16 三焦氣化

　　人體胸腔屬上焦，包括心、肺。橫膈肌和肚臍之間的區域屬中焦，包括胃、脾、肝、膽、胰臟等重要消化器官。下焦是肚臍以下的下腹部，包括腎臟、膀胱、生殖器官等。《黃帝內經》云：「三焦者，決瀆之官，水道出焉。」三焦指津液、體液、淋巴系統，故稱「水道出焉」。上焦包括心包經系統的免疫力及熱能循環功能。

　　人體營血衛氣，主要連繫在三焦和心胞經。三焦氣血不通，易成癌症腫瘤。

　　人體的水氣布輸由肺臟執行至各個器官。脾主運化水溼，將廢水運送到腎臟，由腎臟做廢水處理過濾，再由膀胱排除體外。整體的水氣包括肺臟布水，脾臟運水及腎臟排水。若這三個內臟功能出現問題，則人體的水液代謝會出現狀況。

　　三焦的「焦」字，它是以火為底，水分的代謝在火，因此焦字底下是古「火」字，以火來蒸騰水分，使全身氣血通暢。即火的運作表現。三焦說明火的性質即上焦之火，即指心肺之陽。中焦之火，即指脾陽，下焦之火即指腎元陽之氣。水的代謝主要和肺、脾、腎三內臟有關，而中焦之水氣關係到上、下焦水氣的運化。（如圖 5-9）

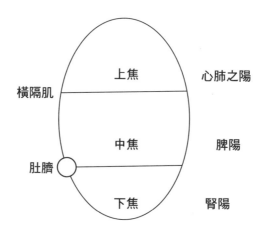

圖 5-9：三焦之氣化

　　人體的水分占全身的 70％。因此，水分津液的代謝對健康來說，占重要地位。三焦氣化不利造成溼阻寒凝，是癌症及其他慢性疾病的主因之一。尤其是癌末病患，在肺部、上腹部、下腹部、甚至下肢易造成水腫，而這些水腫往往是癌症無法克服的原因之一。

　　上焦氣化主要是靠心陽和肺陽。肺臟主肅降，布輸水氣，由呼吸將水氣排出。肺主皮毛、肺陽氣將多餘的水分經由皮膚汗腺排出。另外，膻中穴（雙乳中間）是中丹田所在，主氣。膻中的中丹田能量，促進上焦氣化。而強化心肺功能的功法，可以提升心陽和肺陽，幫助上焦氣化。

　　中焦氣化主在強化中宮胃脘。中焦躁火阻滯，上下焦氣化不利，是糖尿病主因之一。而中焦溼阻，氣化不利，則下焦腎陽受損，元陽之氣無法產生，降低人體抗癌能力。調節足陽明胃經，可促使中焦氣

化，脾陽推動氣化。

　　下焦氣化主在腎陽。腎寓元陽之氣，推動全身氣化，腎氣虛，陽氣不生，則三焦氣化不利，水溼寒阻，是癌症發生的原因之一。因此，腎臟元陽之氣可利用腎臟功來開發，提升人體的抗癌能力。

　　三焦氣化之根在下焦腎臟之元氣，物質代謝之過程包括消化、吸收、轉化、氧化及排泄，能量及水分代謝。五臟六腑氣化之過程是陰陽氣機消長變化，三焦氣化也就是下焦陽氣推動整個氣化過程，上焦氣化主降，中焦脾胃氣化主升降，即氣之升降運動及能量轉化。

　　三焦以氣為主，以氣推動身水液、體液、免疫系統。三焦氣化包括各網狀組織、結締組織、腸系膜組織等防禦系統，亦包括五臟六腑之氣化、內分泌、神經系統、血液量之相互關係與氣機之升降變化。

　　三焦氣化是人體機制維繫之要項，包括營養、氧氣的輸送。人體防衛系統，是人體維持生命現象的重點，若三焦氣化不利，則機體運作不正常，因而產生疾病。

　　三焦係行水行氣的區域，代表人體的水分津液、淋巴系統、免疫系統的代謝。因人體 70％是水分，水分阻滯包括寒氣、瘀毒或燥溼阻滯，水分的代謝在癌症的衍生，到抗癌的過程均扮演重要的角色。

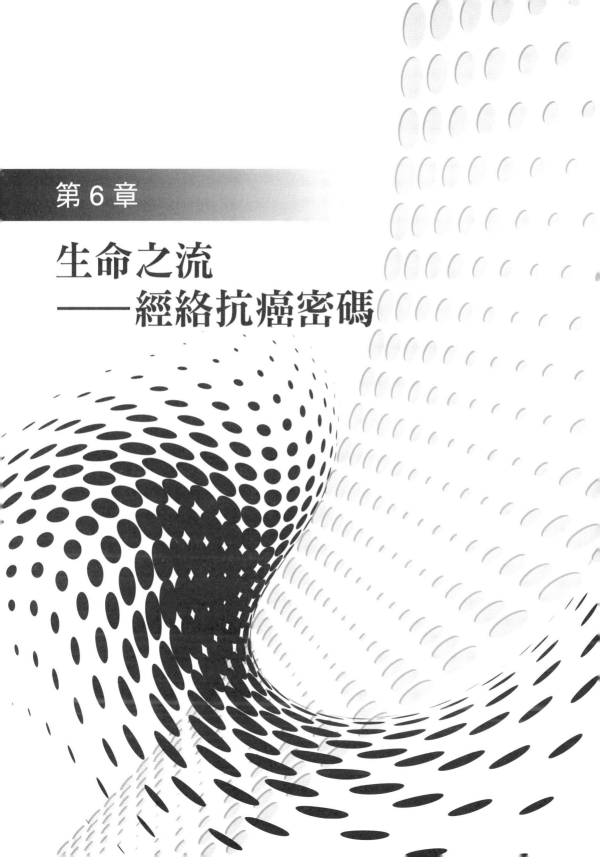

第 6 章

生命之流
——經絡抗癌密碼

人體的經絡系統是極精密、具體而微的能量系統。經絡是由細微的管狀結構物集中而成，其橫斷面呈現圓狀，中間充塞著透明的液晶物質。

　　經絡自成一格，是獨立的能量系統，發源於人體的五臟六腑，而作用於五臟六腑的氣化功能，透過臟腑氣化作用，強化五臟六腑的機能運作，其作用是解釋生理與病理為診斷與治療之重要理論依據；中醫學認為經絡「內屬於腑臟，外絡於肢節」，並有引導「氣至病所」功能。

　　全身經絡系統，形成生命之流，隱藏重要的抗癌密碼。

01 人體的經絡系統

　　人體經脈由臟腑出發，是人體能量的通路，運行臟腑的氣血，透過經絡能量的推動，營養全身肢體百骸，此各臟腑氣化的路徑即「經絡」，而「氣化」即是臟腑之機能作用。

　　臟腑是人體主要器官。在中醫理論中，臟腑有十二個，即心、肝、脾、肺、腎、心包、三焦、膽、胃、大腸、小腸、膀胱。這些內臟，一方面是實體，即器質性實體發生病變，是一種病機；另一方面是它的機能活動，即「氣化」。實體為陰，機能屬陽，臟腑即存在著陰、陽氣機之變化，以保持其正常運作。

　　經絡的作用是解釋生理與病理為診斷與治療之重要理論依據。在生理方面，經絡溝通表裡上下，連繫臟腑器官、氣血，避免外邪入侵

人體；在病理方面，臟腑傳變與經絡有關，病邪沿著經絡由外而內，由表至裡傳變，臟腑之間相互影響，病情由輕轉重之變。

經絡自成一格，是獨立的能量系統。《靈樞‧經水篇》：「八尺之士，皮肉在此，外可度量循切而得之，其死可解剖而視之。其臟之堅脆，腑之大小、穀之多少、脈之長短、血之清濁、氣之多少，十二經之多血少氣，與其少血多氣，與其皆多氣血，與其皆少氣血，皆有大數。」

經絡有別於人體之呼吸系統、消化系統、循環系統和生殖系統等，是具體而微的精細能量系統。經絡發源於人體的五臟六腑，而作用於五臟六腑的氣化功能，透過臟腑氣化作用，強化五臟六腑的機能運作。

因此，《靈樞、九針十二原》：「五臟（六腑）有疾也，應出於十二原，十二原各有所出，明知其原，睹其應而知其五臟之害矣」。中醫學認為經絡「內屬於腑臟，外絡於肢節」，並有引導「氣至病所」功能。

人體的能量系統是具體而微，極其精密、細微的龐大路線，包括：奇經八脈、十二正經、十五絡脈和 365 個穴道，這些能量系統代表生命能量之通路，也代表人體的健康狀態。所謂「神行氣行，氣行血行」，人體的能量推動血液循環。

人體的經絡系統屬垂直走向系統。人類是站立活動的生物，與生命現象有關之神經、呼吸、循環系統是垂直方向。人體的能量系統，亦是如此。人體的能量來自太陽能和其他星系，頭頂天，承受日月星辰的能量；腳踏地，接引來自地球磁場的能量。

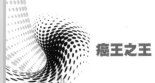

（1）奇經八脈

人體的氣由五臟六腑出發，沿著十二正經流通全身，若氣滿溢則流入奇經八脈中。奇經八脈是正經之外，調節五臟六腑氣血之功能。

奇經八脈包括任脈、督脈、沖脈、帶脈、陽維、陰維、陽蹻和陰蹻八脈。

（2）十二正經

經絡是人體內氣的運行路線。《難經》：「經脈者，行血氣，通陰陽，以榮於身軀也。」

經係縱行，絡係橫屬。經脈起於內臟，促使氣血循環。《靈樞經》：「夫十二經脈者，內屬於臟腑，外絡於肢節，運行血氣通路。」

人體之中十二正經（如圖6-1），包括手、足三陰經、三陽經。

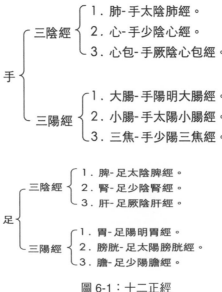

圖6-1：十二正經

（3）十五絡脈與 365 個穴道

除了十二正經外，有十五絡脈。絡脈係經與經之間的連繫，溝通內外之氣。十二正經各有一絡脈溝通表裡，加上任、督二脈及脾之大絡，共計十五絡脈。絡脈除了溝通經表裡之氣外，另有無數的微小分枝，稱「孫絡」。孫絡密佈全身，和人體的微循環有密切關係。

人體之 365 個穴道是奇經八脈、十二正經之主要能量匯集的區域，如任脈上之璇璣、膻中、神闕、氣海、關元、陰蹻，督脈上的玉枕、身柱、靈台、命門、陽關、長強穴、以及其他奇經八脈和十二正經上之穴位，總計 365 個穴位，和經絡及臟腑關係密切。

癌症在中醫來看是瘀症，是氣血阻滯的問題。只要把全身經絡和氣血暢通，五臟六腑功能恢復，人體自然有自我治癒的能力。所謂「身中自有大藥」，何必外求！況且，癌症是自己體內積聚高能量的細胞，用強力的外物藥力去對付它，恐怕並非易事。只要全身經絡氣血暢通，培養正氣（陽氣）祛除癌症邪氣，大道至易至簡！

02　四大經絡抗癌非難事

四大經絡──任、督、足太陽膀胱經、足陽明胃經，抗癌已足夠。

任脈主血，是血脈，是陰脈，總任一身陰經，位胸腹之間，主管五臟六腑的營養及氧氣。督脈屬陽，總督一身之陽經，主全身陽氣和全身的免疫機制、中樞神經、自律神經、內分泌系統，以及直接聯絡五臟六腑的運作。

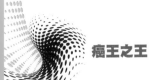

足太陽膀胱經是癌症產生的大本營，引發近七成的癌症。足太陽膀胱經主衛氣，即自然免疫力，此經絡血氣阻滯是造成癌症的主因之一。

足陽明胃經，和全身的營養及五臟六腑的正常運作有直接的關係。

從四大經絡對抗癌症，可說並非難事。它是從氣血、陽氣、免疫力、胃腸道功能、五臟六腑、神經內分泌等做全面性的自然強化免疫力。達摩功的功法，包括通任督二脈，以及強化足太陽膀胱經、足陽明胃經的功法。

陰陽調節，營氣衛氣運輸，陰陽五行氣機變化，五臟六腑氣血供輸，均由經絡完成。《黃帝內經》：「夫十二經脈者，內屬於臟腑，外絡於肢節，通達人體四肢百骸。」「經脈者，所以能決死生，處百病，調虛實，不可不通。」

足陽明胃經能量為人體第二道防線。寒氣侵體的經絡，包括膀胱經、胃經和膽經。從中醫整體的角度來看，癌症是由長期經絡氣血阻塞所致，如肝經、胃經、大腸經、膀胱經等。

經絡擔任臟腑聯絡、氣血灌輸、營血衛氣運行、濡養組織等重要的工作。經絡的傳導是經由表裡將體表和內臟密切相接。病邪之氣侵入人體後，循經絡循行向體內傳導。如太陽經司一身之表，胃經司一身之裏。邪氣寒氣侵體後，傳到陽明經、少陽經或少陰經。因此，若寒氣犯肺，會傳導至心包經。

經絡遍佈全身，在人體內聯繫五臟六腑，布輸氣血，傳導刺激、溝通內外表裡的作用。人體十二正經和臟、氣血、皮、肉、筋、骨的

相互依存和個別功能運作有密切關係。而十二正經如江河，奇經八脈如湖泊，錯綜佈列於十二正經之間，做為調節十二正經氣脈運行之作用。

人體的經絡系統是一個龐大的能量系統，儲存、開發與運送巨大能量，推動血液在全身運行。因此，開發經絡、穴道可以提升五臟六腑的功能，以提升人體自然免疫力。因此，經絡的鍛鍊和開發，可以增強人體的自然治癒及抗癌能力。

人體奇經八脈、十二正經與免疫功能、臟腑機制功能有密切關係，尤其是督脈與足太陽膀胱經和人體正氣、衛氣有直接關係。調節督脈和足太陽膀胱經是人體免疫力的關鍵因素之一。

03 任脈抗癌

人體正面屬陰，背部屬陽。任脈主血，督脈主氣。任脈總任一身陰脈，為胸腹中央之經脈，包括承漿穴、天突、璇璣、華蓋、膻中、神闕、氣海、關元、中極、陰蹻等主要穴道。

任脈主管內臟、呼吸、消化和生殖系統。任脈位於胸腹之間，直接和五臟六腑之營養、氧氣有關，尤其是和下腹部胃腸道的消化吸收和生殖器官有密切關係。

任脈主導的內分泌，包括甲狀腺、副甲狀腺、胸腺、腸液、胃泌素、性腺等人體重要內分泌，尤其婦女疾病，如子宮肌瘤、卵巢囊腫、子宮內膜異位、經痛，都和任脈有關。

氣血淤積在臟腑之間，主要是任脈阻滯的病機。任脈是八陰之匯

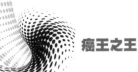

集，是手三陰經、足三陰經、陰維脈、陰蹻脈等八大陰脈之匯集。任脈是血脈，和人體的臟腑氣血升降有密切關係。任脈氣機不通、臟腑氣血阻滯，是癌症發生原因之一。

任脈上的主要穴道和臟腑有直接的關係，膻中穴和宗氣、心、肺臟腑連結調節心肺功能，以及宗氣貫入肺臟，主全身之氣。膻中穴氣血不通，宗氣阻滯，無法下降至下丹田，導致人體無法對抗癌症。

神闕穴和小腸的消化、吸收、脾胃的升清降濁，能量的轉換和升發有關。神闕穴可以說是和小腸、脾胃相連結。

氣海、關元穴是下丹田元氣之處所，和腸道的消化吸收，以及生殖器官有直接的關聯。

任脈和臟腑，血的生成轉化有關，調節及強化任脈，有助於氣血水平的提升及促進氣血循環，以及臟腑氣化。

任脈係在人體胸腹中央垂直的重要經脈，達摩功立旋轉功法可鍛鍊任脈，對任脈作 90° 角度之橫向鍛鍊，可直接強化任脈，促進全身氣血循環，有效改善消化系統和生殖系統疾病。

04　督脈抗癌

人體督脈位於脊柱之內，「總督一身陽脈」。督脈通，全身的防禦系統功能，包括全身淋巴系統，才會正常。督脈和五臟六腑的功能正常運作有密切關連，而五臟六腑和抗癌能力有關。**脊髓是人體免疫幹細胞，包括 B 細胞和 T 細胞的發源地，更是抗癌的大本營，因此，脊髓和督脈是抗癌的關鍵。**

　　大部分的癌症患者的督脈（位於脊椎內）是不通的，而督脈是人體陽氣的主要通路。勤練脊髓功（坐旋轉功），透過脊椎的橫向旋轉運動，在脊髓內部督脈產生旋轉和壓縮的巨大陽氣，此陽氣可提升人體的自然免疫力，並疏導全身手腳的六大陽經脈，打通全身氣脈，培養元陽之氣，對抗癌症。

　　抗癌的關鍵在提升人體的自然免疫力、內臟功能和督脈陽氣，把心、肝、腎、胃腸道、督脈等關鍵性的抗癌能量恢復，以對抗癌症。

　　從中醫來看，癌症大部分屬邪實，即正氣不足，邪氣鬱積所致，所謂「邪之所湊，其氣必虛」，陽氣不足是癌症的主因之一，如何培養督脈陽氣對抗邪氣？是對抗癌症的重要項目。

　　達摩功坐旋轉功，頭部保持不動，以雙手帶動身體做左右、放鬆的旋轉運動，則脊髓腔內因脊椎如「鑽木取火」式的磁場共振效應，基於陽氣上升、陰氣下降，脊髓腔內的陽氣上升並帶動全身的氣血循環，以及快速強化人體自然免疫力。因此，抗癌必先打通督脈。

　　督腺是氣脈、主氣、總督全身陽脈，包括手三陽經、足三陽經、陽蹻脈、陽維脈，循環脊髓入絡腎和腦，主髓生腦，是人體陽氣的最大通絡。

　　督脈以能量溢注到足太陽膀胱經、足陽明胃經等。另外，督脈由腎髓通腦。大腦主控全身的神經和內分泌系統之生化反應，督脈氣通，有助於維持大腦的穩定性，對於全身的免疫監測和執行系統具有關鍵性地位。因此，督脈在抗癌扮演著關鍵性地位。

　　督脈上的命門穴連結腎臟，是人體元氣所在，也是陽氣起始地。督脈的陽氣是人體抗癌關鍵之一，而陽氣不足是癌症發生的主因。

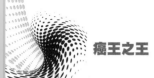

　　督脈是大腦腦炁和生殖系統之精炁連接的通路。脊髓是大腦的延伸，脊椎中的督脈是人體能量系統的高速公路，也是中樞神經、自律神經和內分泌之重要通路。

　　督脈所經之主要內分泌，包括：下視丘、松果體、腦下垂體、腎上腺和性腺等人體重要內分泌系統。腦下垂體透過脊髓，傳遞內分泌，對腎上腺、甲狀腺、副甲狀腺、性腺激素產生直接的影響，並透過自律神經系統，對腎上腺皮質、腎上腺髓質、胰液等內分泌進行適度的調節。

　　督脈在脊椎骨內，骨主氣、骨生氣。以脊椎骨來說，人體是站立的動物，內臟包括心、肺、肝、脾、腎、膽、胃、腸等均掛在脊椎上，若脊椎強實，五臟六腑必然強健。而且，脊椎內是督脈所在，人體氣之最大發源地，練脊椎是高級氣功的法門，也是氣功祕訣。

　　督脈是人體精炁、元炁上達腦炁的要道，也是大腦保健能量，指揮內分泌調節之重要通道。大腦透過脊髓傳達能量，並經由自律神經，對全身的呼吸、消化吸收、血液循環、內分泌和生殖系統等生命現象之維持做直接且無意識之反射調節。因此，透過氣功之修煉，可強化腦炁，使大腦產生入靜作用，強化大腦對內分泌之適度調節。

　　自律神經包括交感神經和副交感神經。交感神經與副交感神經衝動不斷地傳送到內臟，影響各內臟之內分泌。由此可見，交感神經和副交感神經陰陽平衡是人體健康之重要機制。

　　達摩功之坐旋轉功法，是全世界打通督脈最快速的方法，也是最直接通督脈的方法。端坐在椅子或地毯上，維持頭部及臀部不動，以雙手帶動脊椎，不斷做左右放鬆的旋轉，在脊髓內產生旋轉與壓縮的

共振能量，此脊髓內的共振能量產生巨大的陽氣，此陽氣正是人體抗癌治病的最大本錢，也是抗癌的祕笈。

　　癌症患者要把脊髓內的陽氣培養出來，把督脈打通。這是最快速打通督脈，培養陽氣（正氣）對抗癌症邪氣的方法，只要將旋轉功法好好練，隨時練、放鬆練，脊髓督脈陽氣自然產生，督脈陽氣透過人體八大陽經通過達全身，使全身五臟六腑、四肢百骸充滿陽氣，因此，打通督脈是抗癌的關鍵。

　　而督脈所屬之重要穴道則包括——

（1）命門穴：

　　命門位於臍中（肚臍）相對之背部脊椎骨內，與臍內丹田相對，兩者以帶脈能量相連繫。

　　意守命門，引導臍中穴道之氣機旋轉，依太極左旋方式帶動能量旋轉。命門和臍中所形成的巨大磁場可強化龍虎竅之元炁，並可加強大腦神經元之穩定性。

　　命門主對腎臟氣血及內分泌之神經調節機制。明代張景嶽：「命門為水火之府、陰陽之宅、精氣之海、生死之竅。」腎主骨，若命門氣虛或受到傷害，極易造成腰痠背痛及椎間盤突出。骨刺主要是脊椎之退化，又稱退化性關節炎，乃長期脊椎退化加上姿勢不良所致，主要發生在腰椎及頸椎。意守命門，可調節腎臟功能，並經骨髓還精補腦，對於大腦第三腦室、下視丘、腦下垂體及松果體具有直接影響。

　　命門對於生殖系統具直接作用。來自腦下垂體的內分泌腺刺激腎上腺皮質，雄性激素類固醇由腎上腺合成。因此，命門、腎臟、腦下

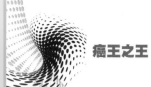

垂體之性功能垂軸對人類的性功能具絕對的正面影響。

（2）夾脊：

夾脊位於背部兩肩胛骨內側區域，包括靈台與身柱二穴。夾脊主心臟搏動及心律功能，對調節心律不整具直接效果。意守夾脊，對心肺功能具強化效果。夾脊不通，直接影響到腦袋。腦神經衰弱，亦與夾脊能量不通有密切關係。

（3）玉枕穴：

位於兩枕骨之間，與口相對。武術及氣功均要求收下顎，玉枕穴容易放鬆。此穴對大腦中之脊髓、小腦運動神經和透過延腦、橋腦等第三腦室之下視丘起重大作用，影響性腺、內分泌腺體之調節功能。

（4）山根穴：

位雙眼之間，額骨和鼻相交之處。煉神主要守此穴，意念輕輕安住、注入於此，產生光芒。守山根之方法為兩眼之能量輕而緩慢地同時向山根集中，然後定於此。

守此穴道可開發松果體，使性慾和性荷爾蒙間得到平衡狀態，性能量高度淨化而不致於損耗掉，具高度性能量，但呈無念無欲之境界，在有與非有之間達到平衡點。

05　老中醫和足太陽膀胱經

　　一位行醫四十餘年的知名老中醫說：「足太陽膀胱經在人體後背上有許多俞穴，俞就是通道的意思，有肺俞、胃俞、脾俞、肝俞、膽俞、心俞、厥陰俞、腎俞等，這些俞穴各自通到各個臟腑，若這些排污水道通了，很多的疾病都解決了。我行醫四十餘年的經驗，足太陽膀胱經上能量和廢棄物的走向，是橫向的。從足太陽膀胱經上，像是心俞穴，用橫向的推拿，但最好是橫向運動就可以解決心臟問題。我可以用足太陽膀胱經之橫向方式解決大部分的疾病，你能不能研發一種機器，可以針對脊椎上每一節，做橫向地旋轉運動？對人類健康將是最大的貢獻。」事實上，針對脊椎上每一節，做橫向地旋轉運動的機械結構即可達到目的。

　　人體其他十一正經，在膀胱經上都有對應的腧穴，如對應肝經的肝腧穴、肺經之肺俞穴、心經的心腧穴等。肺俞、厥陰俞、心俞、督俞、膈俞、肝俞、膽俞、脾俞、胃俞、三焦俞、腎俞、氣海俞、大腸俞、關元俞、膀胱俞、中膂俞、白環俞等穴，這些穴位是人體十一正經內存在液體和氣橫向的通道，十一正經中帶著廢棄物的液體和氣體，最後都會匯集流向膀胱經，從膀胱腧穴進進膀胱，最後經由膀胱排出體外。

　　沿著膀胱經下行至第三椎下凹處為肺俞穴，第五椎中線二寸為心俞，第七、九、十椎，分別為膈俞、肝俞、膽俞，第十一、十二、十三椎，分別為脾俞、胃俞、三焦俞，第十四、十六、十七椎，分別為腎俞、大腸俞、關元俞，第十八、十九椎分別為小腸俞、膀胱俞，

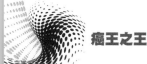

第廿椎為中膂俞穴。

膀胱經行至臀部有八孔，足太陽膀胱經循行肺俞穴，挾脊抵腰中厥陰俞穴，再循心俞、督俞、膈俞、肝俞、膽俞、脾俞、胃俞、三焦俞、入循膂絡腎。從腎俞穴循行氣海俞，從腰中下挾脊大腸俞，再循關元俞、膀胱俞、中膂俞等穴，為八髎（道門稱為八卦）。

足太陽膀胱經，太陽為陽氣大盛，在身體之最外的意義，與各臟腑大都有俞穴關係與腎經相表裡。俞穴是人體臟腑經絡氣血轉輸的特殊部位。俞穴分佈在經絡的路線上，而經絡在臟腑與體表間具有轉輸與連結的功能，俞穴之作用是經絡、臟腑之聯繫內外的關係。（如表6-1）

表 6-1 穴位和脊椎每一節、五臟六腑之對應關係

俞穴	對應脊椎部位	對應內臟
肺俞穴	第三椎下凹處	肺
厥陰俞穴	第四椎	心
心俞	第五椎中線二寸	心
膈俞（血會穴）	第七椎	膈
肝俞	第九椎	肝
膽俞	第十椎	膽
脾俞	第十一椎	脾
胃俞	第十二椎	胃
焦俞	第十三椎	焦
腎俞	第十四椎	腎
大腸俞	第十六椎	大腸
關元俞	第十七椎	關元
小腸俞	第十八椎	小腸
膀胱俞	第十九椎	膀胱
中膂俞穴	第廿椎	中膂

因此，從老中醫的四十多年的經驗以及「九成以上的疾病，都可以透過調整脊椎方式獲得解決」，針對脊椎上每一節，做橫向地旋轉運動，將可以解決人類大部分疾病。

06 足太陽膀胱經引發的癌症占人體所有的癌症七成以上

足太陽膀胱經是抗癌非常重要的經絡，膀胱經所引發的癌症腫瘤占人體所有癌症七成以上，膀胱經氣血阻滯為癌症發生的大本營。

足太陽膀胱經由後腳跟而上，在脊椎兩側至大腦；每側有 67 穴位，左右共有 134 個穴位，是全部經脈中擁有最多穴位的經脈。

膀胱經主衛氣，陽氣靠膀胱經上的穴位輸送至五臟六腑。膀胱經的氣血暢通，是抗癌的重要途徑之一。若膀胱經氣血不通，則膀胱經抵禦外邪的第一道防線失守，邪氣進入到人體第二防線——陽明經，成為深度臟腑受外邪侵入，人體的抵抗力就逐漸衰弱。

《黃帝內經・素問》曰：「膀胱者，州都之官，津液藏焉，氣化則能出矣。」膀胱經是水腑，負責水的排洩和氣化，而脾肝腎臟腑化，即透過水和氣的運化而成，膀胱經則主脾腎的水氣運化、陽氣產生及升發。若膀胱經氣血不通，則水的氣化和陽氣產生出現阻滯情況。

足太陽膀胱經由命門火將膀胱水氣化，上行至大腦，並沿著足太陽膀胱經下行絡腎，主防衛之氣。足太陽膀胱經主諸陽之氣，陽氣濡潤筋骨。若足太陽膀胱經氣機阻滯，則背脊、腰背、頭部疼痛、四肢

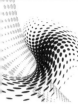

麻木。

九成以上肺癌患者有脊椎側彎或足太陽膀胱經氣機阻滯的問題，主要是胸椎第三椎下凹處為足太陽膀胱經肺俞穴，足太陽膀胱經肺俞穴氣血阻滯不通，直接影響到肺血循環，造成肺臟氣滯血瘀，引發肺癌。

脊椎不正竟是罹癌高危險群！脊椎側彎或不正，則足太陽膀胱經經絡阻滯。不正的脊椎，從中醫的角度來講，人體的主要內臟，包括心臟、肺臟、肝臟、腎臟、胃腸道等，都依賴韌帶和脂肪掛在脊椎上，若脊椎不正，五臟六腑因足太陽膀胱經受阻，氣血不通就會缺氧，缺氧會讓細胞產生突變，生成癌細胞。

足太陽膀胱經由雙後腳跟而上，在脊椎兩側至大腦。膀胱經是人體最特別的經絡。因此，站立式練功要求雙腳平行，主要是要鍛鍊足太陽膀胱經，讓氣由雙腳跟沿著足太陽膀胱經而上。

膀胱經主衛氣，陽氣靠膀胱經上的穴位橫向輸送至五臟六腑。膀胱經的氣血暢通是抗癌的重要路線，若膀胱經氣血不通，則膀胱經抗寒氣、邪氣和溼氣之功能受阻，人體的第一道防線失守，邪實之氣進入到人體第二防線——足陽明胃經，造成外邪之氣侵入深層五臟六腑，人體的各種疾病之防禦力漸失。

膀胱經為人體重要的排毒通路，膀胱經必須暢通無阻，在臀部殷門穴至委中穴這區段膀胱經至關重要，因為此處有兩條膀胱經通路在此經過，此處聚毒最多。若此處聚毒不散，體內必生瘀積腫瘤，此處是抗癌之重點處，實為安身立命之所，不可不知。

足太陽膀胱經是經絡抗癌之本，也是人體防衛之氣和排毒之大本

營，關係到對抗癌症至鉅。達摩功之經絡抗癌有膀胱經之功法，可以有效地防治癌症。

07　足陽明胃經與抗癌

脾胃為後天之體，主營氣，水穀精氣生化之源，為十二經之海。百病可謂皆因脾胃衰弱，無法提供陽氣造血，使五臟六腑營養和氣血不足，身體的免疫力衰弱。

脾胃虛，則肺氣絕。肺虛弱不能肅降通氣於臟腑，暢通經絡，則百病叢生，而其根本在脾胃氣虛，不能提供水穀精華之氣所致。**和足陽明胃經有關癌症，包括乳癌、肺癌、肝癌、腸癌、胰臟癌等人體主要的癌症。因此，足陽明胃經氣血暢通，可以防止大多數的癌症。**

物質凝聚或邪氣能量積聚，成為癌症腫瘤，癌症是氣血瘀積的病，而造成淤積的因素，即中醫所說明六經「風寒、暑、溼、燥火」。這些邪氣阻塞經絡，造成氣血不通、循環不良。

在內臟方面，胃虛火動、脾蘊溼濁、肝鬱化火、痰火蒙心、胃火內熾、肺躁風動等臟腑邪氣，阻滯氣脈及臟腑氣機升降，臟腑功能衰退，免疫力下降，易造成癌症腫瘤。

若臟腑能量堵住，經脈氣脈不通，癌症會以 15 倍的速度快速成長，尤其是足陽膀胱經上的腧穴，如肺腧、肝腧、腎腧等通達五臟六腑，若膀胱經不通，則七成以上癌的發生都和它有關。

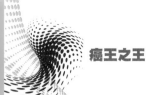

08 從足陽明胃經看肺腺癌

　　足陽明胃經能量為人體第二道防線。寒氣侵體的經絡，包括膀胱經、胃經和膽經。從中醫整體的角度來看，癌症是由長期經絡氣血阻塞所致，如肝經、胃經、大腸經、膀胱經等。

　　經絡擔任臟腑聯絡、氣血灌輸、營血衛氣運行、濡養組織等重要工作。經絡的傳導，是經由表裡將體表和內臟密切相接。病邪之氣侵入人體後，循經絡循行向體內傳導。如太陽經司一身之表，陽明經司一身之裡。邪氣寒氣侵體後，傳到陽明經，少陽經或少陰經。因此，若寒氣犯肺，會得傳導至心包經。

　　肺腺癌是足陽明胃經的病。脾胃是肺之本，「脾胃虛，則肺氣絕」。脾胃屬土，肺屬金，中醫五行相生相剋，脾土生肺金。肺臟之氣和營養，主要來自脾土。若脾胃虛，肺氣不足。肺臟功能、氣血虛，肺之代謝功能不佳，容易滋生癌症。

　　脾胃中宮一帶，是淋巴腺主要經過區域，足陽明胃經和淋巴腺之暢通有直接關係。因此，打通足陽明胃經，有助於淋巴系統之排毒，而而淋巴系統之毒物即是癌症腫瘤。

　　足陽明胃經下膈屬胃絡脾，是五臟六腑之海，而且胃氣乃承受脾氣而來。

　　《黃帝內經・素問》稱「胃經為十二經之長」，係其經氣獨盛的因素，陽明胃經病變以屬實屬熱居多。胃是五臟六腑氣血津液的來源，若陽明胃經氣血通暢，納水穀精微物質，則十二經脈氣血充足，身體自然健康。云：「人無胃氣，則病不可治。」《黃帝內經・素問》

〈平人氣象論〉曰：「人無胃氣曰逆，逆者死。」即說明人們在抗癌過程中，絕對不可傷及胃氣，若胃腸道受損嚴重，癌症病患沒有胃口，也就沒有足夠的體力和抵抗力來對抗癌症。因此，癌症患者切忌傷及胃腸道。

　　脾胃直接影響肺臟之氣血循環和營養供輸，通足陽明胃經是防治肺腺癌之首要重點。達摩功之胃腸功可以有效地強化足陽明胃經，對抗肺腺癌。

09　手陽明大腸經與大腸癌

　　手陽明大腸經，下絡肺與大腸。《黃帝內經》曰：「陽明經多氣多血。」即說明陽明經氣血壅盛，氣血不通阻滯大腸，造成便祕、下痢等問題，易生積聚之變，造成腸癌。

　　手陽明大腸經若氣機瘀塞，出現之症狀為鼻塞、喉嚨痛、頸部腫脹、眼睛發黃等。

　　手陽明大腸經起於食指前端之商陽穴，經虎口之合谷穴，至兩筋間之陽溪穴、手三里穴，手肘外側之曲池穴，上肩顒穴，經天鼎沿頰而上，向上包夾鼻孔，至迎香穴，經下齒，絡肺，經膈屬大腸。

　　手陽明大腸經之另一脈由肩顒穴，通大椎穴，向下入缺盆穴，繞經肺臟，下膈屬大腸。因此，手陽明大腸經係受肺臟氣化，氣血下行通大腸。

　　手陽明大腸經，依子午流注所示，卯時（5 點至 7 點）大腸經氣旺盛，有利於腸道排泄和排毒，為上廁所排便最適合時間。

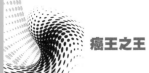
人體內胃、膽、大腸、小腸、三焦、膀胱六個臟器的合稱六腑。《靈樞‧本臟》：「六腑者，所以化水穀而行津液者也。」人體六腑主受納、腐熟食穀，分別清濁，將廢棄物排出體外。因此，六腑具有受納、轉輸水穀的功能。大腸主傳導功能，《黃帝內經‧素問》〈靈蘭祕典論〉：「大腸者，傳導之官，變化出焉。」《黃帝內經‧素問》〈五臟別論〉：「六腑者，傳化物而不藏，故實而不能滿也。」

腸癌主要是氣血淤積不通所致，和手太陰肺經及手陽明大腸經有直接關係。手陽明大腸經，下絡肺與大腸，協助手太陰肺經下通大腸。

達摩功之心臟功，可以鍛鍊手太陰肺經及手陽明大腸經納氣下行，疏通大腸，防治腸癌。

10 從經絡系統對抗乳癌

台灣地區女性乳癌，每年新診斷約 1 萬 3,000 名以上乳癌新病例，並呈現持續攀升。台灣地區婦女乳癌發生率高峰為 45 ～ 69 歲，發生年齡比歐美婦女年輕了 10 歲左右（乳癌中位數，台灣 53 歲、美國 61 歲），而且有年輕化趨勢。

國外研究發現，30 歲以下的乳癌患者，有 34％帶有遺傳性的突變基因，30 ～ 39 歲的乳癌則有 23％帶有遺傳性突變，年輕的患者有可能是遺傳性乳癌的患者。

女性乳癌中，乳房和胃、腎臟有密切關係，要由足陽明胃經和足少陰腎經對抗乳癌。而乳頭主肝，和足厥陰肝經有關。足厥陰肝經，由膝蓋之曲泉穴，沿股內側上達陰部鼠蹊穴，繞陰部上抵下腹部，復

上行經肋骨之章門穴，向上乳下一寸半之期門穴，絡膽屬肝，上橫膈達喉嚨，通達於眼，並上行與督脈相接。

足厥陰肝經之病，包括眼睛之視神經、生殖器官、肝膽，並影響腸胃之氣，造成胸脅脹滿、食物不易消化、嘔吐不適等症狀。

女性乳癌主要與胃、腎臟和肝臟有關，主病在足厥陰肝經。因此必須從足厥陰肝經、足陽明胃經和足少陰腎經方向解決，尤其是足陽明胃經之氣街、肝經章門穴等。

中醫的《內經》所云：「肺主憂，故憂傷肺；腎主恐，故恐傷腎；肝主怒，故怒傷肝；脾主思，過思傷脾；心主喜，過喜傷心。」因此，人的情緒會經由經絡系統和神經內分泌影響到生理功能。

按照中醫經絡學，**人體之經絡系統有手太陰肺經、手少陰心經、手厥陰心包經、足厥陰肝經、足陽明胃經、足少陽膽經、足太陰脾經、足少陰腎經，與奇經八脈中的陰維脈、陰蹻脈、任脈，共有十一條經絡，其中八條正經和奇經三條經過乳房，尤其是乳頭下方正是足厥陰肝經所經過之處。人體如此複雜的經絡匯集於此處，乳房有十一條馬路（經絡）交會在一處，自然容易生出病變。**

心中之鬱悶可想而知，所以容易發生乳癌，肝臟提供免疫細胞及全身荷爾蒙之原料，強化肝臟，有助於增強人體的抵抗力。

肝臟功透過身體向右旋轉時，肝臟自然會吸脹吐縮，做肝臟的內氣按摩，促進肝臟的氣血循環。另外，肝臟功帶動第七至十二胸椎做向右邊的旋轉，使胸椎的神經系統功能正常，是一種非常簡易有效的肝臟內氣按摩和神經鍛鍊的方法。

第 7 章

生命網格
——自然免疫力

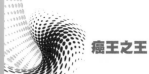

人體是一台生物電腦。人體免疫細胞中的白血球，每一秒鐘都進行億萬兆次的明智決策，從神經系統、內分泌系統、循環系統、呼吸系統、免疫系統等，把化學反應和物理程式串聯在一起，創造生命決策系統。把身體所有的維生系統整合的運作，以對抗外來的病毒、細菌或內在產生的癌細胞，做精密地辨識、標記、獵殺的過程，在人體內一場偉大精密的免疫機制，無時無刻的進行人體的巨大生命維護工程，這就是人體自然免疫力的日常工作。

免疫力扮演抗癌關鍵角色，主要是腸道免疫力（占人體 70％的免疫細胞）、脊髓能量（免疫幹細胞發源地）、腎上腺糖皮質激素（人體最重要的免疫調控荷爾蒙）、肝臟（肝細胞內核醣體每秒生產數千萬免疫細胞原料的蛋白質）、足太陽膀胱經（主人體防衛之氣）、中丹田膻中穴（人體胸腺所在，免疫 T 細胞成熟之處），形成重要的生命網格。

01 人體的免疫機制

人的免疫功能是指針對外來侵入物質（包括病毒、細菌等）或其他非自身物質產生認知，並進行一連串防禦措施的效應。人體的免疫功能非常強大，五臟六腑也具備非常堅強的生命力。只要提升人體免疫力和臟腑的排毒與淨化功能，靠自己的身體的潛在能力，就足夠對抗癌症。

人體的免疫系統是非常複雜的機制，是人體重要防衛機制。它所

牽連的組織器官包括脊髓免疫幹細胞、胸腺、淋巴系統、肺臟、肝臟、脾臟、腎臟、胃腸網狀組織等，例如：肝臟合成免疫細胞的原料和人體各種荷爾蒙，腎主陽氣，腎上腺皮質、髓質和免疫功能有直接關係，胃腸道提供免疫細胞原料，肺是人體和空氣接觸的第一線，肺臟內有大量的免疫細胞，脊髓內免疫幹細胞是免疫細胞生成處所。

　　人體的免疫系統係由免疫器官（骨髓、胸腺、脾臟、淋巴結等）、免疫細胞（淋巴球、顆粒白血球、巨噬細胞、肥大細胞等），以及免疫分子（免疫球蛋白、補體等）組成。**骨髓是人體的主要造血工廠，也是免疫幹細胞的發源地。**

　　腎臟是免疫功能環節中重要的內臟。腎臟是人體元氣所在，供應其他內臟能量，保持體內環境的穩定狀態。腎功能失調，其他內臟立即深受其害。所謂「腎主納氣」，「衛氣生於下焦」，即衛氣來自於下焦的腎臟。

　　腎上腺皮質分泌皮質類固醇，可抑制過度的免疫反應，如 T 細胞、T 輔助細胞及抑制細胞，以輔助或抑制 B 細胞形成抗體。目前有許多免疫功能過度反應之疾病，如僵直脊椎炎、紅斑性狼瘡、類風溼關節炎等均是這類疾病，也是體質上的疾病，首先須從強化腎臟著手，以強化腎上腺功能，避免皮質類固醇分泌失調。

　　其他周邊淋巴組織，包括淋巴結、扁桃腺、腸道、呼吸道黏膜所形成的網狀內皮組織之體液是人體免疫功能重要的一環。三焦主體液、淋巴液和水分之運作，與免疫功能有密切之關係。

　　癌症之主要原因在於自然殺手細胞不足所致，即人體免疫功能失調所致。如何快速強化免疫功能？是人體抵抗癌症之重要環節。人體

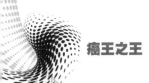

免疫細胞主要在脊髓之幹細胞和胸腺，其他內臟如腎臟、肺臟、脾臟、肝臟、以及淋巴結、扁桃腺、腸道、呼吸道黏膜之網狀內皮組織和三焦，皆和人體免疫功能有密切關係。

02 胸腺（Thymus）T 細胞與自體免疫反應

自體免疫系統攻擊自身細胞的疾病，如僵直性脊髓炎、類風溼性關節炎、紅斑性狼瘡、潰瘍性腸炎、克隆氏症等，稱為「自體免疫疾病」。臺灣地區自體免疫疾病總盛行率約為人口的 5.2％以上。這些疾病的主因是 T 細胞對自體抗原產生的免疫反應。

T 細胞於胸線分化、成熟的一種淋巴球，約占血液內淋巴球 80％。具有辨識病原體等成分的受體，是誘發專一性免疫反應的重要細胞。**位於中丹田胸腺（雙乳中間）是 T 細胞分化逐漸成熟的地方，胸腺髓質上皮細胞的轉錄因子，能調控自體抗原基因的表現，在篩選 T 細胞及防止自體免疫，扮演抗癌非常重要的角色。**

隨著年齡增加，在身體各內臟器官出現發炎性細胞浸潤、產生自體抗原、破壞自體組織等自體免疫症狀。胸腺分化成熟的 T 細胞，若調控自體免疫的部分失控，將引發一系列自體免疫系統的相關疾病。

要克服自體免疫系統疾病，必須從鍛鍊中丹田胸腺（雙乳中間）和腎上腺糖皮質激素著手。達摩功法之心臟功及腎臟功專門鍛鍊中丹田胸腺（雙乳中間）和腎上腺糖皮質激素的方法，因此，可以防治自體免疫系統疾病和癌症。

03　恢復人體的自然免疫力

　　人體的臟腑隨著歲月的累積，毒素積存內臟，造成內臟功能衰退，因而使人體堆積的廢物積存在體內，更加重內臟的負擔。

　　人體的免疫力和脊髓、胃腸道、肝、腎等有極密切的關係，這些內臟組織也是人體自癒能力的關鍵，胃腸道和肝臟是製造免疫細胞原料的工廠，骨髓是免疫細胞的發源地，而腎臟是推動免疫細胞運作的動力。

　　因此，提升人體自然自癒及抗癌能力，須從強化肝、腎、脾、胃腸道、脊髓、神經系統、胸腺等方面著手，提高免疫能力。抗癌的關鍵在提升人體的自然免疫力、內臟功能和督脈陽氣。只要把心、肝、腎、胃腸道、督脈等關鍵性的抗癌能量恢復，足夠對抗癌症。

　　胃腸道之營養消化、吸收會影響身體各組織器官之功能與運作，也會影響神經系統功能及神經傳導物質之組成原料。而且腸道的排毒功能，是人體重要排毒機制，避免毒素累積，影響肝、腎功能和神經系統的穩定機制。

　　接著，談談人體的解毒系統：**腸黏膜為人體之第一道解毒系統，也是人體最重要的免疫器官；第二道解毒系統為肝和膽汁，是人體的主要解毒器官；第三道解毒系統為淋巴結、網狀內皮組織系統、胸線、脾臟、骨髓、肋膜、腹膜等；第四道解毒系統為神經內分泌系統。**因此，排毒抗癌必須從腸道解毒系統、肝膽淨化、淋巴系統和網狀內皮組織系統排毒，強化胸線、脾臟、骨髓、神經內分泌系統功能做起。

　　另外，癌症既然是人體毒素累積體內產生細胞基因突變，如何排

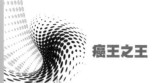

除人體毒素是一項重點工作。**人體解毒和排毒功能主要在內臟，尤其是肝臟解毒功能、腎臟排毒功能、心臟血液供應量及肺臟之氧氣供應量都是排毒重點。大部分癌症患者五臟六腑功能皆不佳，尤其是腎臟和肝臟之臟氣普遍不足。**

達摩功重點在於強化內臟功能和臟氣，使五臟六腑氣化正常。因此，勤練達摩功強化內臟，可排除人體累積的毒素，使氣血循環良好，有效防治癌症。

身體某些能量消失，以及各部機能失調，無法把有毒廢棄物從消化道、血液、淋巴系統排出，是抗癌之重要課題。只有靠身體不斷淨化過程，包括腸道和肝膽淨化，避免淋巴管阻塞及紓解內臟壓力，才是抗癌之道。

04 自己的身體治自己的疾病

人體的心、腎、肝、肺、脾胃等具備驚人的潛能及強大的生命力，只要調節每一個內臟的陰陽氣血平衡，重新啟動它的生命陽氣動力，讓內臟的能量重新動起來，沉睡的內臟潛能重新啟動，可以克服癌症及各種疑難雜症。

人體的奇經八脈和十二正經是人體重要能量通道，尤其督脈能量是健康的關鍵。每一正經都對應一個內臟，如手太陰肺經、足厥陰肝經等，而五臟六腑是人體重要能量中心，只要好好用達摩功鍛鍊內臟，做內臟內氣按摩，以及打通督脈，可以恢復人體的自然免疫力和自然治癒能力，讓我們用自己的身體去治癒自己的疾病。

人體原本就有很強的生命力，也具備自然治癒的能力。癌細胞的存在，說明人體對生命的求救信號，去了解它，用自體的免疫力去克服它。

人體的五臟六腑具備驚人的潛能，而七成以上的內臟組織在備而不用的狀態。例如人體肝臟，充其量只用到三成，七成在備用狀態。其他如腎臟、心肺功能也是具備七成的備用能量；如何開發及恢復人體內臟七成的備用組織能量？是抗癌的關鍵。只要重新啟動內臟能量，調和陰陽之氣，可以恢復人體自然治癒能力。

包括癌症在內的各種疾病，人體都具備足夠能力去對抗和克服它。重要的是，把這些人體的自然治癒能力找出來，並且把它恢復過來，才是抗癌的重點。

對抗癌症不必外求，只要靠自己身體的強大自然免疫力，以及強大的五臟六腑的生命維繫與防衛功能，就已經足夠了。

05 骨髓是重要的造血和免疫器官

骨髓的重要功能就是產生各種細胞的幹細胞，這些幹細胞分化生成各種細胞如紅細胞、白細胞、血小板、淋巴細胞等，骨髓的作用就是造血功能。因此，骨髓對於維持機體的生命和免疫力非常重要。

血液細胞包括有紅血球、白血球以和血小板三種血球，主要是由骨髓產生後釋放到周邊血液，正常人體循環血液量約占人體重的 8% 左右，紅血球含有血紅素，主要功能為將肺臟中的氧氣運送到全身的各組織細胞之中；而白血球為身體的主要免疫系統，又可分為顆粒性

白血球、單核球及淋巴球；當人體受到外來的細菌或病毒攻擊時，這些白血球便會保護身體，或執行吞噬功能或產生抗體，來排除這些外來病毒的攻擊。

血液的所有細胞成分都來源自造血幹細胞，其中髓類細胞（紅細胞系、粒細胞系、單核細胞系與巨核細胞——血小板系）是完全在骨髓內分化生成的；淋巴類細胞（T 細胞與 B 細胞）的發育前期是在骨髓內完成；T 細胞在胸腺成熟，另外 B 細胞分化為漿細胞後，回到骨髓，並大量產生抗體。

造血組織包括網狀結締組織與造血細胞。神經、微血管系統、網狀細胞、成纖維細胞、血竇內皮細胞、巨噬細胞、脂肪細胞等形成網狀結構，不僅為造血細胞提供支援與營養，更提供造血的微環境——基質細胞通過接觸，以及分泌體液因數，調節造血幹細胞及各種造血細胞的增殖及分化。骨髓是人體的造血組織，位於身體的許多骨骼內。因此，**骨髓不但是造血器官，它還是重要的免疫器官。**

骨髓是人體的主要造血工廠，也是免疫幹細胞的發源地。強化脊髓內的組織細胞是強化免疫功能之根本方法。脊髓中的免疫幹細胞產生淋巴類幹細胞和髓類幹細胞。淋巴類幹細胞包括 T 細胞和 B 細胞，髓類幹細胞包括血小板、嗜中球、單核球、嗜伊紅血球及嗜鹼白血球。嗜中球及嗜伊紅血球所產生之單核吞噬細胞，分佈在肝臟、骨骼、腎臟、肺臟及皮膚血液組織等。

人體骨髓（尤其是脊髓）是抗癌的關鍵。 人體抗癌主要免疫細胞，如 B 細胞和自然殺手細胞 T 細胞，發源地在人體的骨髓免疫幹細胞。因此，**骨髓的細胞能量活化是抗癌的關鍵。** 另外，脊椎內是人體督脈

所在，是陽氣（正氣）的大本營及氣血的主要通路。

　　一位名中醫師指出，大部分的癌症患者的耳朵變薄，且色澤變蒼白。這表示「腎主骨，生髓，通於耳。」腎功能差，骨質密度不足，表現在耳朵不健康，清楚說明骨髓是人體免疫抗癌幹細胞—— B 細胞和 T 細胞的發源地，此發源地（骨髓）不健康，抗癌能力大減，相對的罹患癌症的機率大為增加。

06　把骨髓填滿是最大的抗癌關鍵

　　骨髓是重要的造血和免疫器官。骨髓是人體的造血器官，其主要功能是生產人體所需要的各種血液細胞，成年人的造血功能會集中於胸骨、脊椎骨和骨盆的骨髓腔內。

　　骨髓位於較大骨骼的髓腔內，約占人體體重的 5％，骨髓中含有各種造血幹細胞，這些造血幹細胞不斷地分裂生成各式各樣的血球，這些血球經過成熟分化的過程，成為具有功能的血液細胞後，被釋放循環於我們的血管中，執行其正常的功能。

　　T 細胞激素活化 B 細胞，形成抗原、抗體之合體，並指揮調節釋放訊息、調節免疫系統 B 細胞產生免疫球蛋白，即抗體，每一 B 細胞對抗疾病病毒等，並與外來抗原相結合。T 細胞是人體抗癌之主要殺手細胞，因此，要對抗癌症，必須強化脊髓幹細胞。

　　源自於骨髓的免疫細胞。人體免疫細胞（包括 B 細胞、T 細胞等抗癌細胞）主要源自骨髓幹細胞。哺乳類免疫系統主要的細胞是源自骨髓的先質細胞，先質細胞經過分化、成熟後，循環於周邊血液，並

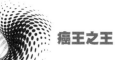
進入或離開全身各組織器官。

　　人體的主要免疫細胞源自於骨髓幹細胞，包括髓類幹細胞及淋巴類幹細胞；其中單核細胞分裂出巨噬細胞，巨噬細胞也會在淋巴結、脾臟及肺臟等處形成。巨噬細胞在對抗腫瘤方面，巨噬細胞活化 T 細胞，聚集在腫瘤組織周圍，並分泌抗腫瘤活化因數啟動各種免疫細胞，以及增強毒殺腫瘤細胞能力。巨噬細胞並分泌多量溶解酵素，包圍腫瘤組織，並分泌腫瘤壞死因子。

　　人體骨髓（尤其是脊髓）是抗癌的關鍵。好好地認真鍛鍊達摩功立旋轉與坐旋轉功法，讓氣斂入骨，用功法使氣進入骨髓，把骨髓填滿，自然抗癌，這是最大的抗癌關鍵。人體抗癌主要免疫細胞，如 B 細胞和自然殺手 T 細胞，發源地在人體的骨髓免疫幹細胞。因此，骨髓的細胞能量活化是抗癌的關鍵。

　　另外，脊椎內是人體督脈所在，是陽氣（正氣）的大本營和氣血的主要通路。陽氣不足是癌症的主因之一。脊髓腔內的陽氣上升並帶動全身的氣血循環，快速強化人體自然免疫力。唯有勤練達摩功之功法，放鬆不斷地對身體和全身骨骼做橫向旋轉鍛鍊，透過氣的旋轉，在骨髓內產生磁場共振效應，陽氣產生，可活化骨髓內的抗癌免疫幹細胞，達到自然抗癌的效果。

　　免疫系統是人體維繫生命的重要防線，它與人體多數內臟和脊髓有關。免疫系統是一個整體、全身的機制。局部會影響整體，人體某一內臟功能失調，連帶地會對免疫功能造成直接的影響。因此，如何著重於人體整體的防禦、強化免疫系統？是維持人體健康的重要事項。

　　達摩功之立旋轉功，頭部保持不動，雙腳平行，以雙手帶動全身骨骼做左右如鑽木取火般的橫向旋轉運動，基於陽氣上升的原理，可快速活化免疫幹細胞。以全身旋轉方式帶動全身骨骼做左右旋轉運動，**可以用氣將腳、手、脊椎、頭部將氣填滿，即全身骨髓填滿之意，這是人類抗癌的最大祕密之一。**

07　骨髓之火

　　疾病是人體陰陽邪正之氣血、氣機消長變化失調、臟腑氣化功能失調所致，也就是氣血不通的問題。陽氣不足，邪氣滋生，即「邪之所湊，其氣必虛」，也是氣虛的問題。調節臟腑氣化，強化督脈、腎臟功能，固本培元，恢復人體自然免疫力。

　　脊髓和骨髓之火，是抗癌的最大祕密。坐旋轉法，在雙眼正視正前方某一定點（表示頭部不動之意），以雙手帶動脊髓做不斷放鬆的橫向、規律扭轉，在脊髓內產生旋轉和壓縮的能量，可快速提升人體脊髓的抗癌免疫幹細胞，這是人類有史以來抗癌的最大祕密。

　　脊髓內產生旋轉與壓縮的共振能量，此脊髓內的共振能量產生巨大的陽氣，此陽氣正是人體抗癌治病的最大本錢，也是抗癌的大祕密。癌症患者只要把脊髓內的陽氣培養出來，把督脈打通就有機會恢復健康。

　　人體內必然有些物質（能量）可以摧毀癌細胞。人體抗癌免疫細胞（如 B 細胞和 T 細胞）發源地在人體的骨髓免疫幹細胞，骨髓的細胞能量活化是抗癌的關鍵。脊椎內是人體督脈所在，是陽氣（正氣）

的大本營及氣血的主要通路。把骨髓的細胞能量徹底開發出來，人類就必然有足夠能力對抗癌症。

陽光是抗癌利器。每天曬太陽 10 ～ 15 分鐘，可提升人體抗癌免疫力。每天曬太陽至少 10 分鐘，可以增加維生素 D 的生成素，有助於骨髓的形成，而骨髓又是全身紅血球、白血球和血小板生長的地方。因此，維生素 D 的生成素也是很重要的抗癌因素。

骨髓中硬骨發育細胞的骨母細胞，對造血幹細胞的維持，扮演非常重要的角色。**癌症患者骨量減少，是因骨母細胞減少及骨髓內淋巴球的淋巴球共同前趨細胞大量減少所致。骨母細胞數量減少，導致淋巴球數量也隨之減少。當淋巴球數量減少時，就無法充分執行免疫反應，而造成免疫力下降，也降低抗癌能力。**

抗癌，可以從「把骨髓填滿」做起。骨母細胞減少，淋巴球數量也隨之減少，人體的抗癌能力大減，是無法對抗癌症原因之一。**如何「把骨髓填滿」？是抗癌的另一個重要途徑。**昔時，師父一再叮嚀「把骨髓填滿」，不然骨骼內是空的，就會變成鬼。

08 膠原蛋白流失代表組織抗癌力下降和老化

膠原蛋白是結締組織的最重要成分，若膠原蛋白流失，則組織會變成鬆鬆垮垮。結構不緊密，容易受到腫瘤細胞的侵蝕，加速癌症的惡化。因此，緊密的人體結構組織，較能夠對抗癌症。

臉部「走山、肉鬆、土石流」最大原因是——骨質疏鬆。膠原蛋白是由 3 條肽鏈，擰成螺旋形的纖維狀蛋白質，是人體內含量最豐富

的蛋白質。人體中有十萬多種蛋白質，膠原蛋白是其中最多的一種，占全身總蛋白質的 30％以上。

膠原蛋白存在於人體的結締組織中，是構成骨骼、軟骨、肌腱、韌帶、血管、眼角膜、基底膜及皮膚等組織器官的結構基質。大約有 70％的膠原蛋白存在皮膚上，膠原蛋白是肌膚的主要元素。**世界膠原蛋白之父布蘭特（J‧Brandt）博士：「人體衰老的過程就是膠原蛋白流失的過程！」**

癌症本身就是一種老化現象。膠原蛋白纖維是骨骼的主要成分，骨中總蛋白質量中有 80％是膠原蛋白。膠原蛋白為骨骼中的骨骼，膠原纖維具有強大的韌性和彈性，骨質疏鬆是人體癌症和衰老的重要原因之一。

而脊椎體和椎間盤會因為老化、賀爾蒙減少、維他命 D 不足、缺少運動等因素，導致椎體密度慢慢空洞化，最後被壓扁，即形成民眾熟知的骨質疏鬆。養成有利骨骼健康的良好生活型態，平日攝取足夠的鈣質及維他命 D、充足日曬、規律的運動、避免菸酒等。

膠原蛋白是骨骼的主要成分，骨髓是人體造血細胞，也是人體免疫幹細胞的發源地。**骨質疏鬆也代表人體的免疫力大為下降，因此，膠原蛋白的流失，造成骨骼疏鬆。骨質疏鬆若是非常嚴重，也表示一個人處於罹癌的高風險狀況。**

膠原蛋白是人體的結締組織的主要成分。而結締組織結構的完整，表示人體組織結構扎實、緊密，具備保護人體組織免於受到癌細胞不斷的侵蝕和浸潤。為何有些人罹患癌症，仍能恢復健康？關鍵是除了自體的免疫力外，健康緊密的結締組織，扮演重要角色。因此，

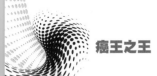

膠原蛋白和人體抗癌能力息息相關。

膠原蛋白的原子立體結構，最主要靠維生素 C 和氧分子來維持固定和維持完整結構。因此，自然、當令季節的新鮮蔬果，含充足的維生素 C，可以保持膠原蛋白分子結構之完整性。另外，呼吸中的氧原子是維持膠原蛋白的原子立體結構的另一個重要元素。如何將呼吸之氣，能夠經過人體的龐大的經絡系統到達全身的五臟六腑、四肢百骸等之人體深層組織，是保持膠原蛋白的原子立體結構完整性的關鍵因素之一。古代道門修練之士，仙風道骨，不畏懼疾病及對抗衰老，主要是靠練氣。

預防骨質疏鬆及加強膠原蛋白（由蛋白質、維生素 C、氣功呼吸之氧氣組成）關鍵在於內臟之健康，例如：胃腸道之消化吸收和排毒功能、肝腎解毒功能等才是重點。旋轉功法對骨骼之重力訓練，才能將血液中之鈣質進入骨骼內成為骨鈣。

09 超強免疫力提升法

人體下腹部區域是最大免疫細胞的集中地，也是人體最大陽氣所在，具備非常巨大的下丹田能量，尤其是鍛鍊人體最重要的關鍵內竅——佛門雪山（道門金鼎），這是人體保命地所在，也是人體對抗癌症之命脈。

小腸和小腸系膜有人體七成以上之免疫細胞，腸道有 200 兆有益菌（出動人體免疫大軍，可望在短期內消滅癌細胞），對抗癌症和憂鬱症（腸道內產生九成血清素——大腦重要荷爾蒙）。強化下腹部小

腸之能量，是人體提升免疫力、對抗病毒和癌症最快速、最好的方法。

人體下腹部淋巴腺乳糜池（位於兩臍旁）是人體最大毒素和癌細胞累積的地方。鍛鍊下腹部肌肉，促使淋巴腺乳糜池和淋巴腺排毒，有效排除淋巴腺內之有毒廢棄物和癌細胞，並快速提升人體免疫力。

面對各種病毒、癌症和慢性疾病，用下腹式閉氣吐納法（吸十吐一），以心與氣相守下丹田之神氣合一守丹法，或下腹部旋轉功等功法，是可以快速強化人體自然免疫力的方法，人類健康智慧和功法之極，行、住、坐、臥隨時都可以練，足以對抗癌症和人類大部分的疾病。

腸道是人類最大的免疫器官之一，淋巴球的 B 細胞及 T 細胞大都分佈在腸道內。全身的 B 細胞約有 70％分佈於此，可以發揮體液性免疫的作用。小腸及小腸系膜有人體七成以上之免疫細胞，腸道有益菌存在小腸絨毛間稱為「Peyers patch」的淋巴組織，促使骨髓製造出來的 B 細胞到「Peyers patch」的淋巴組織成熟與活化，而能發揮 B 細胞在細胞免疫中強大的免疫力。所以，腸道是後天免疫之本。

「人體 8.2 公尺的腸道」。歐美飲食文化，炸雞、漢堡、薯條、牛排、烤肉……等，長期的飲食習慣，8.2 公尺長的腸道每天塞滿肉類燒烤，在腸道內產生大量毒素，並破壞腸道菌群的多元化，對人體健康長期的傷害，就是目前各種癌症、糖尿病、心臟病、腦中風等的主因之一。

腸道菌叢生態環境遭受嚴重破壞，蔬果類攝食不足，是上班族、家庭主婦罹患各種重大疾病主因之一。好好照顧腸道，那是人體健康

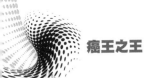

之本。「內傷腸胃、百病叢生」。人體 8.2 公尺左右的腸道，表示人類是雜食性動物，偏重於草食性；以人類的腸道的長度估算，若長期大量的肉食，容易造成癌症。

　　「人類不需要吃太多食物」，主要理由包括：

　　（1）**細胞自噬作用**：人體細胞本來就有分解回收機制，回收細胞零件再利用，並清理廢棄細胞，因此，人體並不需要太多的食物，以免影響細胞自噬作用，造成廢棄細胞無法清除回收，引起失智症、癌症、衰老和死亡。

　　（2）**過量飲食影響細胞能量工廠**——過量飲食造成粒線體電子呼呼鏈結阻塞、斷鏈，自由基滲漏率大增，細胞凋亡，引發血管發炎、癌症、各種慢性疾病、衰老和死亡。

　　人體只需要很少的食物就已經足夠，過量的食物，尤其是肉類，是造成癌症、糖尿病、高血壓、心臟病等疾病的主因之一。少食、少癌症、少疾病。頭痛、偏頭痛、上背痛、聽力衰退、淋巴氣結、周邊神經病變等，都可能是癌前病變。

　　「癌細胞爆出來了」，人體的下水道——淋巴系統若塞爆了癌細胞，在頸部各處、鎖骨凹陷處、腋下、大腿等處的淋巴結出現氣結、異常腫塊，可能代表體內癌細胞已經塞爆淋巴系統，各種癌症，如肺腺癌、乳腺癌、胃癌、腸癌、胰腺癌、血癌、口腔癌、食道癌、舌癌等，大多在各淋巴結都會出現症狀。

　　淋巴結出現症狀表示體內毒素累積非常嚴重，癌化情況惡化。淋巴系統的下水道清除工作是每天例行公事，除了降低可能吃下的毒素外，學習必要的排毒方法是人生的大事，肝、腎、肺、腸道等的解毒

和排毒功能是絕對必要的。

10　大腦污水處理系統：膠淋巴系統

　　大腦每天產生約 7 公克的有毒蛋白質，這種大腦蛋白質摺疊錯誤產生的廢棄物，每個月大約要更新 210 公克的有毒蛋白質，一年約代謝 1,400 公克的有毒蛋白質，大約是一顆大腦的重量。人體若無法每天代謝約 7 公克的有毒蛋白質，日積月累，大腦就被這些有毒蛋白質塞爆，最後變成腦癌及失智症。清除大腦每天 7 公克的有毒蛋白質，可以避免失智。

　　大腦中有一套獨特的腦脊髓液運輸系統稱為「膠淋巴系統」，這一套大腦運輸網絡系統可以將這些有毒廢棄物運出大腦，可說是「大腦污水處理系統」。 若「膠淋巴系統」的循環出現問題，造成每天約 7 公克的有毒蛋白質堆積在神經元內部或四周，就會造成大腦神經元退化，如失智症、帕金森氏症等的疾病。

　　大腦中血管的外壁是由一種特化的星狀細胞所構成。星狀細胞在腦中彼此相連並傳遞神經元訊息。星狀細胞的包圍著大腦與脊髓中的動脈、靜脈及微血管。一般液體不能直接從血管流入腦組織，必須先從血管周際流入星狀細胞，然後才能進入大腦組織。大腦中的液體可以在星狀細胞末端與血管之間快速流動，腦脊髓液可透過星狀細胞的末端進入星狀細胞，然後流回靜脈周圍的血管周際，並帶走腦中的蛋白質廢物。

　　神經退化疾病患者大腦中常見的有毒蛋白質堆積現象，在與阿茲

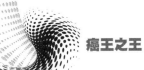

海默症有關的一種蛋白質，稱為 β-類澱粉蛋白，在阿茲海默症患者的大腦中，β-類澱粉蛋白會大量聚集並在神經元間形成 β-類澱粉斑，可能因此致病。大腦中膠淋巴系統則負責清除 β-類澱粉蛋白。

而腎臟之腎上腺素的短暫濃度下降，會導致膠淋巴液的流動速率上升。中醫「腎主骨生髓」，即說明腎臟分泌維生素 D 生成素，有助於鈣質吸收，強化骨質。腎臟功能好，可以調節腎上腺素，使膠淋巴液的流動速率上升，有助於大腦中的有毒蛋白質。

心臟提供大腦之血液量，強化心臟，有助於大腦之氣血循環。腦脊髓液運輸系統稱為「膠淋巴系統」，和脊髓之氣血循環有密切關係。

鍛鍊脊髓，可以有效排除每天產生約 7 公克的有毒蛋白質。

大腦的排毒機制在脊髓、腎臟和心臟，因此，防治腦癌、失智症必須鍛鍊脊髓、腎臟和心臟。

11　失落的一塊淋巴拼圖——腦內淋巴管

維吉尼亞大學醫學院（University of Virginia School of Medicine）的研究團隊，發現一條直接連接大腦與胸部的免疫系統的淋巴管。**這條特別的淋巴管，將補足過去淋巴系統作用於大腦中樞神經系統中關於腦內循環所缺失的一塊。此項發現的中樞神經淋巴系統，可能揭示與免疫系統障礙相關的癌症和阿茲海默症等退化性神經疾病的病因。**

人體大腦每天約產生 7 公克左右的有毒蛋白質，而每天約 7 公克左右的有毒蛋白質的累積，可能揭示與免疫系統障礙相關的阿茲海默症等退化性神經疾病的病因。這條淋巴管所表示的意義在腦神經的退

化方面包括帕金森氏症、阿茲海默症、自閉症、多發性硬化症等相關的神經系統疾病，提供另一條可能解決的的途徑。

失落的一條淋巴管直接連接大腦與胸部的免疫系統的淋巴管，這條淋巴管有助於解決大腦中蛋白質的累積的問題。胸腔內的心臟和肺臟提供大腦血液與氧氣之供應，強化心臟及肺臟將有助於紓解阿茲海默症、帕金森氏症、自閉症、多發性硬化症及腦癌等相關的神經系統疾病。

達摩功之心臟功對心臟和肺臟不斷的胸腔之氣與心臟血液的擠壓，如打氣筒般將心臟及肺臟的氧氣及血液不斷且有效地輸送至大腦，在大腦產生共振腔，可紓解大腦中樞神經系統的相關疾病，以及促進大腦之氣血循環。

失落的一條淋巴管是直接連接大腦與胸部的免疫系統的淋巴管，以及在密宗的三脈七輪的心輪，位於心臟右邊的空腔內，直接通達頸部的喉輪和松果體的眉間輪。

達摩功之心臟功對胸腔之擠壓，直接打通連接大腦與胸部的此失落的一條淋巴管，此免疫系統的淋巴管及密宗的心輪、喉輪和眉間輪，提供一條可能治癒腦癌、阿茲海默症、帕金森氏症、自閉症、多發性硬化症等相關的神經系統疾病的道路。

12 中宮（胃脘）是最主要的能量轉換中心

胃主六腑運化，為後天之本，營養、氣血生化之根本。胃屬土，陰陽五行中，土生萬物，滋養萬物，即胃的消化提升全身的營養。許

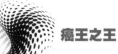

多癌症的患者，因腫瘤或治癌的藥物傷到胃氣，造成胃氣絕，是抗癌失敗的主因之一。

另外，中宮（胃脘）一帶區域，除了胃以外，深藏在胃後面的胰臟是一般練氣功的人不易修練之處。胃脘功可直接強化胃和胰臟之功能，是預防及治療胃癌、胰臟癌、胃潰瘍、胃食道逆流最好的方法。這種最好練胃、胰臟及促進中宮（橫膈肌和肚臍之間）的方法，可幫助人們得到健康。

胃脘一帶是人體健康的大本營。胃酸分泌是營養消化吸收的關鍵，胃脘一帶影響神經傳導酵素的合成，而神經傳導酵素與中樞神經和自律神經功能有密切關係。因此，胃脘一帶的能量和憂鬱症有密切關係。若胃脘一帶功能阻滯，則大腦中樞神經系統功能衰退，罹患憂鬱機會大增。事實上，憂鬱症患者之胃腸道功能不佳是普遍現象，即和神經傳導功能有關。

胃之後部位為胰臟，胰島素和人體營養消化、吸收、運用關係密切。胰臟因位於腹腔深處，胰臟病變如胰臟癌不易發現，等到出現症狀時往往已屆末期。

胃脘一帶是人體最主要的能量轉換中心。胃脘也是人體營養消化、吸收、運輸中心，若胃脘一帶功能受阻，影響全身的健康，特別是大腦中樞神經系統和自律神經系統。胃脘功能，直接作用於腦神經，即說明胃脘的健康和憂鬱症關係非常密切。

將意念輕輕地貫注胃脘內（肚臍與橫膈肌之間區域），以鼻吸氣，緩緩地將氣吸至胃脘，吸氣非常地緩慢、細微、均勻、深長，則胃脘因內氣脹滿，內氣透達胃及胰臟。當鼻吐氣時，將氣緩緩地吐盡，則

　　胃脘因內氣之脹縮得到內氣按摩，增進胃脘的氣血循環，胃及胰臟的血流量，可快速提升胃脘能量及功能。

　　此外，胃腸道功能不佳，會使免疫細胞原料供應不足，免疫力下降。胃腸道是人體的「另一個內臟器官」及最大的免疫器官，一千種以上的腸內菌叢，其中有益菌幫助人體食物的消化、吸收，提升人體免疫力。腸內菌叢生態環境是人類健康的關鍵之一。腸內菌叢生態環境除了製造促進身體代謝活動的維生素 B 群，還有維生素 K、維生素 M（葉酸）、胺基酸、脂肪酸。

　　胃脘在五行中屬土，稱中宮，土生萬事並滋養萬物。**一旦胃脘一帶產生癌症病變，如胃癌、胰臟癌、肝癌等，表示人體的生命機能已嚴重受損。**既然連生命中樞都遭受癌症侵害，則生命機體已經是到嚴重損害，這也是胰臟癌、胃癌、肝癌存活率不高的原因。況且，胰臟深藏體內，位於胃後、脊骨之前，癌症發現不易。一旦發現，往往已是末期了。

　　若脾胃虛弱，陽氣不生，則五臟之氣不長。若中宮（胃脘）氣血積滯，胃氣絕者死。《黃帝內經‧素問》曰：「人尋胃氣曰逆，逆者死。」胃氣腐熟食物成菁華水穀之氣，輸送到全身各組織器官，胃氣為後天之本。胃氣不足、全身營養不足、免疫力快速下降，是癌末病患死亡的原因之一。若嚴重損傷胃氣，胃氣絕者死。《黃帝內經‧素問》曰：「人以水穀為本，故人絕水穀則死，無胃氣者亦死。」

　　中宮（胃脘）是人體生命能量的中樞。鍛鍊中宮（胃脘）可以防治胰臟癌、胃癌、肝癌、膽管癌、壺腹癌等非常棘手癌症。達摩功之胃脘功，可以鍛鍊中宮（胃脘），讓人們遠離罹患胰臟癌之恐懼。

13 淋巴系統受阻百病叢生

人體的淋巴系統是由淋巴管道、淋巴器官和淋巴組織組成。淋巴系統是負責運送體內組織液回流的輔助管道，它是自己獨立運作的循環系統之一。淋巴管內的淋巴液包括細菌、病毒、腫瘤細胞、蛋白質、組織殘片等，**90％以上的癌細胞進入血管內，會在肺及肝、腎的微血管內被人體免疫細胞消滅。**

人體其實是一個大水泡，體液占了身體重量的 70％，大概是人體 2/3 的重量。體液包括血漿、組織液、腦脊液、細胞液和淋巴液。淋巴液是一種透明略帶黃色的液體。

淋巴系統是一種由充滿淋巴液體的淋巴結、淋巴腺、淋巴管所組成非常複雜的網狀系統，浸泡在液體中的身體細胞，將身體的廢棄物帶走，讓身體避免處於酸性和有毒的內在生態環境。淋巴管是由一組與靜脈及動脈平行的網狀組織所組成的液體網絡，將組織間液中多餘體液加以排除並協助清除細菌、病毒、腫瘤細胞等，以及幫助人體的免疫反應。

淋巴液在淋巴管道內流動，連接著相關的淋巴器官。主要的淋巴器官包括扁桃腺、胸腺、脾臟及遍佈身體各處的全身約 600 個淋巴結，這些**淋巴結主要遍佈的範圍包括頸部、胸側、腋窩、腹部和大腿內側。許多癌症患者，因淋巴結毒素累積，使淋巴結產生氣結的現象，這些都是癌前或癌症的症狀。**

血液循環就是將含氧的血液經血管流到身體各組織細胞，以供給氧分和營養，並回收身體廢棄物，以確保組織器官的正常運作。血液

和淋巴都會在身體內川流不息，且縱橫全身而淋巴管道的走向大多都與靜脈平行，所以，淋巴是組織液回流的輔助通道，維持生命機體的組織液平衡狀態。

除淋巴器官外，淋巴液亦與消化、吸收、呼吸和生殖管道等相溝通，所以含有豐富的淋巴組織，擔負防禦和免疫的作用。因此，淋巴組織也具備防禦和免疫的作用。

一般來說，淋巴液的流動速度比較緩慢，隨著動脈搏動、肌肉收縮和胸腔負壓對淋巴液回流有促進作用。淋巴管內淋巴液的流動是靠肌肉的收縮運動和器官運動來推動，因此，**大腿、下腹部及胸腔的運動對淋巴系統的循環、排毒和抗癌有重大的作用，這些運動也有助於改善淋巴液的回流功能。**

免疫功能——淋巴系統的另一個重要機能是排除細菌及病毒。淋巴液及和淋巴結具備過濾作用及許多免疫細胞，過濾體內廢棄物，殺死細菌及病毒，以及殺死癌細胞對抗癌症。因此，淋巴系統的排毒功能與淨化能力是人體抗癌之重要環節之一。

一旦淋巴系統受阻，百病叢生。

組織液進入淋巴管回收稱為淋巴液，為清澈水狀的液體。細小的微淋巴管分佈在結締組織的組織間隙中收集淋巴液，並加以匯集和過濾，然後匯集到胸管以及右淋巴總管。右上半身的淋巴液流入右淋巴總管，其餘的淋巴液則流入胸管。右淋巴管匯集的淋巴液最後會流入右鎖骨下靜脈，而胸管的淋巴液最後匯集至左內頸靜脈和左鎖骨下靜脈的交接處，最後，全部淋巴液就由此回到血液循環系統中，此即淋巴系統組織回流與循環的功能。

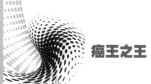

淋巴系統亦是人體的重要免疫器官。當細菌及病毒入侵人體時，這些細菌和病毒可能隨著淋巴液進入淋巴管，最後流入淋巴結中，人體約有 600 多個淋巴結，淋巴液在此過濾、攔截病毒，同時淋巴細胞會立即活化，啟動免疫反應，消滅入侵的病毒。

若淋巴液回流受阻，身體廢棄物就會滯留，影響身體正常排毒功能，同時會降低人體自然免疫力，可能導致組織血管發炎，引發高血壓等慢性疾病及癌症等疾病的發生。淋巴液回流受阻，組織間液積存在組織內無法排除，會造成身體局部水腫。

基本上，人體最重要的兩個解毒和排毒系統為腸道和肝臟。但事實上，這兩個主要的系統解毒和排毒需要靠淋巴系統來收集身體的廢棄物及毒素，才能妥善的維持身體的淨化，降低罹患癌症的機會。

淋巴系統、靜脈系統與動脈系統是人體三大循環系統。淋巴系統包括淋巴組織、淋巴管和淋巴結，淋巴管內有淋巴液，內含有淋巴球。淋巴球是一種白血球，包括 B 細胞及 T 細胞，用來抵抗外來病菌等微生物或抗原的侵襲，和黏膜、白血球一樣，是人體重要的免疫防衛系統。

人體的淋巴系統是人體免疫系統重要的一環。淋巴結在人體內部形成網狀的防護系統，扮演著防衛的功能，當有發炎、感染或腫瘤細胞出現時，淋巴結就會腫大，當身上有淋巴結腫大時，要特別小心。

人體內部有一粒粒的淋巴結遍滿全身，大大小小有如米粒一般，若觸摸到頸部、腋下、鼠蹊部的淋巴結腫大，如果觸摸到會移動偏軟的組織，可能是淋巴腺炎；但是，若摸起來偏硬，持續變大，直徑大

於兩公分，且不會移動，罹患惡性腫瘤的機會就比較大了。淋巴系統也是癌細胞轉移的可能途徑，惡性腫瘤細胞可能會透過淋巴組織的循環轉移至其他淋巴結或更遠處的器官。人體主要器官有血液及淋巴系統分佈，若癌細胞進入了血液或淋巴循環中，即可能沿著這兩個循環系統轉移到身體其他組織器官。

14　人體三處淋巴決定生死

淋巴系統是人體地下水道，負責運送和清除體內有毒廢棄物和每天體內產生約 100 萬個以上的癌細胞。淋巴器官包括扁桃腺、胸腺、脾臟和遍佈身體各處的淋巴結，淋巴結主要遍佈在頸部、胸部、腋窩、腹部和腹股溝，進行防禦和免疫的作用。

淋巴系統的免疫功能是去除雜菌，淋巴液及淋巴結具有過濾作用及免疫細胞，濾去體內廢棄物，殺死細菌及部分癌細胞。若淋巴液回流受阻，大量含蛋白質的組織液不能及時被吸收，可能造成淋巴水腫。而淋巴系統中的身體廢棄物就會滯留，降低人體正常排毒功能和免疫能力，導致組織發炎或癌症的發生。

淋巴結的主要功能是過濾並吞噬外來入侵的細菌或病毒，另外製造淋巴球。淋巴系統是人體循環系統的一部分，調控體內微環境，清除體內毒素，強化免疫功能。一個人的體內約有 100 億個淋巴細胞，淋巴細胞分為 T 淋巴細胞（占 70 ～ 75％）和 B 淋巴細胞（占 25 ～ 30％）。T 淋巴細胞和 B 淋巴細胞都源自於骨髓，但 T 細胞成熟於胸腺，主要功能是吞噬外來入侵物，而 B 細胞最重要的功能則是生產各

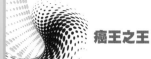

種各樣的抗體，抵禦外來的入侵物與毒素，人體超過99％的可溶解毒素和廢棄物，都能夠被淋巴系統所清除，淋巴系統扮演非常重要的人體排毒功能。

人體有三處重要的淋巴結，真實反應健康狀況。人體約有 600 個淋巴結，分別包括頸部淋巴結、腋下淋巴結和腹股溝淋巴結。腹股溝淋巴結毒素的堆積產生嚴重堵塞，和女性子宮肌瘤、卵巢囊腫及各種婦科癌症有關。

鎖骨上窩淋巴結位於人體兩側鎖骨上方，而鎖骨上窩淋巴病變，通常是由鎖骨下內臟器官之原發癌症所轉移造成。發生左側鎖骨上窩淋巴結轉移的癌症，主要是肺癌和胃癌，其次是男性的睪丸癌和女性的卵巢癌，而發生右側淋巴轉移則依次為肺癌、食道癌、胃癌和胰臟癌。

鎖骨上窩位於下頸部，觀察上下兩側頸部，雙手觸摸頸部，依序往下到鎖骨處，然後沿著鎖骨上往兩側肩鎖骨上窩，一旦發現兩邊不對稱或一邊有腫塊的感覺，就要尋求專業的評估。

淋巴系統是人體地下水道的清除工作，非常重要，尤其是頸部淋巴結、腋下淋巴結、腹股溝淋巴結，以及下腹部淋巴腺乳糜池（位於肚臍旁）。立旋轉功可以對大腿肌肉的擠壓和頸部淋巴循環，以及胸腔呼吸法對於胸腔產生負壓，促進淋巴系統循環。一個人必須非常注意頸部淋巴結、腋下淋巴結、腹股溝淋巴結，以及下腹部淋巴腺乳糜池的排毒清潔工作，深入學習人體淋巴系統的排毒方法，避免各種癌症上身。

15　人體不良設計——淋巴循環

　　《人這個不良品》這本書，提到人體有許多設計不良的地方，淋巴循環就是其一。像是視神經之解讀和整合運作在後腦的枕部，因此「眼睛長在頭上」是對的。另外，人體的淋巴系統和脊髓之運作，是逆向的、是往上的。但是人體受重力的影響，人體和生命是負能量，而淋巴系統和脊髓之運作是反向的，因此造成人體能量系統和免疫機制形成一種困難運作的狀況。

　　除非把淋巴系統和脊髓之運作逆向上流動，否則人體在抗癌方面，會碰到極大的困境。逆轉向上的淋巴系統和脊髓的流體能量，才能克服「人這個不良品」的設計。

　　人體淋巴腺長度總和共約 16 萬公里，大約可以繞地球 4 圈，累積人體之每天有毒廢棄物和人體每天細胞基因複製產生之約 100 萬個癌細胞。若人體淋巴腺每天累積之毒素和癌細胞無法順利清除和排除體外，即會演變成為各種癌症。約 1/2 的人們，終其一生會得到癌症，約有 1/3 的人會死於癌症。

　　淋巴系統是由淋巴液、淋巴管、淋巴結構成的全身網狀系統，沿著血管全身展開網絡，從血管滲透到淋巴管中的血漿即為淋巴液。淋巴流動方向為單行道向上的網路結構，從分支的手腳末端開始，**在各個部位的淋巴結合流，最後流向左側鎖骨匯集，由下腔靜脈流向心臟，再進入肺臟做氧氣和廢棄物交換。**

　　淋巴系統是一種由充滿液體的非常複雜的網狀系統，淋巴系統可以處理外部進入身體的毒素（如食物、空氣污染等），同時也可以應

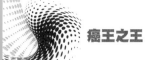

付身體內部產生的有毒廢棄物（如廢棄蛋白質、癌細胞等）。

　　根據研究顯示，90%的婦女之淋巴系統阻塞不通。因此，一旦淋巴系統流動阻塞，排毒機能就會受阻，有毒廢棄物、癌細胞、多餘水分累聚在體內，身體免疫功下降、水腫、氣色不佳，甚至癌症。

16　頸部淋巴結與癌症

　　當人體淋巴系統內的癌細胞多到爆滿，轉移到淋巴結，可能是多種癌症的表現。人體的淋巴系統有免疫細胞，淋巴結主要的工作就是偵測身外病毒，或是當身體內部有癌細胞發生病變時，會使淋巴結腫大。

　　頸部是人體重要的部位，因為包含甲狀腺、頸椎、頸動脈、神經、淋巴結、咽喉、肌肉等重要組織器官，一旦頸部出現腫塊，影響呼吸、吞嚥等，將是非常棘手的癌症。頸部約有 200 ～ 300 顆大小不一具有免疫功能的「淋巴結」，若頸部有硬塊或是淋巴腫大，可能是癌症的警訊。許多頭頸部的癌症，例如口腔癌、喉癌、鼻咽癌、口咽癌、甲狀腺癌、淋巴癌、皮膚癌等，都可能會以頸部腫塊做表現！

　　頸部淋巴結腫大（如圖 7-1），**頭頸部最常見的是口腔癌、喉癌、舌癌和鼻咽癌；在頸部左邊鎖骨凹陷處有淋巴腫大，有可能是胃癌、肺癌、肝癌或腸癌。在頸部右邊鎖骨凹陷處有淋巴腫大，有可能是胰臟癌、肺癌、肝癌或腸癌。**

　　女性在腋下的淋巴結腫大或是硬塊，可能是乳癌。男性鼠蹊部、腹股溝等部位有淋巴腫大，可能是攝護腺癌、膀胱癌，而女性鼠蹊部淋巴腫大，則可能是子宮頸癌、子宮內膜癌。

　　淋巴結腫大是否是惡性腫瘤？包括只有身體單一邊出現的腫塊，大部分癌症轉移到頸部所產生的腫塊，是無痛性硬塊，硬硬的，不會移動。淋巴結摸起來大於 2.5 公分以上就要當心。

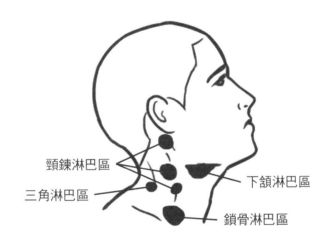

圖 7-1：頸部淋巴結

　　人體的淋巴系統是人體的下水道，淋巴結內的免疫細胞負責清除癌細胞。因此，淋巴排毒非常重要，淋巴排毒主要靠大腿和腹部的骨骼肌之擠壓及胸腔的負壓，促進淋巴循環，但是最終必須靠肺臟、肝臟和腎臟的免疫細胞殺死癌細胞。因此，人體的抗癌能力是整體的，包括脊髓的免疫幹細胞，腸道有人體七成以上的免疫細胞，雙乳中間的胸腺，以及強健乾淨的內臟。

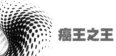
　　若淋巴系統阻塞不通，會加速臉部老化、臉部浮腫、皺紋、頸部產生皺紋像雞脖子一樣，還會造成頭痛、肩頸痠痛，頸部緊繃、自律神經失調等現象，這是淋巴系統阻塞的徵兆，也會出現心悸、胸悶、耳鳴、焦躁不安等各種身心症狀。

　　臉部和頸部老化、浮腫、皺紋的主要原因是淋巴系統阻塞，而長期的頭痛、偏頭痛、肩頸痛、腰酸背痛等，往往是癌前病變，也是淋巴系統長期阻塞的結果。

17 速清人體下水道避免癌上身

　　若一間房子的下水道、排水系統阻塞，房子就會塞滿廢棄物而臭掉。人體的下水道的淋巴系統約有 16 萬公里長（地球可繞 4 圈），即淋巴循環系統，裡面充滿了毒物、污水、癌細胞，若是沒有方法把淋巴系統清乾淨，人體這間房子就會臭掉、爛掉，那就是癌症。

　　淋巴系統集合全身每天的毒素及癌細胞在下腹部的乳糜池。不清理下水道（淋巴系統），癌細胞就會積存，一直長大、漫延、轉移。

　　淋巴系統在中醫叫做三焦，是行水及行氣通道。它和全身的內臟、呼吸系統、神經系統、內分泌系統、免疫系統、生殖系統都有直接的連繫。因此，大部分的癌症都和淋巴系統的阻塞有關。

　　人體約有近 60 兆細胞，每天約有 1,000 億個細胞進行 DNA 基因分裂，每天產生約有 100 萬個癌細胞，要如何處理？每天吃的肉類大多含有生長荷爾蒙和抗生素，而且動物臨死之前，極度恐懼之下產生

大量的腎上腺素毒素。另外，含農藥成分的蔬菜水果、水質和土質汙染、空氣汙染，這些因素造成人體每天充滿大量毒素。這些毒素之累積，就是癌症和各種慢性疾病。

人體淋巴系統將人體每天的癌細胞、毒素、廢棄物蒐集至人體之汙水池（乳糜池，位於肚臍旁）、右淋巴總管和左胸管，淋巴系統累積之毒物就是癌症。這些毒物也會造成自律神經、脊髓神經和大腦中樞神經受損，造成神經病變，如漸凍人、失智症、帕金森氏症、憂鬱症等，淋巴系統累積之毒物也會造成血管發炎，這些是癌症、高血壓、糖尿病、中風、洗腎等之間接因素。因此，**淋巴腺阻塞是百病之源。**

現代人長期待在冷氣房、缺乏運動、工作壓力，尤其是女性，是肺腺癌主要患者。

而婦女下半身肥胖，主要是髖關節淋巴結阻塞。上班族或家庭主婦久站久坐，傍晚時就雙腳腫脹，下半身疲累，不知不覺間，整個人就腫了一圈。

長期久坐不動，會造成淋巴系統阻塞，下半身血液循環與淋巴循環不良，多餘水分和有毒廢棄物無法排出，造成水腫，變胖、疲倦、生病。髖關節有很多的淋巴結，是下半身淋巴循環關鍵部位之一，透過達摩功之立旋轉功，將髖關節旋轉開來，可疏通淋巴，改善下半身氣血循環！

清理下水道（淋巴系統）是健康第一課題，人體深層淋巴系統之毒物無法透過按摩排除，必須由大腿及腹部之骨骼肌的擠壓，胸腔的負壓再加上肺臟、肝臟和腎臟的免疫細胞將癌細胞殺死及毒物分解、

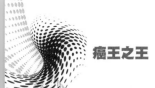

排除，這些才是人們抗癌、防治各種慢性疾病之根本方法。否則，癌症、高血壓、糖尿病、腎臟病及免疫系統的疾病，如紅斑性狼瘡、僵僵直性脊椎炎等，不易治療。

18　如何出動淋巴免疫大軍？

人體七成以上的免疫淋巴球集中在膝蓋和肚臍之間的區域內，這些區域包括腸道淋巴及腸道中約 100 兆個有益菌是人體抗癌免疫細胞的大本營。人體全身約 600 個淋巴結，這些淋巴結主要集中在腹部中間的淋巴乳糜池和大腿內側。另外，小腸迴腸及盲腸的派亞氏淋巴叢含大量的抗癌 B 細胞，如何鍛鍊及出動膝蓋和肚臍之間的區域內淋巴免疫大軍？是抗癌症關鍵因素之一。

淋巴管內淋巴液的流動主要是靠大腿和下腹部的肌肉的收縮運動來推動，因此，大腿、膝蓋、下腹部的運動對出動膝蓋和肚臍之間的區域內淋巴免疫大軍和淋巴系統的循環、排毒及抗癌有重大的作用，這些運動也有助於改善淋巴液的回流功能。

太極拳的功法對下腹部及大腿不斷地用身體的重量做水平方向的擠壓運動，可有效的改善淋巴系統的循環。另外，達摩功之站樁功及立旋轉功法對大腿及大腿內側與下腹部之間做不斷的橫向擠壓，可有效促進下腹部淋巴乳糜池之氣血循環，對淋巴排毒和抗癌具有極大的效果。

19 腸道免疫力

　　所有疾病都源自腸道。腸道內約有四千種以上的不同菌叢，包括百兆個以上的腸內菌，生活在 1.5 公尺的結腸皺褶中。這些菌叢功能，包括幫助消化食物，製造人體重要的維生素和礦物質，分解有毒物質，製造胺基酸合成蛋白質，製造荷爾蒙；大腦血清素九成由腸道菌叢合成，血清素主要作用在大腦，調節情緒、睡眠、食慾，和憂鬱症關係密切。

　　因此，腸道多樣化的微生物群落，是人體防治疾病之關鍵。**西元 2500 年前，現代醫學之父希波克拉底（Hippocrates）曾說：「所有疾病都源自於腸道。」**

　　人體的小腸平均為 6.7 公尺，大腸約 1.5 公尺，共長約 8.2 公尺，大約是一個成年人的身高約 5 倍左右。**腸道是人體最大的排毒器官，**腸道的生態環境決定人們的容顏和身體的健康，腸道的運動支持整個生命的活動。

　　腸道是人體重要的免疫器官。腸道除了供給營養物質，是排除毒素及有害物質的第一道防線。腸道因為粘膜表面積最大，腸道的淋巴組織集結人體約七成的免疫細胞，對抗著不斷入侵的細菌和病毒。

　　人體約 8.2 公尺大小腸（如圖 7-2），塞在下腹部。尤其是上班族和家庭主婦，若長期食用過量的肉類而少量的蔬果，再加上少運動，在腸道內累積過多的毒素，造成現代人腸癌、克隆氏症、潰瘍性腸炎，逐年增加，以及年輕化趨勢明顯。

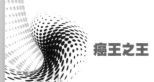

癌王之王

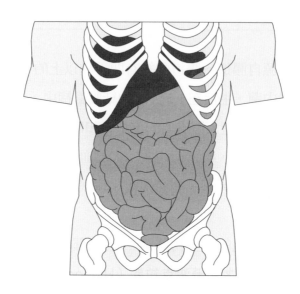

圖 7-2：腸道

　　塞在下腹部又溼又熱的 8.2 公尺腸道，非常容易累積毒素，孳生大量的細菌，造成癌症及全身性疾病。因此，下腹式呼吸是人體保健腸道最好的方法，用呼吸之氣吸至下腹部，用內氣不斷的內氣按摩和震盪大小腸，快速促進腸道的氣血循環。這種不需要花錢的最好健康方法，隨時將氣吸到下丹田，以心入氣，心氣合一，相守於下丹田，可以保命，可以養生。

20 腸道微生物菌叢與抗癌

　　腸道菌叢要多樣化，為什麼呢？**有些腸道菌叢是老師，負責教免**

疫系統如何分辨哪些是間諜（癌細胞或病原體）？那些微生物負責教技擊功夫？應付癌細胞近戰，那些微生物負責教諸葛亮的八陣圖之作戰矩陣？另外，有些腸道微生物菌種負責消化食物，幫助身體吸收營養。

有些腸道微生物菌種負責製造各種維生素和礦物質，若這些菌種數量不足，人體的維生素和礦物質欠缺，則人體酵素不足，生化功能會嚴重受損。有些腸道微生物菌種負責分解毒素和重金屬，減輕身體各內臟之負荷。哪些腸道微生物菌種負責合成大腦所需之血清素？知曉後，可避免憂鬱症。

腸道微生物菌種對人體免疫細胞具有教育和訓練功能。例如腸道中培氏斑（Peyer's Patch）菌叢，教導免疫細胞如何面談及分辨病毒、癌細胞等對人體有害的物質。腸道細胞菌叢甚至下達指令，調控抗癌T細胞對抗癌症。

人體 70％的免疫細胞在腸道，特別是盲腸到闌尾那一段腸道。因此，**腸道是人體抗癌大本營。對付癌症，必須訓練和出動腸道中人體 70％的免疫大軍，腸道免疫大軍的訓練和教育，主要是培養腸道菌種之生態環境，尤其是植物纖維之攝取，是培養腸道菌種之生態環境的關鍵。**

腸道菌種約有 4,000 種以上的不同菌叢，因此，培養腸道菌種的多樣化是人體健康的關鍵。「失去我們體表和體內的微生物多樣性，是非常可怕的代價。」單一菌種、抗生素藥物、熬夜、肉類攝取過量、植物纖維不足等，這些都是造成腸道菌種無法多樣化的原因。

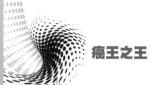

腸道菌叢生態失衡，是現代文明病之主因之一。

許多最新的醫學研究，也證明如心臟病、糖尿病、老年失智症等各種重大成人疾病，也都與腸道健康有密切相關。兒童的自閉症和腸道有關，腸道和大腦之間有很密切的連結，腸道神經經由迷走神經與大腦關係密切，同樣的，腸道與心理互相影響。治療自閉症、躁鬱症、強迫症、精神分裂症……等精神疾病，應該從腸道健康方向去防治。

腸道神經系統有一億個以上的神經元，腸道神經系統（腹腦）和中樞神經系統（大腦）一樣的複雜、敏銳、纖細，它能夠獨立運作，自主判斷，發號施令。腸道和大腦一樣，會因應生理變化而發號施令。

腸道神經系統主要是經由迷走神經和大腦神經聯繫。腸道菌叢生態環境失調，造成大腦下視丘調控飢餓之飽食中樞功能失調，導致食慾大增，腸道菌叢是造成肥胖之主因之一。

腸道擁有全身 70％的免疫細胞，以及強大抵禦病毒的腸黏膜，若腸黏膜氣血不通和營養不足而萎縮，如同大門敞開，讓病毒長驅直入。因此，**腸道多樣化的微生物群落，是人體防治疾病之關鍵。**

腸道菌叢對人體免疫細胞具有教育、訓練和調控功能。人體健康必須培養腸道菌種之生態環境，尤其是植物纖維之攝取（如牛蒡、香蕉、藻類、洋蔥等），培養腸道菌種之生態環境的才是關鍵。

達摩功之胃脘功及下腹式呼吸，對胃腸道不斷地做內氣左右、旋轉按摩。內氣分子振盪、撞擊，產生巨大能量和提升胃腸道溫度，

讓胃腸道提高溫度培養百兆個以上的腸內菌，以人體的微生物對抗外來的微生物，提升腸道七成以上的人體免疫細胞，來對抗癌症。

人體的小腸約有 6.7 公尺長，每一平方公分的黏膜有 3 千多根絨毛，小腸之黏膜攤開來的面積約 40 平方公尺，大約一個籃球場大小，腸黏膜為人體之第一道解毒防線。

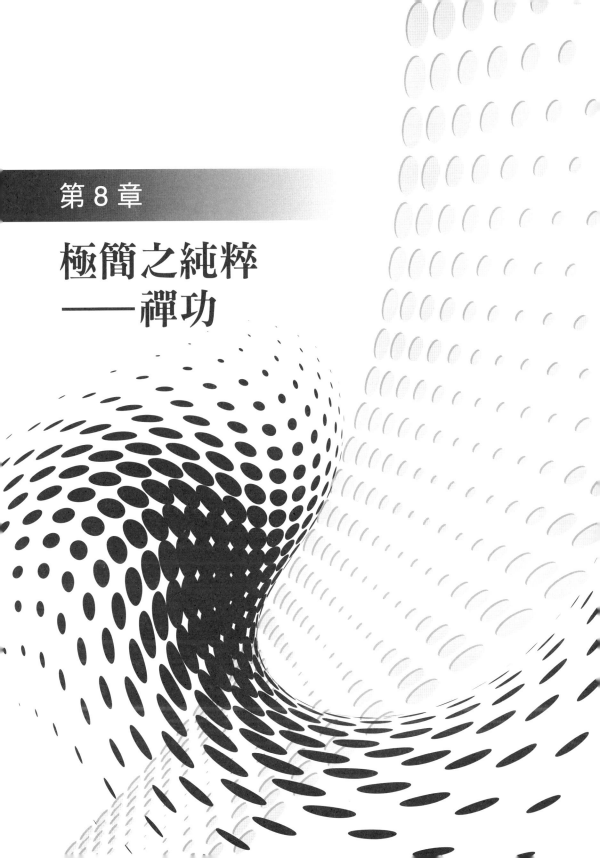

第 8 章

極簡之純粹
——禪功

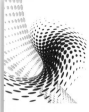

　　正統氣功，經過千年的洗禮，淵遠流長，博大精深。人，為什麼要練氣？99％的宇宙物質和有機體（包括人類）是由氫、氧、碳、氮等元素所組成，而這些原子本身是氣，也就是說身體的任何組成，包括五臟六腑、骨骼、肌肉、血液、神經組織等，全都是原子所組織；原子是氣，即說明人體及宇宙萬事、萬物都是氣，那麼人類為何不練氣？

　　正統氣功如：少林氣功、達摩功、道門氣功、密宗氣功⋯⋯等，均經過千年以上的淬鍊，無數的前輩的智慧和經驗的累積，經過千年留傳下來的菁華；好好地把人類智慧的結晶，細加研究和練習，可以對抗癌症腫瘤及其他慢性疾病。

01　人為什麼要練氣？

　　萬物皆由原子構成，原子是氣。人體主要由氧（65％）、碳（18.5％）、氫（9.5％）、氮（3.2％），合計96.2％所構成。物質宇宙：氫氣（92.4％）、氦氣（7.5％）、其他元素（0.1％）構成，宇宙100％是氣。太陽：氫（75％）、氦（24％）、氧（1％），太陽100％是氣。宇宙之一切物質是碳氣、氫氣、氮氣、氧氣等氣體之波動。老子曰：「萬物以氣相射也。」──萬物都是氣。既然整個人體及宇宙萬事、萬物都是由氣構成，我們沒有理由不練氣。

　　99％的宇宙物質及有機體（包括人類）是由氫、氧、碳、氮等元素所組成，也就是說，身體的任何組成，包括五臟六腑、骨骼、肌肉、

脂肪、血液、神經組織等,全都是原子所組成。原子是氣,即說明人體及宇宙萬事、萬物都是氣。那麼,人類為何不練氣?

　　人體的組成和基因(DNA)、荷爾蒙、膽固醇、葡萄糖,甚至咖啡因、嗎啡等,都是由碳氣、氫氣、氮氣、氧氣等氣體構成。

咖啡因:$C_8H_{10}O_2N_4$　　　　　嗎啡:$C_{17}H_{19}O_3N$

尼古丁:$C_{10}H_{14}N_2$　　　　　亞麻油酸:$C_{18}H_{32}O_2$

茄紅素:$C_{40}H_{56}$　　　　　　葡萄糖:$C_6H_{12}O_6$

多巴胺:$C_8H_{11}O_2N$　　　　　血清素:$C_{10}H_{12}ON_2$

膽紅素:$C_{33}H_{36}O_6N_4$　　　　腎上腺素:$C_9H_{11}O_3N$

膽固醇:$C_{27}H_{46}O$　　　　　　睪固酮:$C_{19}H_{28}O_2$

核醣:$C_5H_{10}O_4$　　　　　　　甲醛:CH_{20}

乙醇:C_2H_{60}　　　　　　　　視網醛:$C_{20}H_{28}O$

A(腺嘌呤):$C_5H_5N_5$　　　　G(鳥嘌呤):$C_5H_3ON_5$

C(胞嘧啶):$C_4H_5ON_3$　　　　T(胸腺嘧啶):$C_5H_6O_2N_2$

　　甚至人體的膠原蛋白,都是靠氧原子和維生素 C 將蛋白質纖維連結起來。骨骼、韌帶、肌腱、軟骨、真皮和脂肪組織等,都屬於結締組織,呼吸之氧原子將結締組織中之膠原蛋白連結,對抗衰老和各種疾病,如:癌症、失智症、糖尿病、高血壓、腦中風……等。

　　《圓覺經》「知見障」──人類的知識和個人成見掩蓋真相。人體和宇宙之一切全部由氣所構成,人類卻圍於思維的誤謬,不知唾手可得的呼吸之氣,可以和人體構成之氣結合,創造最大的健康價值。

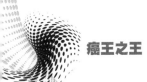
　　人類的有限感官知覺和知識的受限，阻礙了人們對氣和物質結構的認知與了解，無法了解人體及人們日常所見的一切事物，都是由氣構成的。我們每天吃的飯、菜、麵包等都是氣，我們吃的是食物中的氫氣、氮氣和碳氣等，用這些元素（即氣）來組成生命正常運作所需的蛋白質、葡萄糖、脂肪……等。

　　人類的「知見障」阻礙了我們對宇宙真相和生命本質的了解，不知道宇宙萬事、萬物，包括人類、動物、植物、礦物、水、石頭等，一切事物都是由氣所構成，因此，練氣才是人類最大的健康資產。

　　千年前的正統氣功，因民智未開，囿於時代背景，師徒相傳，練功數十年，經常難有所成。時序進入21世紀，科學知識技術突飛猛進，電子顯微鏡、哈伯望遠鏡，以及量子力學、粒子物理學、流體力學、光電理論、疊代運算、遞迴理論、腦神經醫學……等。人類的深層知識，運用在千年前的正統氣功的修練上，將突破千年前的修練瓶頸，開創人類在健康和智慧領域的新境界。

　　千年智慧結晶之奧義和21世紀最新科學知識之結合，會蹦出何種火花？

02　令人驚豔的火花

　　現代科學知識、醫療知識突飛猛進。古代千年流傳的功法，必須和現代的物理理論、化學理論、醫學理論及其他最新科學理論的結合，才能開創人類有史以來最深入的正統氣功的修練途徑。**無數的先人的智慧修練的結晶和傳承的功法，當它們進入了21世紀，會產生什麼**

樣令人驚豔的變化？

　　AI 人工智慧、數位心智、演算法，未來可能創造出來的數位智慧高達 6,488 智商（人類目前智商之極限約 170）。**科學知識技術運用在正統氣功之修練上，將突破智慧之極限，開發人體最深層組織及大腦電場的無限能量，將是人類修練之重點。**

　　當千年前的正統氣功進入了 21 世紀時，運用 21 世紀科學知識技術，將可以縮短練功之時間。而且快速累積能量，對於人類很多在醫學上無法解決的疾病，如：肺腺癌、胰臟癌、氣喘、紅斑性狼瘡……等，將提供一個更快速、更可能解決問題的方法。

　　正統功法有：（1）達摩洗髓功；（2）少林易經筋；（3）少林金鐘罩鐵布衫內家氣功；（4）少林羅漢禪功；（5）少林鷹爪氣功；（6）道門仙家氣功；（7）密宗氣功。

　　而研究相關 21 世紀最新科學知識（運用科學知識技術練功）則如下──

　　（1）量子力學（量子疊加、量子躍遷、量子共振、量子纏結、宇宙波函數）。

　　（2）粒子物理學（夸克理論、費曼理論、空間曲率理論、希克斯場）。

　　（3）光電理論（電磁學、光學、電荷對稱、共振理論、電子「駐波」理論）。

　　（4）流體力學（脊髓流體力學修練脊髓之龐大能量）。

　　（5）熱力學（第二定律與時間關係）。

　　（6）混沌理論（簡單如何構成複雜的世界）。

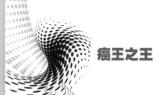

（7）量子重力（重力、光子如何建立時空和物質）。

（8）碎形理論（如何構成世界及心跳、腎臟、肺臟、淋巴腺之結構）。

（9）疊代運算、遞迴理論（運用在內功之修練）。

（10）有機化學（分子化學、水分子結構、分子共振及蛋白質折疊）。

（11）生物化學（大腦巨電場之產生、粒線體每天產生 70kg 之能量 ATP）。

（12）大腦：網格理論、度規場、撓場理論、大腦電場（膜電位、質子梯度）。

（13）禪學：空性證量、「心的本質」。

（14）中醫：陰陽五行經絡學（五行相生相剋、十二正經、奇經八脈、脾胃論等）。

（15）西醫：腦神經醫學（大腦量子網格之運作及視覺、聽覺、嗅覺之量子運作）、神經內分泌學、基因學、免疫學、脊骨神經醫學、血液動力學等。

　　千年智慧結晶之功法和 21 世紀最新科學知識之結合，除了可以加速練功效果外，可能解決人類大部分的疾病，包括各種癌症、憂鬱症、失智症、各種脊椎病變、自體免疫力失調（包括紅斑性狼瘡、僵直性脊椎炎、類風溼性關節炎等）、過敏性疾病（包括氣喘、過敏性鼻炎等）、自律神經失調、胃食道逆流、糖尿病、高血壓、肝病、腎臟病等疾病。

　　人類對於不懂的東西，會害怕、會去抗拒和排斥。達摩功及其他頂尖功法，用內氣練功，通透至人體最深層的組織器官，再配合最新科技知識對病理和功法之深入理解，可以解決各種疾病。

　　醫療科技愈發達，病患愈多，而且大多數疾病都無法救治。人類應該要有智慧去了解原因，畢竟這是嚴重的思考邏輯上的錯誤，也是人類的「知見障」。人體運作是整體的，而且大多數疾病是多源性疾病，絕非單一的疾病。例如任何一種癌症，是數百種病，絕非單一的某種癌症那樣簡單。

　　若只治療結果，而不是治本，不解決其成因及根本，病怎樣治都沒用。例如西方醫學界和醫藥界，用 30 年的時間和花費約 500 億美金開發阿茲海默症（失智症）的藥物，結果全部宣告失敗。事實上，失智症絕非單一的大腦蛋白質 4- 級結構折疊的問題，而是身體整體代謝的問題。

　　人類要累積智慧福報。真正的功夫和知識，並非表面功夫那樣容易，必須花費很多的精神和時間，才能深入體會。若是草率地學個幾招表面功夫，又不去珍惜，反倒糟蹋了頂尖功夫。

　　正統的武術氣功及內功的修練，博大精深，經過千年的智慧和經驗之洗禮，尤其是道門、密宗、禪宗的功法修練，和生命有密切關係。若這些功法的非常專業的高度知識技術和最新科學理論的結合，可能創造出人類最偉大的價值之一。相關科學領域的範疇，值得大家深思。

　　這些人類頂尖的科學領域的範疇，運用在功法的修煉和研發上，開發人類有史以來最創新的功法，最快速、最有效的練功方法。但

是，最重要的是大腦電場的修練，包括光網格共振疊加態的修練，大腦無限的智商、巨能的開發才是一切修練的重點。大腦最強大的電場，才是人體健康的堡壘。

03 人體是設計不良的瑕疵品

各種癌症及慢性疾病難以治療的原因，除了飲食及生活作息外，每天會產生大量的毒素積存體內，這些毒素包括飲食中的重金屬、化學合成物、藥物殘餘和自體產生的毒素，大量且長期累積在體內，無法順利排除。這些長期積存在體內的毒物，就是癌症。

人體的內臟設計不良。人體主要內臟，如心、肺、肝、腎、脾、胃等，都是大袋子（動脈、靜脈都在偏中間及上方），如肺臟（圖 8-1）中肺動脈和肺靜脈。

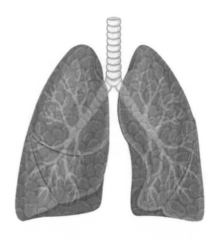

圖 8-1：袋子狀的肺臟——碎行組織

　　動脈和靜脈在肺臟的位置偏上方，大部分的肺臟組織都呈現袋子狀，容易積存廢棄物及毒素在肺臟深處，並且肺臟是碎形組織，再加上血液、氣體所造成極大壓力，使肺臟非常不容易保養。

　　肺臟是碎形組織，即不斷的自我複製分枝在小範圍內的自我相似性，製造碎形結構，以至於肺臟組織內可以塞進更多的肺泡。人類的肺臟攤開來可以鋪平一個網球場大小，再加上肺臟內的血液、免疫細胞、新舊空氣塞滿了肺臟，造成肺臟的保養非常困難。

04　潮氣呼吸與袋狀結構

　　人，這個不良品。人體很多的地方設計錯誤，**肺臟的呼吸屬於「潮氣呼吸」，即吸進空氣和吐出空氣是用相同的氣管，導致肺泡內新舊空氣夾雜，呼吸如同海洋的潮汐一般來往混合，嚴重稀釋氧氣，非常沒有效率，這也是造成肺臟疾病難治的因素之一。**不像鳥類，牠們有兩個呼吸管道，肺吸氣時，將新鮮空氣吸進肺臟。呼氣時，從另外一個管道呼出，讓它們在飛行時，可以更有效率地提供更多的氧氣。

　　袋子狀的肺臟。肺臟的動脈、靜脈由上而下，大部分的肺臟都呈現大袋子狀，空氣難以深入到內臟底層。也就是說大部分的肺臟組織都是藏汙納垢，造成肺臟容易產生各種疾病。

　　潮氣肺臟、碎形結構和袋子狀且塞滿了各種液體的流體張力，加重肺臟鍛鍊的困難性，導致肺腺癌非常難以防治。而肺臟鍛鍊的方法應以壓縮的方式，才能鍛鍊到肺臟的深層組織。另外，人體兩肩夾骨中間的夾脊之神道穴，直接通到肺臟，以及迷走神經和心肺的神經聯

繫，有助於心肺之氣血循環。中醫五行相生相剋，脾土生肺金，肺金生腎水，治肺必須從足陽明胃經和足厥陰肝經著手。因此，**肺腺癌應從兩肩夾骨中間的夾脊之神道穴，足陽明胃經和足厥陰肝經，腎臟及肺臟壓氣法來解決。**

　　腎臟結構，如腎臟圖（圖 8-2）腎動脈和腎靜脈所在位置於腎臟中間位置，有一半以上的腎臟組織呈現袋子狀，極易積存藥物廢棄物和毒素。並且腎臟是碎形組織，再加上內部壓力，使腎臟非常容易受到損傷，最後造成腎絲球發炎和洗腎。

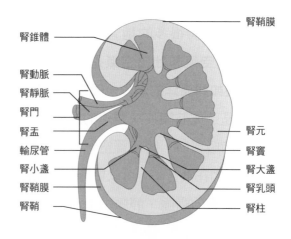

圖 8-2：腎臟

　　如大袋子狀的心、肺、肝、腎、脾、胃等的設計方式，大量的毒素長期累積在主要內臟的下半部，造成內臟功能衰退，這種內臟組織設計不良，是大部分癌症、高血壓、糖尿病等疾病難以治療的主因之一。

向大袋子吹氣，再把它壓一壓。這些人體先天的設計不良，加上後天的長期大量毒素累積，嚴重傷害到內臟。但是，人類的社會缺乏高層次的功法，來直接強化內臟，以恢復人體自癒力，特別是五臟六腑深藏在體內，必須有高層次的功法，才能深入強化充滿著液體和氣體壓力的心、肺、肝、腎、脾、胃腸道做最好的鍛鍊，唯有用功法將氣深透內臟，把五臟六腑的大袋子，以呼吸之氣，沿著人體經絡系統進入內臟，將內臟的氣充滿，不斷地充滿、不斷地加壓，以氣練氣，透過內氣的壓縮方式，才能鍛鍊到內臟的深層組織。

醫療科技愈進步、病人愈來愈多的怪現象，主要是人類缺乏好方法，特別是人體的內臟無法鍛鍊到，而人體絕大多數的疾病，是內臟功能衰退的結果。只有把如大袋子狀的心、肺、肝、腎、脾、胃腸道等內臟，用呼吸之氣、吐納之氣，把五臟六腑吹大和壓縮，以促進內臟的氣血循環。這也是為何台灣的洗腎發生率世界第一，高血壓、糖尿病，一輩子都治不好的主因之一。

達摩功法的心臟功、肺臟功、肝臟功、腎臟功、胃脘功等，將呼吸之氣，吹進心、肺、肝、腎、脾、胃腸道等內臟，並把它們從裡面吹氣，這是鍛鍊深層內臟組織最好的方法，可以深入修練五臟六腑，足以克服人類大多數的疾病。

05 什麼是正統氣功？

正統氣功經歷千年的先賢高人的智慧和經驗的累積，淵遠流長，博大精深，和一般坊間公園所談的氣功截然不同。正統氣功如少林內

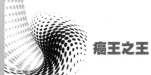

家氣功、道門東西南北中派、密宗氣功、達摩功等，均經過千年的淬
練，是無數前輩的智慧結晶。正統氣功之傳承均非常嚴謹和隱密，尤
其是道門仙派功法，大多擇徒非常嚴謹且密而不傳，所以一般人鮮少
機會接觸到真正的氣功。因此，大部分人都對千年技藝和智慧的菁華
不甚了解。

　　古代練武術，大概只有員外富賈、皇親國戚才有機會學習。至於
道門、佛門正統功法，想要學到一招半式，可以說是難上加難，必須
用畢生的時間和精力才能習得一招半式。「大道無情」，古代的功夫
高人和修練者都是用生命來換取祕法，也用生命來練功，把練功當做
終身非常嚴謹而慎重的事。

　　正統氣功可以針對人體的五臟六腑、脊髓、三大內竅、大腦奇恆
之腑、奇經八脈及十二正經、內分泌系統、神經系統、淋巴系統等最
深層的組織之鍛鍊，再搭配現代科學理論，如分子化學、量子力學、
流體力學、熱力學等，可以真正深入探究人類健康的真諦。

　　功法優劣如天壤之別。至於道門、佛門主心性修為，心靈層次愈
高者，修為愈高。**基本上，每一招每一式，都是在修心、修智慧、修
能量**。至於人類的所有疾病，從心肝脾肺腎、脊髓之深層能量之修練，
均易為之。因此，人類必須檢討的是自己的福分、自己的智慧，這才
是重點所在。

　　正統氣功與一般運動的區別。一般運動是耗氧，尤其是跑步、長
程自行車、激烈運動等，可能對身體有極大傷害，尤其是劇烈運動會
使腎上腺皮質醇——死亡荷爾蒙分泌過量，將造成血管發炎，引起失
智、高血壓、心臟病、糖尿病、癌症等疾病。

　　吐納和內功修練是深層的呼吸，達到細胞粒線體的呼吸作用，可以避免產生自由基。內功修練是累積能量，在人體的內竅、內臟累積大量的能量，氣血暢通。

　　求法不易，古代和現代並無區別。許多前輩高人一生耗盡財產，大江南北尋師訪友，下 70 年苦功修練功法，對於正統功法的堅持和終生不悔地投入心力和時間，對於尊師重道之徹底奉行，對於傳承功法之恭敬和練習。也唯有用最誠敬的心，「待物以正」，才能學到真功夫，也才能夠把功夫練好。

　　古代的人因功法是千辛萬苦得來的，因此不分晝夜苦練，甚至「滿身網繭」。最重要的是古代人在極度不易之下，每學到一招一式都如獲至寶，認真苦練。事實上，現代人也是一樣。若不是千辛萬苦得到的好功法，大部分都不會去珍惜，也都不會認真練習，僥倖學到一些功法，也沒有多大用處。

　　生命只有一次，古人「千里求師、萬里求法」，得到天下之至法，每一招每一式都非常認真去練功，身體健康，足以保命，可以了解生命的意義。

　　武學的素養在於尊師重道和涵養道德。武學之修為在於修德，內斂的涵養，不爭之德。道德涵養愈高，功夫修為愈高。武學本身是心性的修為，因為武學的理論基礎就是道，就是宇宙的道理，就是物理化學的學理，修的是簡單、單一，最後歸於空無的能量。

　　武學層次高低優劣差異頗大。如何將一招一式修練到能量的通暢、能量的整合、能量之集中至一點，如雲、如水一般？因為武學之優劣逕然，而好的功法難尋。修為高深之高人，有些是一門深入，修

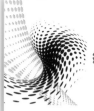

練 70 餘年。有些是悟性高之異人，通曉百家拳理，任何功法均一目了然，且能自創高深功法。修為到家之高人，可以從一個人之臉上或形，判別一個人之道德涵養或功夫深淺。因此，若不知尊師重道，學習到的只是表面功夫。有些人偷學幾招就沾沾自喜，不知愚者是誰？

至於道門、佛門之修為，心靈層次愈高者，修為愈高。基本上，修心等同修氣、修能量、修智慧。心定，氣自然定。大腦能量是完整的，自然百病不侵。天底下沒有「病菩薩、病羅漢」。心性修為，與物合、與天合，大腦的波函數與宇宙波函數合而為一。「與物相合、萬物不傷」，道德和心靈、功法相合，**氣運全身，以氣練氣，心氣合一，身氣一體，病安何來？**

當「所有可到達之路，你已到達」，起點就是終點。熱力學第二定律：「所有的實體、生命必然走到盡頭。」人類短暫的生命，無盡地追求，就如同密勒日巴尊者：「世俗的追求永無止盡。只有你停止，它們才會終結。」好好體會「功夫之真諦」，真正的功法，博大精深，不生不滅，沒有人類的生死。因為，道門仙家、密宗、達摩功、少林內家功法，本身的修練就是無生無死。內氣之轉換，三大內竅荷爾蒙之物質轉換，再和量子力學之質能互換原理，至法和它所修練之物本身，即不生不滅。

「每一分、每一秒都在練氣」。人體主要由氧（65％）、碳（18.5％）、氫（9.5％）、氮（3.2％）所組成，其中氧和碳氣佔人體的 83.5％。太陽、宇宙也都是 100％是氣。你所看到的一切，包括山川鳥獸、房屋、車輛，實際上都是氣，一個人若不懂得練氣，豈非可惜?!

　　96％的人類死於疾病，人類終將被疾病（包括癌症、心臟病等）殺死。人們若懂得道門吐納、少林內呼吸法、密宗呼吸法等。將隨手可得的氣，用意調節送到全身各組織器官，即可免於各種疾病。

　　行、住、坐、臥都在練氣，以氣行走，氣貫腳底。隨時心氣合一置於體內任何一處，利用每一分、每一秒在練氣。「生命在一吸一呼之間」，好好學習呼吸吐納，生命的氣息，在體內自然流動。

06 木雞──心的修練

　　練功，無人、無我、無天、無地，「與物相合，萬物不傷」。練功沒有生命，沒有思想，所謂「果倉巴的心已消融殆盡」，無心萬物、無心天下。

　　例如：練功三元樁，不動如山，心不動，身不動，如木雞一般，大沉靜。讓內在的能量像流水一樣，靜靜的流動。大音希聲，聲音只是振動，是空性，大至默默，一切無我。

　　練功的世界非常的無情。因為，宇宙和世界只是無數的振動，是頻率、是數字，本身就是無情的。生命也是無情的，隨時面對無數病毒的侵襲，癌細胞的啃食，以及細胞粒線體最後必將殺死我們。熱力學第二定律，宇宙及世界的一切，都走向滅絕。**因此，練功是無情的，只有把身體無情地練到虛無的整體、練到完整的能量，才能抵抗無所不在的病毒和癌細胞無情地攻擊。若人體能量出現破口，生物熵逐漸增加，人體就可能被病毒和癌細胞分解、消滅掉。**

　　一招練到通、練到底、練到透。武術是無情的，功法難尋，功法

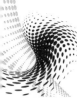

難練。絕招一招一式，練到通透。練好一招是非常困難的，練一招，把功力練出來，把能量練出來，把經絡打通，一通百通。高等功法，一招就夠了，「至簡之極」。

「一招練透」。練功是一招深入，把能量練出來，深入研究一招的練法，能量如何產生？能量如何累積及走向？把一招練透，若身體狀況許可，一招練數千次，整天有空就練此一招，練一個月、三個月……，日積月累，才能真正體會一招的真實本質。

「極致」。練功要一招深入，練到極致。把一招的能量練出來，深入探討一招的能量累積的方式，以及計算能量累積的多寡。**悟性是一招一式的深度分解和探討深度內涵**。「極簡之純粹」，功法之極致，「大道無情」，深切體會。

練道門仙派、禪宗功法，更是難上加難，必須一定的福分，才有這緣分接觸，才有智慧能辨識什麼是真正的功法？也只有上智者，得到功法後，能深入苦練、苦修，深入證量。至於一般大眾，不視真正功法，也無緣於追求生命之真相，物換星移，只能與草木同朽。

宇宙是一個波函數，人體以及萬物都是波函數。物質和人類，都是量子態的疊加，都是波函數。因此，人類和宇宙及萬事萬物都是一體的，整個人體都融入宇宙波函數，都是一體的。當人體波函數和宇宙波函數融合為一體，能量是完整的，生命也是完整的。

人體及宇宙萬事萬物，本身就是氣。氣是生命的能量，是人體的能量流。**能夠掌控心、呼吸與氣三者合一，能夠掌控呼吸、氣，就可以掌控生命。**

以心入氣，調整心念和氣合為一體，將心與氣一體的能量放置在

身體的心臟、肝臟等五臟六腑，讓心與氣在體內流動，通關展竅，或注心一處；將心氣合一的能量停留在體內一處，培養能量。

將心專注在一件事物上，或氣上，讓心和物合而為一，讓心與氣合而為一。心與物、心與氣的界限消失了，即主觀和客觀的界限消失了，主體即客體，心即氣，心氣是一體的。

心智流體。我們的大腦中約 860 億個神經元，當鉀離子、鈉離子、鈣離子，在腦細胞膜內外因電荷對稱而進出，在一秒鐘將 10^{21}（10 的後 21 個零，即億萬兆個質子）個質子打出細胞膜外，產生非常龐大的電流，整個大腦是一個極大的電場，產生龐大的心智流體。

心智的巨大能量進入氣中，氣是光速轉的能量電荷。心智的巨大能量和氣的巨大能量結合，所產生的能量，可以創造出人體的巨能。因此，所謂「我們的心，創造宇宙及輪迴。」即是此意。

心出自空性，也入於空性。費曼圖的量子真空狀態，包含的能量是光速能量的 10^{16} 倍，即光能量的千兆兆倍的能量。若心和氣處於空的狀態，即「果倉巴的心已消融殆盡」，即心氣合一的能量，在空性狀態下，包括整個宇宙的能量。

無上瑜珈、密宗、道門的修練，即追求宇宙整體的能量。**心氣合一，是一種重要的心的修練，也是氣的修練。**

07　功夫日長一紙

我們要把能量練出來，並且好好練、隨時練、放鬆練。

練功是苦練，不是玩票性質，要把能量練出來，尤其是脊髓能量。

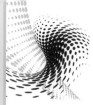

有好的功法，是練的問題。學是一件事，練是另外一件重要的事。把功練出來，才能體會什麼叫做內功和功力？先把一招練成，一通百通，這才是重點。單練一式，可以把功力練出來。強大的內功、內力才是健康的保障。

　　一招能夠用心體會，好好練、隨時練、放鬆練，身體就非常健康的。人類頂尖的功法，易學難精，一招一式，難上加難，要深入體會一招的真實內涵。

　　練功是「極簡之純粹」，練功的關鍵是「簡單之重覆」。在體內不斷地累積巨大的能量，體內能量經由「陰陽相濟」做內臟的陰陽調節，可以做全身的能量調整，足以對抗人類的各種疾病。

　　每天練一小時不夠，至少要練兩小時以上。練功沒有那麼容易！練功不是跳舞。練功不是練空架子，要練內部能量，把裡面的東西練出來。

　　呼吸吐納種類多，包括：腹式呼吸、胸式呼吸、逆呼吸、吸十吐一等。腎臟呼吸指隨時用腎臟呼吸，氣直接吸到腎臟，呼吸在腎臟，一吸一吐。保命在腎臟，抵抗衰老在腎臟，行、住、坐、臥隨時都在做腎臟呼吸，可以百病不侵。

　　人體肺臟、肝臟、腎臟有非常大量的免疫細胞，具備非常強大的免疫力。若是連肺、肝、腎都被癌細胞或病毒攻克，表示免疫力不佳所致。基本上，內功的修練是以內氣練內功，從古至今，練功本來就是非常辛苦的事，健康和修練是要下苦功夫的。

　　古有云：「功夫日長一紙。」每天一張紙放在桌上，半個月、一個月、半年、一年，就不知不覺地累積厚厚一疊紙張。不要想太多，

練功只要一招、一招好好練，日積月累，功夫自然精深。

心智是能量。練功夫是在練心性，把不好地觀念去掉，不良習性除掉，把懶惰、投機、隨便的個性漸漸脫落掉，留下來的是真實的本性、簡單純樸的心性，然後用這純樸的心性練功，一心一意專注在練功上，心無旁騖。**所謂「注心一處，諸事莫辦。」只要專心做一件事，把它徹底做好；精一通神，只要專精一件事，就可以精絕於世。**

古云：「鐵杆磨成針。」，此即表示只要有耐心，保持一顆單純的心，全力去做好一件事，就很了不起了，即所謂的「精一通神」。就如同山崖邊的滴水可以穿石一般，慢慢地去做，就可以把事情做透、弄通，即「滴水穿石」。

昔時密宗白教祖師密勒日巴尊者出示其弟子岡波巴，修練的密訣是「滿身的網繭」。密勒日巴世尊者千辛萬苦得到真傳口訣，以野蕁麻為食，頭髮、身體皆呈綠色，勤於修練，致滿身因苦修無一完膚，終成正果。

修練沒有自我，亦不必有我。把自我和心念棄置，代之以無念和氣。雖然疲憊，但把痛苦當成白癡。當功夫精深時，全身經絡氣血暢通，自然不會感到絲毫疲憊。一個人會覺得練功時疲倦，即表示經絡尚未通，才會覺得疲勞。當全身陽氣充盈，真氣貫通全身時，則不知疲憊為何物？

一般來說，大部分的疾病，都是長年累積下來的問題。長期的經絡不通、內臟氣血瘀阻，造成血管不通或累積腫瘤。這些長年累積的問題，必須靠一點一滴的功夫，將阻滯的經絡和衰弱的內臟慢慢恢復過來。

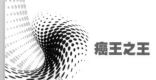

簡單的重複，簡單的事物或功法往往蘊含著深奧的哲理。簡單動作之不斷重複才能不斷累積能量，鍛鍊更細緻的能量。如同漩渦一樣，愈旋轉漩渦愈小，能量愈集中，愈巨大。當簡單招式愈練愈細，能量累積愈細緻，全身能量愈集中在體內。練功「功夫日長一紙」，久之，自然氣血暢通。

08 混沌中的秩序——風暴中的平靜

混沌，就是亂中有序之意，有序就是找出簡單的規律。混沌現象，如香煙裊繞而上升的煙流爆發成暴亂的渦流、激流水中由簡單變成紊流的規則，與一些簡單模式中隱藏非常的複雜行為是相同的。混沌之中的複雜，隱藏著更深層次的簡單規律。

一切事物的原始本質，看似一堆毫無關聯性的碎片，其本質上深層中隱藏著至簡的本質。「亂序共舞」之妙，宇宙地球成形之太初，是一片混沌和暴亂，而後「混亂」與「秩序」相互亂舞，形成了今天的有序世界。一個簡單機制不斷重複，創造混沌複雜的現象。

自然界的現象，如大腦微血管網路、花椰菜、天上雲層、英格蘭的海岸線等，看似複雜的自然外貌，在小的尺度下，形成簡單的幾何形狀之不斷重複，「自我相似性」，在小尺度下持續創造複雜的幾何形狀。

「簡單的非線性系統就可以產生十分複雜的動力學，甚至可以產生看似雜亂無章的混沌現象」。大腦神經元組成複雜的神經網路，藉

由神經元間的疊加狀態，創造複雜的心智現象。心臟週期性的搏動，心律不整可能造成的波，破碎成許多雜亂的混沌的現象。心臟將失去血液搏動能力，稱之為心室纖維顫動。複雜的表像是由簡單之「自我相似性」重複機制，創造大腦和心臟細微的結構。

　　簡單的機制可產生出複雜的現象，混沌和秩序是相互產生的。簡單蘊含複雜，複雜又來自簡單。宇宙萬事萬物都來自簡單。簡單的不斷的重複，就是複雜。練功的概念也是從簡單到複雜，必須回歸到簡單的本質。

　　因此，練功絕對必要了解簡單的真諦，宇宙萬事、萬物的簡單本質，才能在極簡之複雜中，練出內功出來。人體的內氣、內功，才是對抗癌症和各種疾病的最佳武器。

09 疊代運算──極簡之複雜

　　「簡單，往往是人的心智最難接受的一塊。」一般人因悟性層次不足，往往喜歡表面功夫、喜歡複雜的東西。「混沌理論」即說明複雜由簡單而來。不論是武術或者氣功，簡單的重覆，才能累積能量。若無法理解至簡之深意，功夫白練。

　　簡單的疊代運算解放了潛藏內在的複雜性。物理學上的疊代運算，簡單之重複產生無限地複雜性，就是一個簡單動作的重複，能製造出複雜世界的萬事、萬物，疊代過程是大自然創造力之根源。所謂「自我的相似性無所不在」，就意指疊代過程創造萬物。疊代過程創

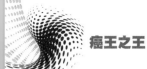

造渾沌現象，以無窮的簡單重複折疊產生高度的複雜性。渾沌現象的根本就是簡單。因此，**物理學家理查‧費曼（Richard Feynman）說：「真理通常比我們所想的更為單純。」事物的本質是單純，複雜是表象，複雜內在的根本連繫是簡單。**

昔時，太極劍師父曾說過一個故事：有兩個同門師兄弟一起練劍。師兄所學劍法招式繁複精奇，令人眼花撩亂；師弟個性質樸木訥，師父只教他一個招式，他每天僅練這一招。數年後，師父叫師兄弟比武，師兄無論何種精奇劍招都無法破解師弟一招。這說明功夫求在專精，高明的功夫是簡單的。氣功和武術一樣，都是單練一招，將簡單招式不斷重複，以形引勢（動量），招式的目的在引發和整合內部能量，使體內能量達到統一。一般武術的套路是由每一招連接起來，主要目的在於方便記憶。練功仍須單練一招，將每一招單獨練出功夫來，才是正確的練功方法。

簡單的重複，簡單的事物或功法往往蘊含著極高的哲理。簡單動作之不斷重複才能不斷累積能量，鍛鍊更細緻的能量。如同漩渦一樣，愈旋轉漩渦愈小，成為奇異吸子，能量愈集中，也愈巨大。當簡單招式愈練愈細，能量累積愈細緻，全身能量愈集中在體內一線或一點。靜功的練法亦同，意念集中在體內一點，能量愈向一點集中，久之，產生巨大能量。

「疊代法是一種不斷用變數的舊值推演新值的過程。」對一組一定步驟進行重複執行，在每次執行這組指令時，都從變數的原值不斷推出一個新值。因此，新值也包括部分的舊值，此不斷運算的結果，即可產生更複雜的新值。

　　「疊代關係式」是如何從變數的前一個值推出其下一個值的公式（或關係）。疊代是重複反饋過程的動作，每一次對動作過程的重複稱為一次「疊代」，而每一次疊代結果會作為下一次疊代的初始值。疊代是重複反饋過程的活動。**疊代運算運用在古代傳承的正統功法上，即一個招式動作之不斷重複的二次動作所產生的新能量，包含第一的動作的部分能量。此不斷重複能量的疊代，可以產生巨大能量。在練功過程和結果，能量重複累積的速度非常快速，所產生的效果也是非常大。**

　　簡單的重複，簡單的事物或功法，往往蘊含著極高的哲理。簡單的疊代運算，創造一個複雜的世界。簡單的寓意即深藏極簡之複雜，萬物都由簡單而來，宇宙由最簡單的氫原子構成，氫原子由一個帶正電的質子和一個帶負電的電子組成，宇宙核融合由氫原子融合成宇宙中所有的元素，也創造能量創造宇宙和所有的生命。

　　簡單功法的疊代運算與重複，創造體內最大的能量，可以開關展竅，打通全身瘀積和阻滯的寒氣、熱毒，打通全身的血管、經絡、淋巴腺等阻塞的毒物。人類的智慧蘊含在簡單的疊代運算中，真正了解功法的簡單，才能真正體會功夫的真締。

10　不斷旋轉

　　人類的宿命，每天 DNA 基因複製產生約 100 萬個癌細胞，因此，癌症專家表示：「只要你活得夠久，癌症終究會找到你。」每天累積的毒素造成人體內在環境的改變，也造成癌症成長內在環境 - 細胞

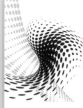

缺氧和毒物的累積。累積的問題一定會爆發，只是時間早晚的問題（即癌症遲早會發生），重點是如何把自己身體長年的累積毒物排掉。

流體（包括液體和氣體）渦流產生一定的能量。宇宙最大的祕密在旋轉和壓縮，集微塵而成星系。旋轉的渦流能量可以將體內的濁氣帶出體外。壓縮的能量可以在體內產生巨大的正能量（即陽氣，正氣）。

若不懂的宇宙形成的道理，什麼功夫都是假的。**萬物都在旋轉，《黃帝・陰符經》：「天不旋即墜、地不旋即毀、人不旋即枯。」**地球自轉時速約 1,600 公里，地球公轉時速約 10 萬 8 千公里，太陽系繞銀河星系時速約 36 萬公里。整個宇宙都在非常快速地旋轉，旋轉產生的能量維繫天體的運行，也維繫宇宙的生命。

甚至連人體原子內的質子、中子、電子，以及質子中的夸克，都是光速旋轉的能量電荷。身體中的粒子全部都在高速地旋轉，旋轉產生的能量和溫度維繫生命的正常運作。一個人若不懂宇宙最偉大的力量——旋轉和壓縮，等同白活。若不懂得利用宇宙最大的力量來對抗癌症，癌症不易治癒。

宇宙所有日月星辰都是集微塵，經過旋轉和壓縮所形成（圖8-3）。旋轉和壓縮產生巨大能量，當運用脊髓功，對脊髓做旋轉和壓縮產生巨大能量，則脊髓和大腦氣血快速通達。

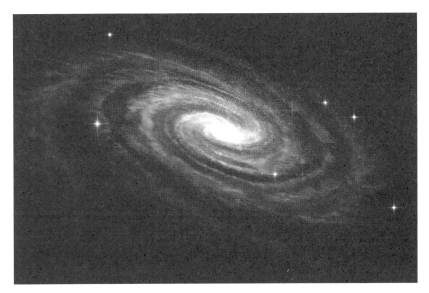

圖 8-3：宇宙星辰

　　人體頸椎和腰椎之骨刺，透過頸椎和腰椎之旋轉（被動運動才有效），心、肺功能做胸椎之旋轉，至於胃脘中宮（肚臍和橫膈肌之間區域）是人體非常重要區域。胃脘中宮相關的癌症，如胃癌、胰臟癌、肝癌、膽管癌等，都是非常棘手的腫瘤。達摩功之胃脘功，對胃脘轉一轉，胃脘很快氣血暢通，隨時練、放鬆練，就可以防治這些癌症。

　　至於大、小腸和生殖器官的疾病，透過腹部旋轉功轉一轉，大、小腸和生殖器官轉一轉，氣血暢通。隨時練、放鬆練，就可以防治消化系統和生殖器官的相關疾病。只要將這些管子（如腸子、輸尿管、子宮等），做橫向之旋轉，將管子轉通，氣血通就好了。如此，是懂不懂的關係，懂就很容易。

　　大小腿、髖關節、股骨等也是一樣。達摩功之立旋轉功，將臀部、

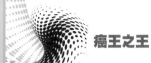

大小腿，放鬆橫向轉一轉，就可以強化大、小腿，避免骨質疏鬆和肌少症。

用旋轉和壓縮的能量，將心臟、肺臟、肝臟、腎臟、胃腸道、脊髓腔、全身骨骼，用達摩功之功法轉一轉，用能量將內臟轉開來。旋轉的能量轉動內臟，則內臟之氣就快速暢通。

「萬物都在旋轉」。宇宙和人體都是能量，也都是靠旋轉和壓縮產生的能量，維繫物質宇宙和人體的運作。地球的自轉由牛頓第一定律「動者恆動，靜者恆靜」而來，即在沒有摩擦力存在的情況下，轉動的物體一直不停轉動。地球所有的動、植物生命，靠地球自轉在地心的鐵溶漿產生旋轉和壓縮的能量，才能保持地表的溫度，地球上的動、植物才能存活。

「萬物的內涵就是資訊位元之片段」，萬物由原子構成，原子由質子、中子、電子組成，而質子、中子是以光速不停地自旋。質子中子由夸克和膠子組成，夸克和膠子也是以光速不停地自旋。量子力學在微觀的世界是確定成立的，而在宏觀的世界也是一樣的通用。**正負電荷的對稱，形成時空渦流。**電荷對稱產生的旋轉和壓縮的能量，才是宇宙萬事萬物包括人類的真正起源。**物質是由電荷構成，人體也是由電荷構成。**一個人若不了解物質宇宙真正的起源，以及物質和人體實質上是由電荷構成，就和浮游生物一樣朝生暮死，與草木同朽。

旋轉和壓縮才能產生真正的能量。練功若不懂得旋轉和壓縮的能量，僅是動動手腳的花招，等於白練。尤其是人體脊椎和脊髓是人體能量的最大通道，也是人體最重要的抗癌免疫幹細胞發源地，脊椎也是人體最重要的經絡之一足太陽膀胱經所在。人類只有用旋轉和壓縮

的方法，才能鍛鍊到脊椎和脊髓。一般社會上缺少真正可以鍛鍊脊髓和脊椎的方法，因此，脊椎的疾病和免疫系統的疾病如癌症，大多束手無策。

人站在地球上相對於地球是非常微小，**「任何物體（包括人類及星球），當得到正能量的同時，也得到負能量。」身體是正物質、正能量，但是身體同時存在負物質、負能量（即重力）。**當地球高速旋轉時，人體的能量被地球的重力向下拉，人體的能量由大腦電場經由脊髓，被拉到地球內的重力。**因此，人體因能量由脊髓大量流失，造成人體地衰老和疾病。**

因此，當人體做快速地橫向旋轉時，脊髓的能量是逆走的。地球在高速旋轉，人體也必須做快速旋轉，才能保持人體的能量，能量也才是完整的。「人不旋即枯」，人體若不旋轉，就很快地枯萎了。這就是人體為何要練脊髓旋轉功法的原因，若不懂得練，就被地球的重力把你的能量往下拉。人就衰老、死亡了。

11　重力渦流和駐波

質能形成重力，創造時空。因此，太陽質量所創造的空間彎曲，使地球公轉時速約 10 萬 8 千公里。銀河星系的質量所創造出來的重力，產生之空間彎曲，使太陽系旋轉時速約 36 萬公里。銀河的巨大黑洞所創造出來的重力和空間彎曲，使銀河星系繞黑洞做高速旋轉時。**重力渦流旋轉能量，創造宇宙和一切物質。**

生命渦流即重力渦流產生的能量。細胞基因（DNA）是光渦流，

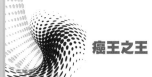

也是重力渦流。DNA 螺旋狀結構是一種波動的旋轉結構，儲存光能量。DNA 的波狀結構靠重力渦流產生巨大能量，以驅動 DNA 基因複製。若 DNA 的重力渦流旋轉能量不足，將造成 DNA 基因複製出現問題，引發癌症。因此，從重力渦流的角度看 DNA 基因分裂旋轉的能量，是人體健康和抗癌的關鍵之一。

人體由細胞組成而原子構成，細胞內的原子由質子、中子、電子共同組成，質子和中子由夸克和膠子組成，夸克流和膠子流是渦流能量流體，也是光速旋轉的能量流體。因此，高速旋轉產生的能量，可以帶動原子中的夸克和膠子的快速旋轉，產生巨大的能量。原子本身是一個儲存巨大能量的結構體，旋轉的能量是原子和細胞能量的重點，同時也是健康和抗癌的關鍵。

達摩功之旋轉功，在脊髓內部、五臟六腑、十二正經、奇經八脈、365 個穴道、全身約 15 萬公里長的血管、全身約 16 萬公里長的淋巴系統，**做左右的快速橫向旋轉，產生巨大的重力渦流，使人體細胞內的原子中的質子、中子，以及其中的夸克和膠子的快速旋轉產生和儲存巨大的渦流能量，是人類最偉大且重要的練功之重力渦流旋轉模式。**

旋轉和壓縮的能量，創造宇宙所有的星系，以及人體內每一個原子結構的渦流能量。所以，幾千年前，《黃帝·陰符經》曰：「天不旋即墜，地不旋即毀，人不旋即枯。」表示宇宙所有的物質都在旋轉，人若不旋轉，就變成枯木了。

再來，從「駐波」探討旋轉和壓縮空間如何產生巨大能量？

駐波，是靜止波。如（圖 8-4），是一種維持在兩邊固定位置的

波，由於兩個傳遞方向相反的波在靜止的介質內互相干擾。**在壓縮的密閉空間內，能量以動能和位能交換儲存。駐波是能量的儲存庫，密閉空間產生的能量是「無限的無限」。**

　　電子是駐波，這是很重要的觀念。因為，科學家強調，人體是由電子所構成，並非由原子構成。人體是 10^{80} 個電子所構成，即 10 的後面 80 個 0 個電子所構成。人類吃食物是吃食物中的氫原子，從氫原子中取得電子。細胞粒線體利用電子供應鏈之電荷對稱，製造粒線體膜內外之質子梯度差做動能，以每天約製造 70 公斤左右的能量貨幣 ATP（腺苷三磷酸），提供人體所有的能量。

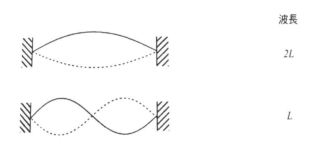

圖 8-4：駐波

　　人體既然是由電子所構成，而電子是駐波、是密閉空間之能量。因此，當人體經過旋轉和壓縮，對分子產生布朗運動，分子間之熱攪動製造分子間產生振動能量。另外，**在電子駐波，因旋轉和壓縮所產生密閉空間（即駐波）「無限的無限」的能量，是人體最深層的能量，也創造了人體的奇蹟。**

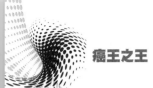

　　每一個星球都是旋轉和壓縮所產生的巨大能量儲存庫。宇宙所有的星團都是集微塵，經由高度旋轉和壓縮而形成，**人體的原子也是一樣，是能量儲存庫。當人類用旋轉功，快速的左右旋轉產生壓縮的能量，電子駐波之密閉空間之共振產生「無限的無限」的能量，可以開發人類有史以來最大的能量。**當千年前的密傳功法和現代粒子物理學之結合，透過電子駐波理論，可以開創人類開發巨大能量。

　　封閉空間產生「無限的無限」能量——旋轉和壓縮能量。

　　小範圍的空間擠壓，創造無限的能量。封閉空間中，因能量的旋轉和壓縮產生能量波動的疊加態，再加上重力的影響，所產生的能量是「無限的無限」。

　　電子是駐波，即固定封閉空間之波動。電子內所有能量組態的疊加態，所創自出來的能量也是「無限的無限」。人體本質上，是由電子構成，是由電荷構成，人體也是透過電荷傳輸所有的能量。

　　人體脊髓腔也是狹小的立體封閉空間。當脊椎做快速的橫向旋轉，脊髓腔的封閉空間的能量，旋轉產生疊代運算之巨大能量。能量在密閉空間內高度壓縮，所產生的能量也是「無限的無限」。因此，脊髓腔狹小的立體封閉空間內，可以透過脊椎做快速的旋轉和壓縮，產生立體旋轉而上的能量，可以快速開發脊髓和大腦腦髓的能量，這是人類開發脊髓和大腦之最大祕密。

　　人體的肝臟、腎臟、心臟、肺臟等，也是密閉空間。當做快速的旋轉和高度壓縮，在這些內臟產生疊代運算之巨大能量，能量在密閉空間內高度壓縮所產生的能量也是「無限的無限」。**當內臟用氣做不斷的旋轉和壓縮，如打氣筒一般的不斷打氣，旋轉和壓縮所產生的也**

是「無限的無限」，這是人類開發內臟能量最快速地方法，同時在短時間內用非常快速強化內臟的方法，亦是人類克服所有疑難雜症最大的祕密。

　　宇宙百億兆個星球，是由旋轉和壓縮所創造的。人體數十兆原子內的質子、中子、電子，以及質子內的夸克，都是光速旋轉和壓縮的能量。物質宇宙的一切，都是由旋轉和壓縮所創造的。

　　達摩功，即是人類唯一利用物質宇宙的旋轉和壓縮原理，鍛鍊全身的五臟六腑、脊髓、神經系統、免疫系統、經絡系統、淋巴系統之功法。

12　人不旋則枯

　　人不旋則枯──若是一個人不旋轉，人就枯萎了。

　　仰觀於天，幾乎所有的星團，甚至黑洞，都是呈現圓形或橢圓形，都在高速旋轉。以銀河星系來說，即以時速36萬公里的速度帶動1,000億個星球在高速旋轉。難怪老子曰：「大音希聲。」天體以百億兆計的星球，全部在高速旋轉。**萬物都在旋轉，宇宙中沒有不旋轉的物體和粒子。所謂「靜止的物體以光速移動」，即說明物體內所有的粒子，都是以光速旋轉的能量電荷。**

　　宇宙和人體本身是聚集的能量，也都是靠旋轉和壓縮產生的巨大能量。人體是碳結構體，和樹木一樣。碳結構體主要是碳有6個電子，很容易和其他原子組合成分子，其中2個電子很活躍，容易和其他元素結合燃燒。而約占人體75％的氫氣和氧氣，都是易燃的氣體。因此，

人體本身就是燃燒的物體。旋轉和壓縮的能量，可以調節人體的燃燒速度，讓均衡的燃燒溫度調節到適當的情況，以維持機體的正常運作。

人是腔腸動物，將近 8.2 公尺長的大、小腸、骨髓腔及全身約 15 公里長的大、小血管，只有靠旋轉才能產生能量，才能把全身的管子轉開來，把累積數十年的廢氣、汙垢等，透過旋轉和壓縮把它排除體外，全身的管子轉一轉就通了，身體自然健康；一個人若不懂得練旋轉功，就必然成為自身衰老、生病和死亡的理由。

人與天合。人體的旋轉，必須天體的旋轉相合才是宇宙的天理。 因為，當一個星球得到正能量的同時，也得到負能量。人體也是一樣，人體是正能量，同時也存在負能量（重力），因此人體的總能量是零，即人體的總電荷是零，宇宙的總電荷也是零。

旋轉和壓縮，才能產生真正的能量。 人體的骨骼支撐全身的重量，全部內臟都掛在脊椎上。骨髓是生命的來源，骨髓幹細胞是免疫細胞的大本營，把全身的骨骼轉一轉，支撐人體的架子就健康了。因此，一個人若不知道旋轉和壓縮的巨大能量，不知道旋轉的方法，就很容易枯萎了，包括全部內臟的枯萎（因為它們掛在樹幹——脊椎上）。骨骼枯萎了，造成骨質疏鬆，也就造成臉部、身體的衰老和枯萎了。

萬物都在旋轉。人體由約 10^{28} 個原子構成，原子是光速旋轉的能量電荷。因此，**人體是旋轉的巨大能量，旋轉產生巨大的能量，透過旋轉的能量，將體內積聚的不好能量、淤積的能量帶走，這是內功修練的祕密。**

人體是由直立式的管子所構成，包括主動脈、血管、脊椎和全身的骨髓、食道、胃腸道、五臟六腑等，都是大型管子；16 萬公里長的

全身淋巴腺，則是細小管子；總而言之，人體全身是直立式的管子，千萬別忘了要把體內的管子轉一轉。

　　達摩功之立旋轉功法，頭部不動，腳底不動，以雙手帶動全身做放鬆的、橫向旋轉運動，就像扭毛巾一樣，將全身的內臟、血管、淋巴系統、神經系統，做橫向的放鬆扭轉，把淤積在血管、淋巴管、內臟的毒素、廢棄物排除掉。

　　把全身的血管、淋巴管、內臟的管子，不斷地橫向放鬆扭轉開來，使全身血管變得更柔軟，把全身轉柔軟，氣血暢通，人體自然健康。人吃五穀雜糧，沒有不生病的，有了這個最頂尖的功法，好好練習，自然身體健康，這是保命的功夫。

13　壓縮的能量──內功修練

　　宇宙星團由旋轉與壓縮所形成。星球透過旋轉，產生的重力對內壓力，所產生巨大的能量，旋轉、振動和壓縮，形成宇宙物質和人類的一切。

　　內功修練是不斷地壓縮。一個動作之簡單的重複，產生壓縮的能量。分子不斷地壓縮、振動，產生巨大能量。人體70%是水，水分子由2個氫原子和1個氧原子構成，而2個氫原子呈現104.45的角度構圖，2個氫原子以每秒100兆次的速度，快速振動。水分子的振動產生巨大自能，水分子快速振動，再加上練功不斷產生的壓縮能量，產生內功。

　　內功修練，運用物理學的疊代運算和遞迴理論法來練功，運用練

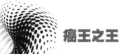

功的姿勢動作，不斷做能量的高度累積，產生巨大能量，將全身之五臟六腑、脊髓、經絡系統，全部用巨大內功能量打通。

呼吸吐納功夫也是一樣。將氣不斷地吸到腎臟，在吐氣的一剎那再吸氣，內氣在腎臟不斷的壓縮，產生壓縮的能量，此能量對腎臟做內氣按摩，不斷地在腎臟吸氣，重複性的吸氣壓縮，可以快速強化腎臟。

呼吸吐納功夫的方法，可以運用在心臟、肺臟、肝臟、胃腸道上，不斷地重複性將氣吸到內臟，做深層的內臟內氣按摩，行、住、坐、臥隨時練功，則五臟六腑內氣充盈，可以快速提升人體免疫力，達到祛病強身的效果。

練功像打鐵趁熱一樣，打鐵是簡單之重複，千錘百練才能練出精鐵。達摩功之任何一招，若連一招都練不好，其他招再怎樣練都沒有用。一招一式能夠練出味道出來、練出東西出來、練出能量出來，一招即可百病不侵。

另外，檢視功法之優劣，除了要看是否正統如少林、武當等，經過千年多少智慧和經驗洗鍊之結晶。而正統內功，符合宇宙物理力學和科學原理，可以深入到五臟六腑、奇經八脈、三大內竅、脊髓、大腦內部等，才是有用的正統功法。如果練功僅是練練皮毛、手腳，以及一堆花招，練了也沒用。

練功如燒開水，加熱的時間要夠，呈現的時間和水沸騰的狀態，如圖 8-5 所示。時間一定要夠，水才會沸騰；練功也是一樣，時間一定要夠，內部的能量能累積。否則，再怎樣練，都沒用。練功計算火候之方式，包括時間或次數。火候不夠，等於白練。練內功，是能量的累積，若虛晃兩招，毫無用處。

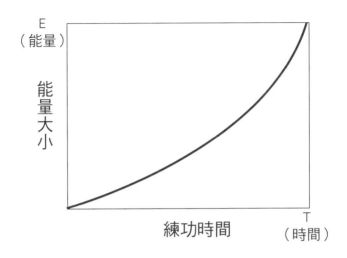

圖 8-5：練功與能量

　　練功是一種心態、一種觀念、一種心智，應該生活化，隨時練、放鬆練。隨時練坐旋轉和下丹田呼吸吐納，就是一種練功生活化的例子。

　　平日看到一些癌症患者，當他們知道罹患癌症時，一致的反應是「為什麼是我」？若平時不找方法做健康保養，甚至不少人吃喝玩樂，卻不知道癌症已經悄悄地上身。千萬不要心存僥倖，以為癌症不會找上門來。

　　練功，不是跳舞，是非常嚴謹慎重的。**練功是心性和心智的鍛鍊，必須忍受一切的痛苦和孤寂。求法難，難於登天。至法無情，「大道無情」，若無法理解求法之困難，恐怕會死於疾病和無知。**

　　把練功當作生活的一部分。行、住、坐、臥都可以練氣，聊天也

可以練功，看電視也可以練功。把練功生活化，就可以把身氣脈打通、氣血暢通，自然身體健康。

內功修煉。醫療科技愈進步，疾病卻愈來愈多，而且大部分的疾病並不容易醫治。現代人承受太多奇形怪狀的事情，例如：科學家從石油化學中創造出數萬種前所未見的新化學分子，這些新分子大量被運用到醫藥、食品（含健康食品）、電腦科技、生活中的材料，而這新化學分子並不能被演化數百萬年的人類身體所辨認，因此，造成很多健康上的問題，再加上空氣汙染、食安問題、壓力等，造成現代人96％都死於各種疾病。人們若是沒有保命的方法，最後終將為各種疾病所獵殺。

內功修練就像打鐵一樣。打鐵必須在同一個地方，不斷地用鐵鎚捶打，這符合「極簡之重複」，也是混沌理論的從「簡單進至複雜」。五臟六腑、內竅、脊髓、經絡，乃至於每一個細胞粒線體中有 4 萬個呼吸鏈，而人體之呼吸作用是在每一個細胞粒線體中有 4 萬個呼吸鏈中進行的。由此可見，一般粗淺的功夫，對人體之深層組織和深層的呼吸作用毫無幫助。

另外，一般功法的呼吸和動作，不斷地更換動作，完全無法累積能量，等同浪費時間。真正的功夫，必須運用物理學的疊代演算法來練功，才能在體內深層組織累積大量的能量。這些能量開關展竅，通透到大腦、脊髓、五臟六腑等人體最深層組織，如此練功，才能產生效果。否則，能量無法累積，再怎樣練都沒有用。

練功是一種能量之累積在人體之丹田、內臟、脊髓內，透過呼吸吐納以及姿勢、功法，將呼吸之氣（能量），透過經絡系統達到身體

某處，經過如打鐵式的不斷累積能量，改變物體之質量密度的一種方法，叫做內功。

內功是物體內分子的動能和分子間相互作用的勢能之總和。分子動能是做熱運動的分子具有動能，在熱現象中，重要的是分子熱運動的平均動能。溫度是物體分子熱運動的平均動能的表現，內功跟物體的溫度和壓力有關，溫度是分子運動劇烈摩差和壓力程度的標誌，熱運動進行之中，物體內部大量分子的無規則運動。

內功與其他形式的能相互轉化，既可以將體內的熱能轉化為內功，也可以將內能轉化為其他形式的能。內功的增加可以透過壓縮體積、摩擦生熱、鍛打、旋轉等方式，將熱能質量進一步的質化成內功。

內功由分子動能來決定，與溫度、壓力、運動方式有關。內功修練是透過旋轉、壓縮和疊代運算，在脊髓內，肝臟、腎臟、胃腸道、十二正經和奇經八脈等深層組織內，不斷的做橫向旋轉、壓縮的能量。**透過密閉空間（如脊髓內）產生旋轉的壓力，分子動能是做熱運動產生巨大的熱能，累積成內功，此熱能和內功，可以快速地提升人體內臟、經絡之質量。**人體的免疫系統、神經系統、經絡系統、淋巴系統等重要維生系統，得到快速的內功能量之提升。對於各種疾病，如癌症、糖尿病、失智症、憂鬱症等非常棘手之疾病，經由自體產生的內功巨大熱能，這可能是人類對抗這些疾病最好的方法。

而氣功與內功又有何區別呢？氣功是統稱，內功則是包含在氣功之內。中國傳承之氣功，博大精深。正統功法向不外傳，在古代，道門、佛門、密宗氣功，均祕而不傳，主要是有其危險性，除非資質甚高者例外。武術也是如此，非員外、巨賈、王公、貴人或家傳，否則

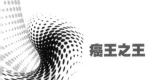

一般人根本不得其門而入。

人體之疾病大多是多源性疾病，而且是長時間累積的疾病，其根源在脊髓、深層淋巴腺、腎臟、肝臟、心肺等深層組織，絕對不是坊間用灌氣就可以解決的。若人類的無知和企鵝一樣，可能會死於各種疾病。

內功是深邃的簡單。簡單之極致即內功。惟有簡單之不斷地重複，才能在體內累積巨大能量。深奧之簡潔，製造出表面的複雜。**一招一式簡單練、重複練，才能練出功。假若無法體驗「極簡之複雜——簡單之深意」，功夫再怎樣練都是白練。一個功法練一萬次、練十萬次、練十年、練二十年，功夫就出來了。**

14 分子撞擊

人體是由 10^{28} 個原子構成，以分子立體折疊方式，排列出人體的運作機制。**量子自旋產生電荷，電荷產生電場和磁場之振動維繫生命功能運作。**人體大部分是由蛋白質構成，每天產生數百兆個蛋白質，而蛋白質之分子共振是 100 兆次／秒。因此，**人體本身就是高速振動的能量電荷。練功，本質上，就是練人體分子能量的撞擊，在體內產生巨大的能量。**

脊髓是生命之源。脊椎之橫向旋轉帶動脊髓流體，脊髓內的氣體和流質皆為可壓縮流體，所有流體某種程度上而言都是可壓縮的，旋轉產生的壓力或溫度的改變，會造成脊髓流體密度的改變。**脊髓內分子快速共振和碰撞，和脊髓內壁及其他分子間透過共振彼此交換能**

量，脊髓內分子質量傳遞通常受脊髓內壁擴散限制，在微流體系統中，擴散會造成微流體系統內的化學物質傳遞和質的提升。

脊髓內之氣體為可壓縮流體，由於氣體分子之間碰撞振動，造成能量交換。當溫度增加，脊髓內之氣體分子能量與動量均快速增加，氣體分子間的碰撞振動和動量交換亦增加。氣體流體分子間存在的相互吸引力，氣體流體分子運動時，互相之間的撞擊產生壓力，再進一步製造更具大的能量。

脊髓分子層次的熱力學之隨機運動狀態，隨機擴散振動分子交換運動，驅動產生脊髓分子產生化學熱交換之化學反應。隨機分子撞擊製造自由能和熱能快速振動的分子，加速調節 DNA 能量複製及製造脊髓的生命能量。

熱力學描述數量龐大的微觀粒子的平均行為，熱為溫度之差異所造成的能量傳遞和擴散。溫度表示物體的冷熱程度和物體內部大量分子做無規則運動的劇烈程度；熱是一種流動現象，溫度愈高，分子運動愈劇烈，流體之密度隨溫度與壓力而改變。

除了脊髓外，人體的五臟六腑、經絡系統、內分泌系統、神經系統、淋巴系統、呼吸系統、生殖系統、循環系統等所有的生命現象，經由達摩功之高速橫向旋轉、壓縮造成分子撞擊，由粒子物理學、熱力學、流體力學、量子力學之學理、知識和技術，運用在功法的修練上，可以創造出人類智慧之結晶，是人類最精闢的內功修練模式。

傳統道門、佛門、少林、密宗等正統功法，歷經千年，均對氣的修練有非常深入且獨到之處。以氣通全身經絡內臟，即中醫所云：「神行則氣行、氣行則血行」、「以心行氣、以氣運身。」內臟、經絡、

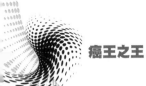

氣血暢通，自然百病不侵。

　　人類的各種疾病，大部分是內臟氣血不通的問題。尤其腎臟是人體最重要的內臟。人類因飲食、藥物及勞累等因素，也可以說全世界沒有幾個人的腎臟功能是好的。將呼吸之氣（能量），隨時以心念放在腎臟，以呼吸之氣，將氣吸至腎臟，吸十吐一。隨時將氣灌滿腎臟，促進腎臟之氣血循環。

　　另外，**用腎臟功，如打鐵式般不斷吸氣至腎臟，累積大量能量。打鐵式呼吸，以壓氣法不斷做氣的分子壓縮、分子熱攪動，大量改變腎臟的質量、密度。內功的千錘百練，可以透過氣的壓縮、摩擦生熱、熱攪動等方式，將腎臟之氣進一步的質化成內功，造就如鐵打的內臟。**

　　用隨手可得的呼吸之氣，用加壓、壓縮、旋轉、分子熱攪動等方法，將內臟鍛鍊的非常強健。行、住、坐、臥，隨時可以練，可以說是人類幾千年來流傳的知識健康之結晶。其他內臟如肺臟、肝臟、心臟胃腸道等，都可以用呼吸吐納及吸練內臟的功法，千錘百鍊，把內臟修練得如鐵打的內臟。

　　健康不會從天上掉下來，是需要投資的、需要下工夫的，花費時間、精神、金錢去投資。若一昧消耗自己，透支生命和健康，社會上經常看到年輕的癌症、心臟病和腦中風的患者，若不懂得健康管理，必然要付出非常慘痛的代價。

15 基本吐納內呼吸法

一般人的呼吸指口鼻呼吸，空氣由鼻孔進入肺臟，透過肺泡，進行氧與二氧化碳的交換，達到機體正當的運作。一般人的呼吸通常是很短淺的，較為短促，因為肺臟是碎形組織及內部充滿壓力的組織，氣沒有充分地透達肺臟的深層組織。

呼吸代表一個人地健康狀態，生病的人呼吸通常非常短淺，尤其是癌症患者，呼吸特別短促，甚至無法做到腹式呼吸。呼吸非常短淺，代表身體的經絡不通，**無法做深層的呼吸，氧氣和營養無法順利到達全身五臟六腑及深層組織細胞，組織細胞缺氧和營養不足，正是造成癌症發生的主因之一。**

氣功的呼吸則是綿密深長、細膩緩慢，將呼吸之氣漸漸輸送到全身深層組織器官、五臟六腑、骨骼、神經系統等。氣功，基本上是一項非常專業的知識。氣功可以開發人體的潛能。

因此，古代熊經鳥申、舞蹈、祈禱、咒語等，就是模仿動物之動作，或自然現象，將氣吸入身體某處，或藉祈禱、咒語達到心靈之統一，內氣在體內自然流通，促使氣血循環，達到開發潛在能力和促進健康之目的。

基本吐納內呼吸法就是呼吸之鍛鍊，培養積氣功夫。透過呼吸，配合意念，將氣吸到體內，使體內充盈內氣。基本吐納是心與氣的配合，因此，調心和調息是重點。將心（意念）調柔、調靜、調和，以寧靜的心念將氣調柔，使它緩慢、均勻、深長、寧靜、舒適、祥和，這就是吐納。

氣功的呼吸鍛鍊是有技巧且深入的，透過意念，配合動作姿勢，將空氣緩緩地吸到肺臟，再沿著人體複雜密佈的經絡系統下達下腹部，甚至四肢、五臟六腑，氣斂入骨。當體內積氣功夫深時，吸入之空氣在體內循經絡運行，成為真氣，成為內氣，在體內自然運行，可以袪病延壽。

16 心風自在

氣功呼吸鍛鍊的特點在於呼吸非常細微，甚至到達若有若無的地步，非常深長，身體、意念完全放鬆、安靜，整個呼吸的過程非常緩慢、均勻，透過意念，將呼吸調得非常細微，進而感受「心風自在」的境地。

心風自在，即以神入氣，氣心合一，放在體內某處，心和氣的能量開發細胞及內竅、經絡能量，不斷地累積能量，做自然的循環、自然的流動。

我們的心念是能量，呼吸之氣在體內成為能量。以心念能量結合內氣能量所產生的能量，開發內臟、經絡能量，這是氣功的積氣功夫。

閒居之時，我心悠遊，「遊心於虛，合氣於漠」，意念住於虛空，無心於萬物，萬物與我皆自然而然地存在著。心住虛空，以心守氣，心氣合一，住於虛空，心氣相忘於江湖。

行住坐臥，心遊太虛。隨時隨地身心自然，無任何罣礙，將全身的氣一口氣緩緩地由鼻孔吐盡，全身呈現一種自然壓縮的狀態，身體自然放鬆，氣又緩緩地由鼻孔進入體內，使體內之氣充盈。

若訓練純熟，眼睛張開也可以練，只要不是在空氣污染的地方，室內、戶外，行住坐臥都可以練，非常簡單、方便。

透過呼吸之清氣，進入胸腔成為內氣，內氣不斷地將心肺等五臟六腑脹滿和縮小的內氣按摩，此內氣做內臟的按摩，促進全身的氣血循環，提供全身各組織器官的血液量和含氧量，有效地促進人體的健康。

17　深層呼吸——息息深深

閒居之時，放鬆坐在椅子上，或輕鬆站立時，右手在下，左手輕貼右手背，雙手掌輕貼下腹部，輕閉雙眼，意念輕輕放在下腹部，以鼻吸氣，吸至下腹部，**吸飽吐盡，吸鬆吐靜，呼吸細長靜慢。自然放鬆，「綿綿不絕，用之不勤」，氣息深深。**

當氣在下腹部一吸一吐、一漲一縮，內氣在下腹部做內臟按摩，輕鬆強化胃腸道和肝臟功能。呼吸調節得愈慢愈好，氣在內臟深入且均勻的分佈，可促進內臟的氣血循環。

息息深深，內氣深入深層組織，微循環可得到足夠的氧氣和血液。若訓練純熟，體內五臟六腑、四肢百骸、脊髓、神經系統、大腦等，均可透過意念和呼吸將內氣緩緩輸送到全身重要組織器官，祛病強身。

所謂「踵息」，即將氣吸至腳底的湧泉穴或海底穴（位於肛門和前端之間）。吸氣時，將氣吸至海底穴，然後在將氣往下吸至腳底的湧泉穴。

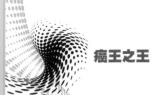

（1）下腹式呼吸

下腹式呼吸可以舒解心臟的壓力，並帶動肝、腎、腸胃的內臟蠕動，氣吸到下腹部，漸及中焦、上焦，下焦的各器官因內氣的按摩動盪，而獲得氣血循環。腹式呼吸對於腸胃疾病和癌症特別有幫助，並可促進全身的新陳代謝。

氣吸到下腹部，氣息深長，出氣、入氣、住氣均綿綿不絕，丹田常暖，中氣十足，氣血暢通。婦女若因冰冷飲食或置身於冷氣房，氣虛血虛，四肢容易冰冷，氣血循環不良，淋巴腺阻塞，容易罹患癌症。在非生理期間時常練習下腹式呼吸，四肢冰冷之情況可以得到良好的改善。

透過意念和方法，將呼吸的氣沿著經絡，可以下降到五臟六腑、四肢百骸，產生內氣（陽氣），可以作內臟按摩，促進全身氣血循環，祛病養身。

腹式呼吸深長細微，體內可獲得大量氧氣，內臟細胞活化。微循環組織缺氧所引起的疾病，如癌症、高血壓等疾病，均可經由下腹式呼吸的鍛鍊得到改善。

◆**姿勢：**

　　自然放鬆坐在椅子上（背部不靠椅背），右手輕貼下腹部（肚臍下），左手則輕按右手掌背上，全身放鬆（如圖 8-6）。

◆**功法：**

　　①輕閉雙眼以心念放在下腹部，以鼻吸氣至下腹部，下腹部慢慢脹滿，再緩緩吐盡。練十次以上（一吸一呼算一次）。若健康許可，可以多練。

　　②以鼻呼吸，氣吸至下腹部，輕微閉氣，將下腹部之氣在下腹部前後鼓盪五至十次，可培養下腹部熱氣團。

◆ **內呼吸口訣：**

　　① 吸飽吐盡；② 吸鬆吐靜；③ 呼吸細長靜慢。

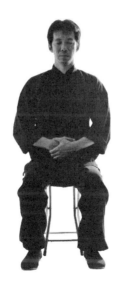

圖 8-6：下腹式呼吸

下腹式內呼吸促進胃腸道和肝腎的氣血循環，人體下腹部包括許多重要器官，如：胃腸道的消化吸收功能、腎臟及膀胱的排泄功能等。下腹部的氣血循環，對具有抗癌功能的這些重要器官有重大影響。

下腹式內呼吸是以意念控制呼吸，以鼻吸氣，將吸氣過程調節得非常細微、緩慢、均勻和深長。下腹部因吸氣而脹滿，非常均勻、細緻地遍佈在下腹部每一器官組織細胞，讓細胞有足夠的營養和氧氣。

下腹式內呼吸，只要在空氣較好的地方隨時可練習，可以防治消化性潰瘍、胃寒、便祕、腹瀉、肝腎疾病等棘手疾病。簡單、方便，隨時隨地可練的氣功，並有效防治大腸癌。

人類自從站立行走，下腹部大小腸擠在一起，濕熱或寒氣均可能造成下腹部器官組織出現問題，例如消化不良、便祕等，以及淋巴系統的阻塞，嚴重影響健康。下腹式內呼吸鍛鍊，可帶動腹腔胃腸道的蠕動。下腹部器官受到內氣磨盪，除了可以促進胃腸之蠕動幫助消化吸收外，亦可有助於太陽神經叢能量活化，幫助中樞神經的穩定，以及紓緩心臟的壓力。

氣血循環不良亦是疾病之源，氣滯血瘀往往是疾病之主因。氣功之所謂「氣為血之師，血為氣之母，氣以行血，血以載氣。」氣屬陽，血屬陰，氣行則血行，透過氣功修煉，強化內臟、血管、肌肉功能，使陽氣充盈體內，以氣推動血液循環，可以預防疾病。

下腹部的腸道，小腸主營養吸收，而小腸與人體神經等有直接連繫，即小腸影響大腦神經的健康和穩定性，和癌症防治有密切關係。

下腹部大腸是人體主要排毒場所。大腸排便順暢，則大腸重吸

收水分時不會將毒素重新吸收進入血液，影響人體健康。大腸排便功能良好，則排毒功能提升，降低肝、腎的負荷，進而提升肝、腎的解毒和排毒功能，並降低淋巴系統的毒素累積，對於防治大腸癌有一定的效果。

將意念輕輕置於下腹部，以鼻吸氣，將氣吸至下腹部，下腹部因內氣脹滿，以鼻吐氣時，下腹部因內氣吐盡而縮小，則下腹部腸道因內氣按摩而增進氣血循環，則腸道功能得以提升。在不斷地以內氣按摩的過程中，腸道因內氣的擠壓與放鬆，得到良好鍛鍊，有助於改善癌症症狀。

（2）中宮（胃脘）內呼吸

胃脘是中醫所謂的中宮，屬土，「土生萬物並滋養萬物」，即說明胃脘的消化食物，包括胃、肝膽、胰臟等，胃液、膽汁、胰島素將食物消化，並讓身體和肝臟儲存以供應全身營養所需。胃液、膽汁、胰島素和解毒有密切關係，是人體重要消化酵素。

這些消化酵素決定人們的壽命，人體長期飲食過量及大量精緻美食，將消耗人體大量的生命酵素，若再加上食物酵素攝取不足，造成消化酵素耗竭，人類的壽命也跟著結束。因此，中宮（胃脘）是人體的生命中樞。

一般氣功的修煉，很少有方法直接可以鍛鍊中宮（胃脘）。胃脘一帶除了是生命中樞外，胃脘區域的相關癌症，如肝癌、胃癌、胰臟癌、膽管癌等是人類癌症中，對生命威脅大且難以應付的的癌症，台灣地區及全世界不少名人是因為這些癌症而過逝，尤其是胰臟癌。若

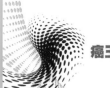

勤練胃脘內呼吸法，可深入人體的主要消化器官，如：胃、肝、膽、胰臟等內臟之氣血循環，有助於防治這些癌症。

◆姿勢：

自然放鬆坐在椅子上（背部不靠椅背），右手輕貼胃部，左手則輕按右手掌背上，全身放鬆，如（圖 8-7）。

◆ 功法：

① 輕閉雙眼，以心念輕輕地放在胃部，以鼻吸氣吸胃部。

② 以心念放在胃部，氣吸至胃。

③ 胃部脹滿時，再緩緩以鼻吐氣，將氣吐盡。

④ 練十次以上（一吸一吐算一次）。若健康許可，可以多練。

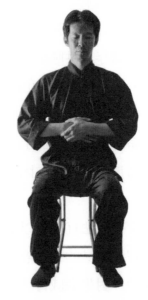

圖 8-7：中宮（胃脘）內呼吸

◆ 功效：

① 促進胃、脾、肝、膽、胰臟氣血環循；

②強化人體消化吸收能力。

胃脘內呼吸法對胃、肝膽、胰臟、脾臟做最直接的內臟震盪按摩，內氣布滿胃脘，做內臟內氣脹滿及縮小的內臟按摩，可強化這些內臟的氣血循環，有效防治胃癌、肝癌、胰臟癌、膽管癌和慢性肝炎、膽管阻塞、膽結石、胃潰瘍和糖尿病等疾病。

（3）胸式內呼吸

胸式內呼吸法以輕柔、細長的呼吸，將呼吸之清氣緩緩進入胸腔，清氣沿著經絡透入至胸腔內的心肺、穴道、內竅，成為內氣，內氣均勻地布滿整個胸腔，產生熱能。當吐氣時，將氣沿著經絡、鼻孔緩緩吐盡。

胸腔內的心臟和肺臟是人體主要呼吸系統和循環系統的器官，心臟病、肺癌、氣喘等疾病，極度嚴重威脅人類的健康，胸式內呼吸法對肺臟和心臟的內氣按摩，除了促進胸腔的氣血循環外，也可以輸送足夠的血液量和氧氣供應給大腦，並促進大腦的氣血循環，有效防治老年失智的問題。

◆ **姿勢：**

　　自然放鬆坐在椅子上（背部不靠椅背），雙手自然放置於大腿上，全身放鬆（如圖 8-8）。

◆**功法：**

　　①輕閉雙眼，以心念輕輕放在胸腔內。

　　②以鼻呼吸，將氣緩緩吸至胸部，胸腔慢慢地脹滿，再緩緩以鼻吐氣，將氣吐盡。

　　③練十次（一吸一呼算一次）以上。若健康許可，可以多練。

◆**內呼吸口訣：**

　　①吸飽吐盡；

　　②吸鬆吐靜；

　　③呼吸細長靜慢。

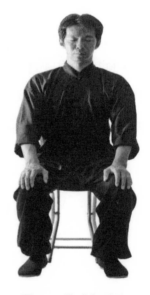

圖 8-8：胸式內呼吸

18 功法篇

（1）坐旋轉功（脊髓功、坐功）

◆**姿勢：**

坐在椅子上，雙手握拳不用力，手臂立於身側，兩小手臂呈 V 字形（如圖 8-9）。全身放鬆，呼吸自然。

◆**功法：**

①雙眼正視正前方某一定點（且始終在一定點上）。

②以雙拳帶動上半身左右、放鬆旋轉（如圖 8-10、圖 8-11），全身放鬆，旋轉速度均勻（不可忽快忽慢）。

③練功 30 次以上（左右旋轉算一次）。若體力允許，可練 10 分鐘以上。

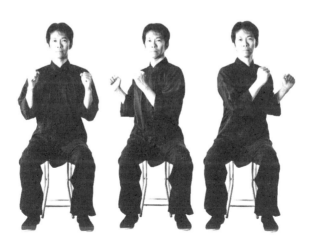

圖 8-9　　　　　圖 8-10　　　　　圖 8-11

坐旋轉功（脊髓功、坐功）

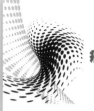
④練功時，可同時看電視或聊天。

◆功效：

① 強化脊椎（龍骨）及脊髓幹細胞，調節人體免疫力；

②強化神經系統和內分泌系統；

③促進全身氣血循環。

（2）腎臟功（坐功）──防治腎臟病

◆姿勢：

坐於椅子上，兩大腿適度張開，十指交叉，並將雙手放置於大腿之間，全身放鬆（如圖 8-12）。

◆功法：

① 上半身彎腰之同時（如圖 8-12），以鼻吸氣。

② 上半身回正（如圖 8-13）之同時，以鼻吐氣。

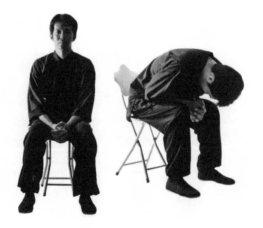

圖 8-12　　　　　　　圖 8-13

腎臟功（坐功）

③ 動作緩慢，放鬆，自然。

④ 練功 20 次以上（上下算一次）。

◆功效：

①內氣直接按摩腎臟，修護腎臟功能

② 促進腎臟氣血循環；

③腎臟和免疫調節機制（如腎上腺分泌類固醇）有直接關係，加
　強腎臟功能，可調節人體免疫力。

（3）肝臟功（坐功）──防治肝癌

◆**姿勢：**

　　坐在椅子上，右手前臂橫置於胃部之前方約 5 公分處，左手掌輕
握右手腕（如圖 8-14）。全身放鬆，呼吸自然。

◆**功法：**

①雙眼正視正前方某一定點（且始終固定在某一定點上，如圖
　8-14）。

②將雙手向右手肘方向轉（如圖 8-15），但雙眼始終固定某一定
　點上。

③雙手向右轉，再回至胃部前方。

④練功 30 次以上，（左右旋轉算一次）。若體力允許，可練 10
　分鐘以上。

⑤練功時，可同時看電視或聊天。

◆ **功效：**

①直接以內氣按摩肝臟；

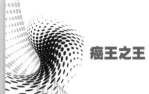

②修護肝臟功能，促進肝臟氣血循環；

③肝臟提供免疫細胞及全身荷爾蒙之原料，強化肝臟，有助於增
　強人體的抵抗力。

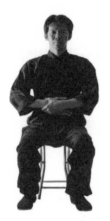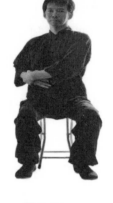

圖 8-14　　　　　　　圖 8-15

肝臟功（坐功）

（4）脾臟功（坐功）

◆ 姿勢：

　　坐在椅子上，右手前臂橫置於胃部之前方約 5 公分處，左手掌輕
握右手腕（如圖 8-16）。全身放鬆，呼吸自然。

◆ 功法：

①雙眼正視正前方某一定點（且始終固定在某一定點上）。

②將雙手向左手肘方向轉（如圖 8-17），但雙眼始終固定某一定
　點上。

③雙手左轉，再回至胃部前方。

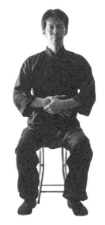
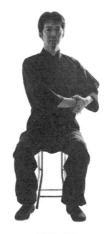

圖 8-16   圖 8-17

脾臟功（坐功）

④練功 30 次以上（左右旋轉算一次）。若體力允許，可練 10 分
　鐘以上。

⑤練功時，可同時看電視或聊天。

◆ 功效：

①直接以內氣按摩脾臟；

②促脾臟氣血循環；

③脾臟提供免疫細胞貯藏及代謝地方，強化脾臟，有助於增強人
　體的抵抗力。

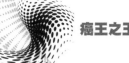
（5）胃脘功（坐功）──防治胃癌和胰臟癌

◆ 姿勢：

坐在椅子上，右手掌橫置於橫膈膜前方約 3 公分處，右手掌向下，左手掌向上置於肚臍前，雙掌上下相對（如圖 8-18）。全身放鬆，呼吸自然。

◆功法：

①以（圖 8-18）姿勢，雙手帶動胃脘左右放鬆旋轉（如圖 8-19）、（圖 8-20），旋轉速度保持均勻（不可忽快忽慢）。

②練功時，全身放鬆，呼吸自然，雙眼始終看著眼前某一定點，並可同時看電視或聊天。

③練功 30 次以上（左右旋轉算一次）。若體力允許，可練 10 分鐘以上。

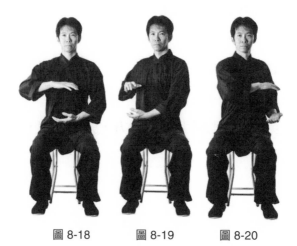

圖 8-18　　　圖 8-19　　　圖 8-20

胃脘功（坐功）

◆**功效**：

①直接做胃腸道運動；

②強化胃腸道功能；

③加強人體排毒功能；

④改善體質。

（6）心臟功（開胸腺功）——防治心血管疾病

◆**姿勢**：

坐在椅子上，雙手食指指頭與拇指指頭相接成小圓圈，其餘手指向掌心方向彎曲，雙手掌向外翻，並橫置於胸口前 3 公分處（如圖 8-23），全身放鬆，呼吸自然。

◆**功法**：

①（如圖 8-21）姿勢，將雙手向兩手肘方向延伸。

②兩旁伸展至身體可承受限度，（如圖 8-22）。

③練功 30 次以上。若體力允許，可練 10 分鐘以上。

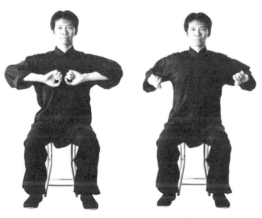

圖 8-21　　　　　圖 8-22

心臟功（開胸腺功）

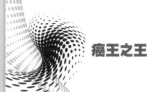

④此式 18 歲以下不可練，以免影響發育。

◆功效：

①強化心臟功能，促進新陳代謝；

②促進兩肩胛間之氣血循環，有助於調節心臟功能；

③開發胸腺（雙乳中間）之能量，有助於調節胸腺之免疫功能。

（7）肺臟功（坐功）──防治肺癌

◆姿勢：

坐在椅子上，右手輕按左肩下，左手輕按右肩下，兩前臂相交於胸前（如圖 8-23），交叉點微用力，全身放鬆。

◆功法：

①抬頭，雙眼往上看之同時（如圖 8-23），以鼻吸氣。此時帶動胸腔上提，氣吸入肺部。

② 回復至（如圖 8-24）姿勢之同時，以鼻吐氣，將胸腔之氣吐盡。

③練功 20 次以上（一吸一呼算一次）。

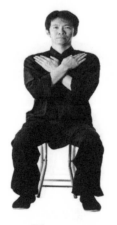
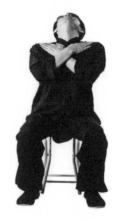

圖 8-23　　　　　圖 8-24

肺臟功（坐功）

◆功效：

①直接以內氣按摩肺臟；

②促進肺臟之氣血循環；

③調節肺泡內之免疫細胞功能。

（8）立旋轉功（站式）

◆姿勢：

站立雙腳平行約一肩寬大小，十個腳趾頭抓地，全身重量放在腳底，雙膝微彎。雙手握拳不用力，手臂立於身側，兩前臂呈 V 字形（如圖 8-25）。全身放鬆，呼吸自然。

◆功法：

① 雙眼正視正前方某一定點（且始終在一定點上）。

②以雙拳帶動全身左右自然旋轉（如圖 8-26、圖 8-27），全身放鬆，旋轉速度均勻（不可忽快忽慢）。

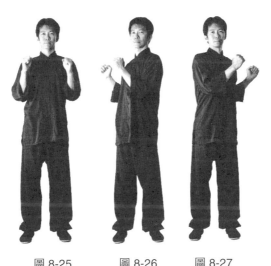

圖 8-25　　　圖 8-26　　　圖 8-27

立旋轉功（站式）

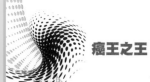

③練功 30 次以上（左右旋轉算一次）。若體力允許，可練 10 分鐘以上。

④練功時，可同時看電視或聊天。

◆功效：

①強化骨髓（龍骨）及脊髓幹細胞，調節人體免疫力；

②強化神經系統和內分泌系統；

③促進全身氣血循環。

（9）肝臟功（站式）——練足厥陰肝經

◆姿勢：

站立，雙腳平行約一肩寬大小，左手前臂橫置於胃部之前方約 5 公分處，右手掌輕握左手腕（如圖 8-28）。全身放鬆，呼吸自然。

◆功法：

①雙眼正視正前方某一定點（且始終固定在某一定點上）。

②姿勢（如圖 8-30），再將雙手向右手肘方向轉，（如圖 8-29），但雙眼始終固定某一定點上。

③雙手向右轉，再回至胃部前方（如圖 8-29）。

④練功 30 次以上（左右旋轉算一次）。若體力允許，可練 10 分鐘以上。

⑤練功時，可同時看電視或聊天。

◆功效：

①直接以內氣按摩肝臟；

②修護肝臟功能，促進肝臟氣血循環；

③肝臟提供免疫細胞及全身荷爾蒙之原料，強化肝臟，有助於增
　強人體的抵抗力。

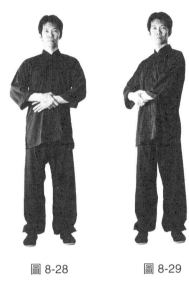

圖 8-28　　　　圖 8-29

肝臟功（站式）

（10）胃脘功（站式）──練足陽明胃經

◆姿勢：

　　站立，雙腳平行約一肩寬大小，十個腳趾頭抓地，全身重量放在
腳底，雙膝蓋微彎，左手掌置於胃前約 3 公分處，右手掌在上，右手
掌向左，並立於左手掌之上，（如圖 8-30）。雙眼正視前方某一定點，
全身放鬆，呼吸自然。

◆功法：

　　① 以（如圖 8-30）姿勢，雙手帶動身體向左右、放鬆旋轉（如圖
　　8-31、圖 8-32），旋轉速度保持均勻，不可忽快、忽慢。

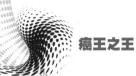
②練功時，全身放鬆，雙眼始終看著眼前某一定點，並可同時看電視或聊天。

③練功 30 次以上（左右旋轉算一次）。若體力允許，可練 10 分鐘以上。

◆功效：

①快速強化胃腸功能；

②促進胃腸蠕動，排除體內毒素，增強抵抗力。

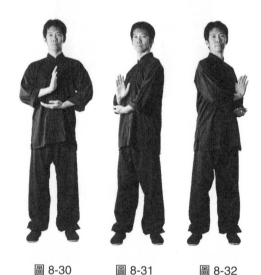

圖 8-30　　　圖 8-31　　　圖 8-32

胃脘功（站式）

　　胃主六腑運化，為後天之本，營養、氣血生化之根本。胃屬土，陰陽五行中，土生萬物，滋養萬物，即胃的消化提升全身的營養。許多癌症的患者，因腫瘤或治癌的藥物傷到胃氣，造成胃氣絕，是抗癌失敗的主因之一。

另外，胃脘（中宮）一帶區域，除了胃以外，深藏在胃後面的胰臟是一般練氣功的人不易修煉之處。胃脘功可直接強化胃和胰臟的功能，是防治胃癌、胰臟癌、胃潰瘍、胃食道逆流最好的方法。這種最好練胃、胰臟及中宮（橫膈肌和肚臍之間）的方法，可幫助人們得到健康。

（11）三焦功（站式）——練手少陽三焦經

◆**姿勢：**

站立雙腳平行約一肩寬大小，十個腳趾頭抓地，全身重量放在腳底，雙膝微彎。右手掌向下置於胸前，左手掌向上置於下腹部，（如圖 8-33）。

◆**功法：**

①向右轉時，以雙手掌如抱球一般，帶動身體向右轉，同時雙手掌上下互換（如圖 8-34）。

②向左轉時，以雙手掌如抱球一般，帶動身體向左轉，同時雙手掌上下互換（如圖 8-35）。

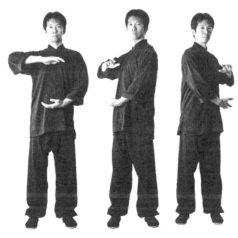

圖 8-33　　圖 8-34　　圖 8-35
三焦功（站式）

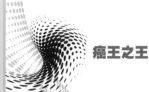

③練功時，全身放鬆，雙眼始終看著眼前某一定點，並可同時看
　電視或聊天。

④練 30 次以上（左右旋轉算一次），若身體健康許可，可練 30
　次以上或更多。

◆功效：

① 促進三焦（上、中、下三焦）氣血循環；

②提升全身津液、淋巴腺循環、促進免疫功能；

③加強五臟六腑的氣血連繫。

　　三焦是人體水氣（津液、體液、淋巴液）的通道。上焦位於橫膈
肌以上，包括心、肺。中焦在橫膈肌和肚臍之間、主脾、胃、肝。下
焦則指肚臍以下的下腹部，包括腎、膀胱、大小腸。

（12）拍神闕穴（肚臍）

◆姿勢：

站立雙腳平行約一肩寬大小，右手掌弓起（如圖 8-36）。

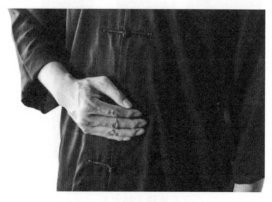

圖 8-36：拍神闕穴（肚臍）

◆功法：

① 以弓起的右手掌拍神闕穴（輕拍）。

② 練 20 次以上。

◆功效：

① 促進神闕穴（肚臍）之氣血循環；

② 提升胃腸道消化吸收、淋巴腺循環、促進免疫功能；

③ 加強五臟六腑的氣血連繫。

（13）敲命門穴

◆姿勢：

站立，雙腳平行約一肩寬大小，右手握拳不用力（握空拳之意）（如圖 8-37）。

◆功法：

① 以右手握拳，輕敲命門穴（位於肚臍相對之背部脊椎上）。

② 練 20 次以上。

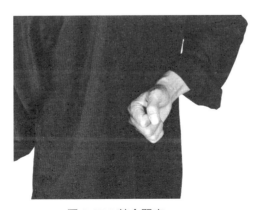

圖 8-37：敲命門穴

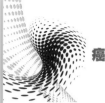
◆功效：

①促進命門穴之氣血循環；

②提升腎氣及督脈功能；

③加強五臟六腑的氣血連繫。

（14）點下丹田

◆姿勢：

站立，雙腳平行約一肩寬大小，右手勾手（如圖 8-38）。

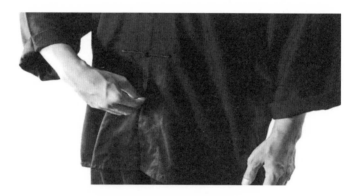

圖 8-38：點下丹田

◆功法：

①以右手勾手，輕點下丹田（臍下三吋，注意：婦女生理期間不可練此式）。

②練 20 次以上。

◆功效：

①促進下丹田之氣血循環；

②溫養下丹田之陽氣功能；

③加強下腹部內臟的氣血連繫。

第 9 章

空的智慧
——禪之舞

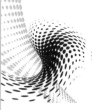

禪宗本身就是巨大能量。禪學就是智慧、就是修心、就是能量。心身是一體的，心就是能量，修心，一個人內在能量是整體的。心定氣定，大腦處於最低能量之基態，能量是完整的。心修得好，百病不侵；防治癌症，修心就夠了。

禪學就是空的智慧。腦神經醫學確認所有顏色、聲音、味覺都是振動頻率，都是數字，並非真實存在。因為，科學家們非常震驚人腦以外的世界是一片空寂，只有振動、數字和能量。研究量子物理、腦神經醫學，結果也是如此。

禪學修心，就是修能量。心念，實質上，是大腦神經元每一個細胞每秒約一億顆質子進出細胞產生的電流，就是能量，就是大腦電場，就是電荷。這大腦龐大的電流和人體與生俱來的能量結合，即心。道門云：「先天一炁，從虛無中來。」即先天的能量，再加上後天的大腦質子流產生的電流，就是心念，就是振動頻率。

01 心的修練

在事業工作、日常生活、學術研究等各種領域上，心靈素質和心性素養一直是決定一個人成就之關鍵因素之一。因此，心的修練成為一個現代人必修的課程。在心的修練方面，儒、道、釋，乃至各種宗教領域均有心性修練的方法。諸如儒家的靜坐、道家練氣、佛密的佛號和咒語等，均是很好的修練方式。

在現代激烈競爭的社會中，面對的是事業的壓力、生活的壓力，

以及健康的壓力，需要健康的身體和足夠的智慧去因應，心的修練可以提升人類的智慧和健康。身、心是一體的，心定則氣定，心氣合一，所謂「神行則氣行，氣行則血行」。心定則全身氣血暢通，修心可以祛病養身。

另外，整個宇宙約有 10 的 80 次方個原子，而人類的大腦約有 10 的 256 次方的神經元細胞中粒子連結光點之天文數字。因此，人類的大腦具備整個宇宙的能量。若將大腦量子共振能量開發出來，即等同神佛的能量。依據科學家的估計，人類大腦的智商約僅開發 10%，心性的修煉和大腦之開發，將會使人類更有存在的價值。

人類的壽命非常的短暫，身體健康者占少數，終究其原因，應歸屬於欠缺心性之修練。社會上，每天看到的是爭權奪利、爾虞我詐，殊不知誠如莊子所云：「蝸牛角上且爭一著。」爭到最後，兩手空空。不知道人生的意義和價值？不知道人類的愚蠢和無知？直到「髑髏著地尚不自知」，實是可悲可嘆。

「心的修練」，涵蓋釋道、物理量子力學、有機化學等觀念之精華，深入探索這些知識的真諦。在精練的字句中，蘊含著生命及宇宙的真理智慧。每一字句，窮畢生的時間也許都難以體會其真正的意涵。

一個有趣的現象，人類細胞核內的染色體是腺嘌呤（A）、胸腺嘧啶（T）、胞嘧啶（C）、鳥嘌呤（G）四個鹼基的排列方式，亦即 DNA 基因序列，稱為「基因遺傳密碼」。**樹木細胞核內的染色體也是由核苷酸（A、T、G、C）組成，只不過 A、T、G、C 的序列方式不同，一個變成人類，一個變成樹木。**

其實，「人類並沒有比樹木偉大多少」。

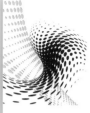

　　生物如同電腦軟體，用「0」與「1」作為程式語言的密碼編寫生命，在生物世界，小至細菌、病毒、昆蟲，大至人類，都是以 A、T、C、G 這四種字母的密碼編製而成，將遺傳訊息儲存於 DNA 分子裡。**因此，人類並沒有比樹木、病毒、昆蟲、山羊、疣豬偉大。**

　　DNA 是由兩條多核鏈酸組成。每條含有一個鹼基序列，這個序列決定了蛋白質的製造，即是決定細胞的化學反應，亦是決定了生物體內有何功能和生物特徵？ DNA 為一幅藍圖，包含所有生物的結構和功能的重要密碼。DNA 的排列組合決定是人、動物、昆蟲等。**DNA 為生物體的設計圖，基因突變的累積，決定生物體存活時間。因此，DNA 是一本生命之書，也是一本死亡之書。**

　　既然人類並沒以比其他病毒、細菌、昆蟲、魚類、獸類、禽類偉大，也同樣受制於基因分裂，最後導致老化、疾病和死亡；因此，人類要學會謙虛。人類的自大、無知和殘忍，造成世界許多物種急遽被消滅掉，殘忍和無知寫在人類的臉上，也累積太多的業障。因此，**從另一個角度來看，癌症也是一種因果病；累世的業障和今世的業障，造就了癌症。**

　　人類面對癌症及其他疾病，必須學習謙虛。因為人類不懂的太多，人類一直以為自己可以主宰世界，殊不知小小的病毒或癌症，就可能消滅人類。**面對癌症，謙虛一點。學習大自然給予我們的生活智慧，讓生活更自然。事實上，對抗癌症，陽光、空氣和水就夠了。**讓陽光和氣，洗鍊透到全身。人體 DNA 是光驅動，可以吸收光的能量，對抗癌症。另外，空氣中的能量，以氣的能量形式進入體內，就有足夠的能量對抗癌症。要用我們的身體、我們的自然免疫力，對抗癌症。

02　禪學與癌症

禪學是能量、是修心、是修練大腦的空性證量、修空的智慧。

禪是不把任何事放在心上，一切自然而然。禪即智慧、自身的覺悟，一種體驗，禪心無住、無念。禪學的本意是去除一切執著，不存任何妄念。

達摩祖師：「真正智慧的解脫，是證悟到智慧的本性，本來便是空寂、圓明、清淨、妙密的實相無相，這種智慧成就的真功德，不是以世俗的觀念求得的。」

「費曼圖」（如圖 9-1）即是「空性的智慧」。

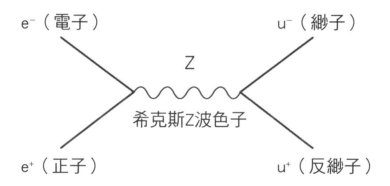

圖 9-1：費曼圖

「費曼圖」是虛空的機率振幅。兩個粒子（電子或質子）相互湮滅，產生其他的粒子。在希克斯場中，真空自旋撓場波以光速之 10 億倍的速度快速旋轉，在虛空中產生巨大能量。

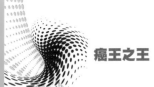

　　禪即智慧、空的智慧。禪學是心的修練。禪學是祛除一切執著，不存任何妄念。禪的空的智慧，在真空自旋撓場波希克斯 Z 波色子，空性共振產生能量。禪學心的修練產生的能量，可以開發智慧，智慧足以抗癌，可以充分了解癌症的成因，有好方法規避癌症的威脅。

　　禪學是能量。創造大腦的空性能量，在大腦中產生大電場。大腦電流經迷走神經，沿食道兩側，頸動脈，貫穿頸部和胸腔，進入腹部，傳遞電流能量至心肺、肝腎、胃腸道、生殖器官等重要器官，調整人體的內分泌、內臟和免疫力等，用自體的能量來克服癌症。

　　禪是直接、自然流向的能量。一切不增不減，不生不滅，自然地存在，也自然地消滅。禪是自然的流動，自然地生命流動，如樹木自然成長、自然死亡的過程。

　　禪的本質是一切隨緣，一切隨它去。事情的發生，成長，消滅的過程，一切都是隨緣。如天上的雲一樣，自然地發生，也隨風自然地消逝。禪是不自主的內在專注，在無知無覺的情況下，自然的覺知存在，形成內在自然的專注、無心的專注，自然地流注在一個點上，一切自然而然地發生。

　　一切都是自然地流動，沒有壓力、沒有負荷，一切自然而然，可以避免死亡荷爾蒙（腎上腺皮質醇）對身體造成的發炎和癌症。壓力會使腎上腺素分泌壓力荷爾蒙「皮質醇」，皮質醇對人體來說毒性很高，會破壞免疫系統、傷害神經系統、消化道潰瘍，會大量殺死大腦皮質層神經元細胞，讓大腦萎縮、傷害免疫系統，造成癌症。

03 內在世界是一條河流

禪宗的修心。禪宗三祖僧璨：「**內在世界是一條河流。**」禪如流水一般，自然流動，一切自然而然，自然地產生、存在、流逝及生滅的過程，一切不生不滅，自然地存在，也自然地消滅。禪是自然的流動，自然地生命流動，如樹木自然成長，自然死亡的過程。

心如流水一般，也像風一樣自然吹過，不留痕跡。心無其心，形無其形，一切自然發生，一切自然消滅。心不住相，自然而然不會產生壓力，造成癌症。

練功是禪學思想，本來就是無情、無我。古代以武術來說，學習正統傳承的功法，和道門、藏密的求道一樣，是用命換來的。武術的凶險與無情，生命在須臾之間。以正統少林七十二絕技來說，都是一招斃命，沒有第二招，也沒有機會用二招。師父一直告誡「一出家門，七敵待之」。

練功本來就是「大道無情」、「至道無我」。上乘功法靠苦練，把一招練到底。**練功是心性功夫，是練心的能量，是練大至默默、大沉靜、是練木雞，無心於我，無心無物，無心於天地，「無心於勝負」，無視於外在變化，無情的磨鍊，凝聚於內在力量，修練不爭之德，「唯其不爭，天下莫能與之爭！」不動如山，能量是完整的。**

修練抗癌的功法也是一樣。腫瘤癌塊就是能量，巨大的成型實體的能量，有些是流體能量，如血癌，都是殺不死的巨大的能量。幾十年搞出來的癌症，假如沒有智慧、沒有方法、沒有福報和癌症腫瘤對幹，九成以上的人是輸家。

癌症並不是意志力所能對抗，而是要靠智慧。癌症絕對不是那麼簡單，絕不是那麼容易把它割除就可以了事。癌症腫瘤的能量非常巨大，不是那麼容易消除的。只有用上乘功法，死命練，把體內的巨大能量（陽氣）練出來，以能量（正氣）對付癌症腫瘤的巨能，才有辦法把它消滅掉。

　　把身上造成癌症的毒素排除體外，是一件非常巨大的工程；因此，也必須非常的方法把它解決。心是能量，氣是能量，不管是修心或是修氣，整個身體的能量是完整的。整個身體由氣構成，和宇宙的氣（能量）是一體的，用身體的能量和心的能量，甚至宇宙自然的能量，把邪氣（病毒、癌細胞）排除體外，才是正途。

04　達摩祖師東來

　　「達摩祖師東來，找一個不惑之人」。這是人類歷史一片刻、一片刻又一片刻的神奇。禪宗的修為，禪宗本身就是巨大的能量。禪宗的精華包括：一是簡單，另一是宇宙最偉大的力量——旋轉和壓縮。

　　蘋果創辦人賈伯斯，生前曾經到印度瑜珈之旅一年的時間，又曾經學習日本禪宗和禪學的簡單。賈伯斯用禪宗的減法創新產品 i-Pod，將全世界的唱片、CD 幾乎全部殲滅。賈伯斯的減法創新產品 i-Pad 殲滅大多數的電腦零組件公司。由此可見，**禪宗的簡單的威力和減法的巨大力量，其觀念力量足以橫掃全球。**

　　「禪宗是減法，密宗是加法」。「**禪宗是大密宗。**」密宗是用加法，加諸於自己身上和心緒的是一直在加，讓自己一直在忙，忙

到忘我、無我的境界。**而禪宗是用減法，把所有的事情、心中的雜念和想法，「一一簡去」，直到無我、忘我的境界，人我、天地合一，宇宙、大腦、人體、一個電子，成為同一個波函數。**

宇宙最偉大的力量旋轉和壓縮。宇宙所有的物質都在高速旋轉。大至銀河星系，小至原子核中的夸克、膠子等，都是光速旋轉的能量電荷。地球自轉時速約 1,600 公里，公轉時速約 10 萬 8,000 公里，太陽系公轉時速約 36 萬公里等，以非常驚人的速度在旋轉。

物理學家：「物體，無論靜止或移動，都是光速。」旋轉產生壓縮的所有生命能量，是太陽高速旋轉和壓縮氫原子核融合產生光、是地球所有動植物生命存活的主因。旋轉產生壓縮的能量，也是宇宙所有星團「集微塵而成星團」之成因。

達摩功的內功心法，即以旋轉和壓縮之宇宙最偉大的力量，在人體脊髓、骨髓、五臟六腑、四肢百骸、神經系統、經絡系統等，所有的人體組織結構，做旋轉和壓縮之宇宙最偉大的力量，是人類健康和智慧價值之極致。

「有身皆苦，誰得而安」。一身是業力所困、所生，只要身還在，即有生、老、病、死。一身是業，老子曰：「吾之大患為吾之有身。」人身主要是由碳、氫、氧、氮等元素所組成，所有的感覺如聲音、味道、視覺等都是蛋白質的振動，因此不必執意，不必執著於虛假的自我。

05 心不執著

斬斷充滿概念的執著，回歸自然，不存妄念，不貪戀或執著於任

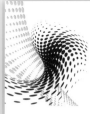

何事物，不要讓你的執著困住了你。**心不執著，心是自由的、身是自在的。自在的身心，金剛自在，讓體內的氣自然流動，體內的陽氣能量自然發生，以陽氣祛除癌症邪氣，讓邪氣自然排除。**

人為外物所困，執著的自我、執著於所知所見，《圓覺經》所云：「知見障。」即人們的知識和見解會困惑你，執著於過去所學的知識和見解。我們的知見，掩蓋了真正的智慧。

放下、全部放下，連放不下的，也要放下。徹底放下妄想執著，破除我執、我見、我思，一顆無求的心，隨著流水而自然消逝。放下所有的概念，讓一切自然發生。不要讓概念束縛自己，「所有的執著對境如夢如幻」，跳出知識、知見、我見的框架，讓身心自由，無拘無束，讓樹木自然生成，微風自然吹拂，生命自然發生。

中國大陸南京市郊小山丘附近，三國時代孫權的墓地在此。河北邯鄲市，當地人說，曹操的十幾個墓在此附近。三國時代風雲人物，「古今多少事，都付笑談中」，不過黃土一堆，有生必有死。

無常偈：「**崇高必至墮落，積聚必至消散，緣會終當別離，有命咸歸於死。**」生生死死，死死生生，有生有死，人類平均年齡約 80 餘歲，80 餘年與宇宙 137 億年相較，不過浮光掠影。了解生命的短暫，人生百年和蜉蝣短暫生命相較並無啥差別，培養豁達人生，不要為小事紛擾。

看到太多滿臉執著的癌症患者，也許他們看不出自己的執著與壓力，應學習放棄「一生致力於執著於任何東西」。把一切丟掉，心不執著，身不掛病，業力本空。好好把立旋轉功法練到身空、心空、業空，一身業力因立旋轉的能量排出體外，身不掛病。

06 付出與得到

　　從前，有一位師父拿一個杯子向弟子說：「這個杯子是空的，所以才能裝東西；當它是滿的，也就裝不下任何東西了。你的腦袋必須是要空的，你才能裝下新的東西。」現代也是一樣，當一個人滿腦子都裝著貪婪、名利、怨恨，他的腦子再也裝不下任何好的觀念和方法，到最後就埋沒在爭權奪利和疾病死亡之中。當一個人的心念是空的，就更為單純和簡潔，可以裝下東西了。

　　有一次演講，一位聽眾問說：「你的 30 幾位師父，為何願意將修練 70 年，耗盡一輩子的頂尖絕世功夫教你？」事實上，練功 50 多年，在學習過程中，從來不曾要求師父教我任何功夫，只是不斷地付出，從來不會去想要去得到什麼？原因是那些師父們，大都投入畢生精力、時間，耗盡家產，踏盡中國大陸大江南北學功夫，只是為了保存人類固有文化之菁華，光是這種精神和胸懷就值得由衷敬佩。在漫長的學習過程中，只有無盡地付出，沒有期盼取得。這是能夠學習到人類最正統、最頂尖功法之原因。

　　現代人並沒有這個觀念，僥倖學到幾招，又虛晃一下，不懂珍惜。**殊不知傳統的正統功法學習非常不易而且漫長，功法非常深奧，易學難精，要深入了解和體悟並不容易，需要很長的時間磨出來。**而且正統功法之修練，深入大腦內部、脊髓深層、五臟六腑、三大內竅、365 個穴道、奇經八脈、十二正經等人體最深層組織器官。

　　十幾年前，有一天在 Youtube 看到以前頂尖太極拳的師父們的影片，才驚覺我的 30 幾位師父們，大多是中國清朝年代的人，如今仙

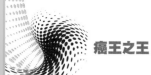

逝已久或回中國大陸不知所終，令人不勝唏噓。多少英雄豪傑，淹沒在大時代的洪流，又有多少英雄豪傑，面對世態炎涼有蒼茫和大度的了解？現代人若是不知尊重專業，可惜了頂尖的千年的功法。

07　空是什麼？

真空電場的平均能量為零，但它的平方的平均不為零。這個事實至關重要，因為電場的能量密度成正比於場的平方。事實上，真空能量密度的值是無限大的。真空零點運動是量子場的內稟性質，量子起伏漲落、虛粒子零點運動，其呈現是無限的無限。1 公克的虛空振幅能量是 10^{98} 公克，約 10 的後面 95 個零公斤的重量，是物質宇宙所有質量的總和。

量子力學告訴我們，事實上並不存在所謂的「真空」。最完美的真空之中充斥著粒子與反粒子，即生即滅，同時不斷湮滅。美國亞利桑那州立大學坦普爾分校的勞倫斯・克勞斯教授（Lawrence Krauss）表示：「如果時空是量子化的，它們就會發生漲落。因此，正如你可以創造出虛粒子一樣，你也可以創造出虛時空。」

「費曼圖」是物理界非常珍貴的資產，協助我們通過思考模擬研究出無法看到的世界。「費曼圖」中兩個電子交換一個光子。正負電子之間相互作用，兩個電子交換在希克斯場中得到虛空能量交換產生光子。希格斯場遍佈整個宇宙時空，各種粒子（包括質子內的夸克、膠子等），因和它相互作用而獲得質量。「虛空」潛藏著一種神祕的能量，這種能量可以說明宇宙的命運。

所以，真空並不是空無一物，而是一種物理現象、一種特殊的物質形式。

在空無一物的空間中，蘊含著神祕的能量。量子力學支配著原子和粒子的微小世界。量子力學說明，空是由量子自性漲落的能量場組成的，因此，產生即生即滅的虛粒子。普朗克尺度下（10^{-33}cm）的量子起伏，布滿時空中的每一個點，粒子和反粒子組成的虛粒子對在虛空中不斷創生和湮滅。真空能量巨大，真空零點能甚至可能大到無限。

08 心不住相

所謂「心遍一切處，畢竟無相」。諾貝爾物理學獎得主法蘭克・維爾澤克（Frank Wilczek）所云：「萬物皆數。」宇宙一切物質都是振動，我們所看到的一切，包括山川鳥獸、日月星辰、雕梁畫棟、山珍海味，甚至魔音穿腦等，都是光子和分子的振動頻率，都是數字，並非真實存在。

物質是由快速旋轉的能量電荷所構成，並非實存。以粒子物理學來說，物質由原子構成。原子由原子核和電子組成，而原子核只占原子內空間的 10 億分之一大小，原子可以說是空無一物。原子核內質子和中子都由夸克和膠子構成，而夸克和膠子只是能量，並無實體。原子既然是空無一物的能量，因此，物質本身是幻相，「我們生活在幻相之中，如此深陷其中已久，而不自知」。

宇宙由振動產生，宇宙是大腦振動頻率編碼數字，宇宙本質上是純粹的數字。人類的大腦的運作方式，是運用數字編碼來辨識萬物，

即用數字代表或辨識顏色、味道、聲音。大腦用數字解碼人腦以外的任何事物，例如：紅黃綠色的頻率，即用頻率次數來分辨顏色，頻率就是顏色。真實社會並不存在任何顏色、味道、聲音等，這些事實上只是數字，並非顏色，人類被自己的神經元欺騙已久。這是人類的真實和真相，顏色及味道的頻率如下：

綠色振動頻率為 550 兆次／秒；
黃色振動頻率為 520 兆次／秒；
紅色振動頻率為 450 兆次／秒；
腐蛋的味道振動頻率是 510 兆次／秒。

「無始以來，常寂滅無相，本自不生」。一切相都是幻相，一切事物都是空性過程，一切都是從一個空，到另一個空。從一個波函數（人本身是波函數），到另一個波函數（物質是波函數）。「物質是極度密集扭曲的空間，我們所看到地周遭的一切，從人、房屋、樹木、山川、日月星辰，恐怕都是錯覺，其實都是超時空之某種皺褶形式」。因此，我們看到的恐怕都是幻相。將光子和電子與大腦的神經元聯繫切斷（如圖 9-2），切斷光子和電子對大腦心識的干擾，不讓外物干擾到心的生滅與流動。

心不動念，一切事物不動心念，以無相為相，以無念為念，不再起心動念，不要讓外物在心中留下任何的記憶，一切如流水般地自然存在及流逝。了解心念和大腦的真實運作，宇宙的真實，對生命的看法更加豁達，以此心態對抗癌症，非常的事物（如癌症），要用非常的手段和智慧。

光子和電子 ←──────→ 大腦

切斷聯繫

圖 9-2：將光子和電子與大腦的神經元聯繫切斷

09　海妖之歌──真理與謊言

「講得出的是謊言，說不出的是真理」。不少的經典是美麗的謊言，美麗而空洞的辭藻下，充滿著謊言。

真理無法用語言來闡釋。因為語言只是符號，並非真實存在，語言只是振動頻率，是大腦電磁波的頻率，無法解釋真理。顏色、旗幟、文字也是符號，是振動。

「萬物皆數」，即說明宇宙萬事萬物，包括星團、人類、山川鳥獸和顏色，都是振動頻率和數字，都是數學矩陣。**所有的顏色，並非真實存在。一切並非真實存在，包括語言、文字、書籍，都是人類創造的符號，如何闡釋真理？**

荷馬史詩《奧德賽》中，賽蓮女妖們居住在地中海西西里島附近海域的一座陰森森的島嶼上，她們用天籟般的歌聲使得經過船隻的水手們傾聽失神，船隻因此觸礁沉沒。**聲音和顏色一樣，是振動頻率、是數字、是空性，並非實質存在。因此，海妖之歌也是振動、是數字、是空性。**

聲音的產生是物體振動，物體振動會產生一種波，叫做「聲波」。聲波的波形特性決定音色。振動中推撞周圍的空氣，藉由分子間的碰撞運動向外擴散出去。聲音來自物體的振動，它每秒鐘振動的次數就

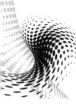

叫做聲波的「頻率」。在物理上，我們把每秒鐘振動一次，稱為 1 赫茲（1Hz）。人的耳朵可以聽見 20Hz ～ 20,000Hz 之間的聲音。

量子力學創始人普朗克：「世界根本沒有物質，物質是由快速振動的量子組成，並非真實存在。」人體由空間構成，由原子的立體排列而成。原子 99.9999999％是空無所有，原子內占十億分之一體積的質子，由 3 個夸克和膠子構成。而夸克和膠子與質子一樣，是光速旋轉的能量電荷，並非實存。既然一切並非真實存在，所以，人類的一切語言、文字，以及語言文字所寫出的真理，都是美麗的謊言。

正負電荷創造時空渦流，也創造世界。「時空並不存在」，時空只是質能（重力）所造成的空間彎曲（如巨大的黑洞或太陽的質量創造時空）。美國太空總署（NASA）：「時空是假象，是人的錯覺。」況且地球平均每經過 2,600 萬年大滅絕一次，已經有至少 5 次以上的地球生物大滅絕。科學家估計銀河星系在 100 億年內，生命已經演化數十億次。愛因斯坦：「所謂的物質、世界、時空，只不過是人類的幻覺。」

面對人類的假相：「真理與謊言」，是人類的大腦電磁波，排列出這世界的一切。思考生命的意義和價值，當一個人發現到「一切均非自己所有」時，一切都是借來的，發現在人類的數十年短暫生命中，一切的追求（包括名利及一切），事實上，都毫無意義。**密勒日巴尊者的一句話，足以闡釋：「世俗的追求永無止盡。只有你停止，它們才會終結。」**

「古今多少事，都付笑談中。」了解「真理與謊言」，人生會更

豁達。所謂：「自古英雄豪傑，對世態炎涼，都有一分蒼茫和大度的瞭解。」也不會像莊子所云：「蝸牛角上且爭一著。」清・尤侗《注云飛・十空曲》：「豎子英雄，觸鬥蠻爭蝸角中。」

10 一一簡去

禪學的觀念是減法。《大日經》云：「一一簡去。」即用減法把不必要的事減去，留下最本質的東西。把不必要的東西去掉，簡化再簡化，減去及捨棄，極簡之純粹。因此，**禪學思想是極簡主義，生活的簡單化，以及用簡單的概念來生活及處理事物，用簡單的心靈將複雜及不必要的知識和概念減去，才能對空有所體悟。**

老子曰：「大道至易至簡。」簡單，是檢驗真理的唯一標準真理，而真理往往比人類所想像的更為簡單。一個洋流，深藏在洋流底層的往往是非常巨大的能量。人類往往喜歡看表面功夫，真的功夫如同洋流一樣，是深藏在底層的能量。因此，檢驗一種功夫的好壞、真假的標準是簡單，複雜的表面功夫往往是假的。

簡單蘊含巨大的能量。回歸自然簡單的原始力量及能量，才能對抗癌症。大部分的人喜歡複雜的事物，簡單的概念是人類最難接受的一塊，以為複雜而且看不懂的東西才是深奧的，這是非常的錯誤的觀念。

回歸簡單的基本價值，以最簡化的方法抗癌。癌症的成因非常複雜，以簡馭繁。組織細胞缺氧是癌症發生主因之一，用簡單的呼吸就

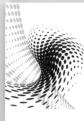

夠了。將呼吸之氣，透達心肺、腎臟、肝臟、胃腸道。「無事閒觀一片心」，以心入氣、心氣合一相守於丹田。意到氣到、神行氣行、氣行血行。

道法自然。道家的道是清淨無我，日本的道是專注無我，禪學的道是簡化至極。道家的道是回復自然，依循自然，清淨無垢。而日本的道是主敬，凡事專注一事，恭恭敬敬地把一件事情徹底做好，反映在生活上的是茶道、柔道等，以及產品的簡單和精緻化。禪學是簡單自然、極簡之極。

「簡單，往往是人的心智最難接受的一塊。」一般人因悟性層次，往往喜歡表面功夫，喜歡複雜的東西。混沌理論即說明複雜由簡單而來。不論是武術或者氣功，簡單的重覆，才能累積能量。若無法理解至簡之深意，功夫白練。

簡單的疊代運算解放了潛藏在內的複雜性。物理學上的疊代運算，簡單之重複產生無限的複雜性，就是一個簡單動作的重複，能製造出複雜世界的萬事萬物，疊代過程是大自然創造力之根源。所謂「自我的相似性無所不在」，就意指疊代過程創造萬物。

疊代過程創造渾沌現象，以無窮的簡單重複折疊產生高度的複雜性。渾沌現象的根本就是簡單。因此，物理學家理查·費曼（Richard Feynman）說：「真理通常比我們所想的更為單純。」**事物的本質是單純，複雜是表象，複雜內在的根本連繫是簡單。**

11 軍荼利瑜珈與宇宙最大的祕密

瑜伽之義「相應」，新釋「融合」，皆指心物一體。西藏密宗內修氣脈明點，引發自身之拙火，融心身於寂靜者。

軍荼利瑜珈以脊椎是三脈七輪匯集之處，三條氣脈：左脈、右脈、中脈皆沿著脊柱而行。左、右二脈則繞行脊椎數次而上，左脈由左鼻孔出，而右脈則右鼻孔出。體內氣脈匯集纏結之處為輪，七輪分別為頂輪、眉間輪、喉輪、心輪、臍輪、生殖輪和脊椎尾端之海底輪，這氣脈七輪分別依附在脊柱之上。

中脈為無為脈，是人體能量與宇宙能量溝通的管道，一種無形無質之脈，是生命之中樞。中脈沿脊柱走向，上端為百會穴，開竅於頭頂。復向前下彎至眉心，下端由臍下開口於外生殖器。中脈實質上是由百會下至海底，海底為肛門與前端一地帶區域。

左、右二脈上端經兩耳後，分別開竅於左、右鼻孔。右脈自右向左方向盤旋，開竅於左鼻孔。左脈自左向右方向盤旋，開竅於右鼻孔。左、右二脈在臍下下丹田氣海穴與中脈會合。**左、右、中三脈在頂、眉心、喉、心、臍、腹、海底七處環繞成纏結，謂之「輪」，是修身練氣的關鍵部位，打通七輪之脈結，使氣入中脈，是密宗瑜伽修練功法之關要。**

頂輪相當位於百會穴。此輪又名大樂輪，有 32 根氣脈，如張蓮花雨傘，由間腦向外分散。頂輪是所有脈輪的匯集區域，掌管大腦系統神經和內分泌系統，能轉化無限的能量。

眉間輪位於眉心，又稱為智慧輪。它在位於兩眉之眉心，屬智慧

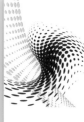

眼（第三個眼），掌管松果體和腦下垂體之人類最重要的荷爾蒙。

　　喉輪位於喉結，此輪位置是喉嚨部位。此處有 16 根氣脈，像倒立雨傘，接眉心輪諸脈，包括胸部的食道和氣管。喉輪掌管頸部、神經叢和甲狀腺。

　　心輪位於雙乳中間，掌管心臟和肺臟呼吸系統。心輪共有八脈，也如倒立雨傘，向下分散，即心臟神經叢。此輪同道門中丹田，也是人體免疫胸腺所在，是人體重要免疫組織。

　　臍輪是人體之氣和體力之中心位置，是肚臍部臍內一寸三分處所。此輪是神經叢的中心，向外分散 64 脈，掌管著脾臟、胰臟和肝臟。

　　生殖輪是能量所在之處，也是太陽神經叢聚集之處，相當於道家所謂下丹田。海底輪在男性的會陰穴，在生殖器和肛門之間區域。此輪具有無窮的潛力潛能，是一條睡眠並盤成一團的蛇，周圍是熊熊烈焰拙火所在，稱為軍荼利蛇。此蛇不動，中脈就不能通。

　　軍荼利瑜伽喚醒原始能量，使之沿脊椎向上提升，直達腦部松果體，和位於頭頂的頂輪相結合。人體七輪是能量聚集點，也是人體最重要的荷爾蒙分泌處所。掌控著生命力量。左脈、右脈是氣的通道，連結七脈，且是通中脈之關鍵。

　　達摩功和印度瑜珈本是一家。**達摩功對脊椎不斷地做左、右放鬆的橫向旋轉和壓縮功法，對於左、右、中三脈在頂、眉心、喉、心、臍、腹、海底七處環繞成纏結的脈輪作快速打通。經過達摩功的高速旋轉能量，將氣引入中脈，左、右之氣合而為一，此過程即瑜珈。氣入中脈，成為智慧氣，上通於大腦，即智慧開通。**

　　從西藏密宗、印度哈達瑜珈、勝王瑜珈、軍荼利瑜伽、道門的東

西南北中派,乃至於達摩祖師東傳的正統達摩功等,**都是練下丹田雪山穴的生殖能量荷爾蒙和大腦下丘腦及松果體的荷爾蒙,將人體最重要的上下荷爾蒙相結合,產生人體最巨大的能量。荷爾蒙的能量物質結構非常特殊,可以改變物質。**

因此,從印度、西藏乃至中國道家的祕密,就是修練下丹田雪山穴的生殖能量荷爾蒙和大腦下丘腦及松果體的荷爾蒙,改變人體電子電荷能量,再用心的能量,將一個人身體的 10^{80} 個電子的天文數字能量連結起來,以量子疊加態方式,透過愛因斯坦的質能互換公式 $E=MC^2$,開發人體和宇宙最大的能量,此即宇宙最大的祕密。

12 鈴木大拙和賈伯斯的禪學思想

首先,我們了解一下鈴木大拙(1870-1966)的禪學思想。鈴木大拙生於日本石川金澤市,父母是臨濟宗信徒。

鈴木大拙認為**禪是一種洞徹的智慧,禪的本質,就是存在,**「禪給予我們看透世界的眼睛。禪的範圍遍及三千大千世界的宇宙,而且要超越它」。鈴木大拙:「禪要一個人的心自在無礙,禪是要覺照心靈的真正本性,據以訓練心靈本身,做自心的主人。」

禪學旨在不執著,洞徹本性,直指自心。禪學的核心要義是「悟可以解釋為對事物本性的一種直覺的察照。」鈴木大拙說:「**禪,是讓我們從另一個角度看生命,去肯定生命,從身心失衡的狀態中走出來。**」

鈴木大拙認為禪的精神不僅在於開發智慧,而且還能達到心理平

衡狀態，教給人們正確地面對挫折、困難。**真正的禪者是對事物保持著清醒覺知的人。在生活中保持覺知的人，可以直觀事物地本質。**

我們的心創造世界的一切。行、住、坐、臥在觀察自心，回歸自心，找到了真實的自己，忘記物質慾望，觀察內心。「真正過著純粹生活的人，必然有一顆純粹但充實的心靈。每一天，從早到晚，他的內心都十分平靜，任何人說的任何話，都不會打破這種平靜」。

而蘋果創始人賈伯斯年輕時候，喜愛研究東方神祕哲學——禪，讀到了鈴木大拙寫的《禪學入門》和《禪道》。禪學的思想和研究，成為他「智慧」的泉源。**賈伯斯從禪學中習得放鬆，觀察自己的呼吸，靜觀心的變化，身心合一，培養心靈的力量和簡單的力量。**

賈伯斯回加州矽谷後，經常到日本的禪宗中心修習。禪宗中心禪師和他講述著名的禪宗故事「仁者心動」——風吹旗動，有人說：「是風動。」又有人說：「是幡動。」六祖慧能說：「不是風動，也不是幡動，而是心動。」

賈伯斯：「佛教中有一句話：初學者的心態；擁有初學者的心態是件了不起的事情。」千萬不要迷惑於事物的表象，要洞察事物的本質。永遠保持初學者的心態，是不要偏見、不要隨意揣測。以初學者的心態面對世界一切，永遠保持初心、好奇、新鮮感。青年時期的賈伯斯，日本禪師說：「不是它們做得太纖細，而是你不知道如何去掌握它。你必須因應情境來調整自己，而不是要環境來配合你。」

賈伯斯曾說：「你的時間有限，所以不要為別人而活。不要被教條所限，不要活在別人的觀念裡。不要讓別人的意見左右自己內心的聲音。最重要的是，勇敢的去追隨自己的心靈和直覺，只有自己的心

靈和直覺才知道你自己的真實想法，其他一切都是次要。」

賈伯斯：「禪對我的生活一直有很深的影響。我曾經想過要去日本，到永平寺修行，但我的精神導師要我留在這兒」。禪師鼓勵賈伯斯依照本心去做，「真正的佛教徒並非一定要跑到深山野嶺裡坐禪」。

禪宗不重視經文，不講究外相，「一切唯心」，講究內心的頓悟。賈伯斯的心性進入到心靈的世界，一個清淨、無拘無束的心境。

禪是直覺、是直指人心的簡潔。禪帶給賈伯斯的是一種洞見事物本質的能力、心境專一的能力、對極簡的狂熱。「禪修磨練了他對直覺的欣賞能力，教他如何過濾掉任何分散精力或不必要的事物，在他身上培養出了一種基於至簡主義的審美觀」。

禪要求人們不要執著，用心的本質去思考事物。禪是一種生活、一種觀念、一種簡潔、一種力量，通過心的覺知來了解事物的本質。

禪是了悟事物本質的修煉。賈伯斯在史丹福大學畢業典禮的著名演說中，告誡年輕人：「你們的時間很有限，所以不要為別人而活。不要被教條所限、不要活在別人的觀念裡、不要讓別人的意見左右自己內心的聲音，還有最重要的是，你要有勇氣去聽從你直覺和心靈的指示──它們在某種程度上知道你想要成為什麼樣子，所有其他的事情都是次要的。」禪徹底地改變了賈伯斯，而賈伯斯則透過禪學的思想和禪宗的力量，改變了世界。

身靜心靜、神閒、氣定，「轉物而不被物轉，轉人而不為人轉」的禪宗定力。專注事物的本體，賈伯斯用禪宗的初心、本體、簡單，創新 i-pod、i-pad、i-Phone 一系列產品，顛覆了整個世界，就是源於禪宗的思維、修練和禪宗的力量。蘋果的一系列產品，是賈伯斯與禪

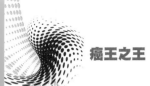
的結合。

13　仁者心動

當幡旗飄動，其實重要的不是幡旗飄動，是心動。禪宗六祖說：「不是幡動，不是風動，是仁者心動。」

六祖云：「吾所說法不離性體（自性）；離體說法，名為相說，自性常迷。」（《六祖壇經‧頓漸品》）「所謂性體，即性體本空。」與臨濟傳法偈：「無相無名，人不稟，吹毛用了急須磨。」**本不生滅、本不動搖」，六祖此風幡偈」旨在啟發不要著相，才能悟本體。**

知名物理學家理查‧費曼：「沒有人懂得量子力學。」主要是人的心念、意識，決定物質世界的存在。物理學家安德魯‧特魯斯科特（Andrew Truscott）表示：「測量就是一切。」**在量子層面，如果你不去觀察它，現實是並不存在。物理世界的一切，包括量子，都是疊加態。**

人類的意識決定存在，把物理系統從機率疊加態變成單一確定結果及物體之存在。人類的意識造成波函數的坍縮，形成物質宇宙的月亮或金字塔，也就是說「我們的心創造了宇宙及一切」。因此，**禪宗六祖的意思是旗子的飄動不是風吹動，而是心念動。任何的起心動念，都創造了宇宙以及物理世界的一切。**

其實**不是幡旗飄動，我們所看到的物理世界的一切，都是光子和分子的振動。所有的人體的感覺，從分子化學來說，包括視覺、聽覺、味覺和觸覺，都是人體蛋白質分子之振動，包括喜怒哀樂，都是蛋白**

質分子之振動，也都是振動頻率，都是數字，並非真實存在。因此，人們看到的其實不是幡旗飄動，以量子力學來說，其實只是光子之振動，是大腦電磁波之波函數縮併。千年前禪宗六祖，就知道粒子力學之波函數縮併成物質。

14　白雲是掛著的，還是釘著的？

有一天唐肅宗問慧忠國師：「你從六祖慧能學到什麼？」，慧忠國師指著天上的白雲說：「皇上，您看那朵白雲是掛著的，還是釘著的？」。（如圖 9-2）

圖 9-2：天上的白雲

禪法自然生趣，一切自然而然，像天上的雲一般地自然形成，住在那裡，也隨風消逝。禪的智慧是人和自然宇宙一體，一切都是本自具足，不必外求。**人的自身即有智慧、能量，一切自然而然，全身不掛念及不掛病，氣息自然流動，百病不生。**

　　禪是直接、自然的流向。禪如流水一般，自然流動，一切自然而然，像生命一樣，自然地產生、存在、流逝和生滅的過程，一切不增不減，不生不滅，自然地存在，也自然地消滅。禪是自然的流動、自然的生命流動，如樹木自然成長、自然死亡的過程。

　　禪的本質是一切隨緣，一切隨他去。事情的發生、成長、生滅的過程，一切都是隨緣。禪是不自覺的內在專注。在無知無慮的情況下，自然的覺知存在，形成內在自然的專注。無心的專注，心自然地流注在一個點上，一切自然而然地發生。

　　禪是消除外在事物對人體身心情緒關連的投射，把電子和光子對眼睛和大腦的連結斬斷，形成大腦的空性狀態。把一切都放下，放下自我、概念即符號，以及經驗世界的純粹東西。不要讓眼、耳、鼻、舌、身、意六根干擾我們的心，避免在心中建構成堅固的自我意識、我執，形成輪迴的根本。

　　禪是心靈的自然覺醒，沒有自我，沒有概念，在無我中，自身能量和宇宙的能量相融合。禪的覺知，即除去自我的概念、自我的思維、自我的執著。沒有二元對立的善惡、沒有自我的價值判斷，避免形成貪、嗔、癡三毒。禪是一元論，是用一隻眼睛看事物，是整體的，沒有二元的對立，一切是整體自然的。

　　若我們執著於自己、執著於生命、執著於身體、執著於世間的一

切，即就是痛苦的來源。所謂「當你對死屍的依戀，你就墜入死亡」。禪即智慧，禪學悟道，自身的覺悟，一種體驗禪心，無生、無住、無念。禪重實證及實悟，禪學的本意是祛除一切執著，不存任何妄念。

南朝梁代禪宗傅大士這首禪詩〈橋流水不流〉：

「空手把鋤頭，

步行騎水牛，

人從橋上過，

橋流水不流。」

所說的全是反話。抓住鋤頭，但手是空的；騎著水牛，卻在步行；人從橋上走過，看到的是橋在流，水並沒有流。**這首禪詩闡釋的是心境，是心空。**

人的腦袋中充滿垃圾，太多的自我物慾，為物所惑、所困。草木自然成長，一切自然而然，不增不減，是心動而非水動。心有所動，水才長流。是橋流非水流，一切都是外相。凡夫四相即人相、我相、眾生相、壽者相。破除我執，我思，我想，我見，無求的心靈。

15　一樣葫蘆一樣風

達摩祖師《達摩指玄寶錄》云：「道人無事兩頭空，一樣葫蘆一樣風。萬水千山足底過，仍然雙腳在家中。」聖示：「歷盡了千山萬水，走遍了東南西北，為普度眾生，轉了一大圈，最後還是回到家中來。人說我在家中坐，佛從天上來，這就是達摩面壁的原因。」

心的修練，達摩祖師提倡不努力的努力，「不要去追求一切」，

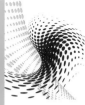
一切都是「如是」的本然狀態。本來存在，本來就是「在」，萬物本來就存「在」，沒有什麼好追求的。僧璨「退回來，努力達到不努力的狀態」。

不去追求任何的東西，不執著，也不困住於任何事物，不執著事物是存在或是不存在。一個真正不執的人能穿透物質，所謂：「心是空性，如是修持」。只有空性能融入空性，任何事物出於空性，也入於空性，無執著的空性明覺。

「千山萬水只等閒」，我心荒野，一顆荒野的心，走入荒野的地方。無心天下，相忘江湖。一切俱無，所謂：「非生非滅，遠離一切顛倒妄想，似非因緣。」

心與物合，心物合一。物質是冷凍的能量，原子和原子內的電子、夸克、膠子等，都是量子自旋，都是光速旋轉的能量電荷。心本身就是能量，既然心和物質都是能量，都是「在」，那麼人類所做的一切，都是毫無意義的。「一切世間、生死相續」，任何的名利追求，最後都是兩頭空。

16 鳥亦飛去

有道是「鳥亦飛去」：「天空飛去時，鳥亦飛去。鳥飛去時，天空亦飛去。」

「時空並不存在，死亡並未發生。」時空只是曲率，只是空間彎曲，並非真實存在。在廣義相對論中，行星、恆星、星團、黑洞等巨大質量的物體都會扭曲時空；扭曲的時空則會反過來引導有質

量的物體如何運動，例如地球公轉，並非繞著太陽轉圓一圈，並不是因為有某種力量（如重力）在拉著，而是因太陽的質量造成空間彎曲，地球因此以直線方向掉到彎曲的空間，而人們誤以為地球繞著太陽公轉。

太陽的質量創造空間，也創造時間，時間和空間是創造出來的，是假的，**時間與空間本身是不存在的。正如**物理學家惠勒（John Wheeler）所說：「**時空告訴物質要怎麼運動，物質告訴時空要怎麼扭曲。**」

我們是「缸中的金魚」，受制於時空，被困在時空之中而不自覺。人類受制於感官知覺，被困在光速之中。人類在四大力中（電磁力、弱作用力、強作用力和重力）中，並不了解也無法運用重力。重力是負能量，是超光速。若人類懂得運用重力，則時空旅行變得是可行的。可能在 137 億光年（1 光年約 9 兆 5 千億公里）的宇宙中翱翔，而非困在地球，連家門前的月球都踏不上去。

依腦神經科學家的研究，時間是人類的感官的錯覺，時間本身是大腦化學作用的幻覺，時間是記憶，是大腦神經元細胞鈣離子、鉀離子、鈉離子等快速通過細胞膜（每一個腦細胞，每秒通過約 1 億顆質子）產生的電流造成記憶，那就是時間的記憶，就是大腦分子振動頻率產生的數字，就是時間，是感官的錯覺，**時間本身並不存在。而空間也是不存在的，空間只是巨大物體質量之空間彎曲，時空既然並不存在，「人類存在是幻覺」。**

正負電荷創造時空渦流，也創造物質宇宙。因此，宇宙本身就是電子電荷，真實是非常的殘酷，粒子物理學家和腦神經醫學家一再強

調，「存在本身是幻覺」，是大腦神經元的編碼，也是大腦神經元的**騙局**，只是人類一直都在欺騙自己。當我時們知道「時間並不存在」時，對於生命會更豁達。所謂「秦時明月漢時關」，千古英雄人物，如今安在？

17 鳥巢禪師

　　分享一個「鳥巢禪師」的故事：一個秋日的晨間，在青鬱河畔草叢邊，有一位修行高僧盤坐入定多時，遠處飛來一隻小鳥，在這個入定高僧的頭頂上築個鳥巢，接著生下了一群兒女，吱吱喳喳。此修行高僧深入禪定，得知此鳥之累世因緣。一天又一天，因緣到了，小鳥們長大，飛走了，高僧下山雲遊去，身心如沐春風，不留任何痕跡。

　　一切隨緣，一切隨他去。事情的發生、成長、生滅的過程，一切都是隨緣。生命自然來了，自然生長，自然奔馳，也如春風了無痕，自然消逝。不必追尋，不必有我，一切也非我所有，心無所求。

　　如天上的雲一樣，自然地發生，也隨風自然地消逝。生命在無知無慮的雲淡風輕下，自然地覺知存在和流動，心形成內在自然的專注，無心的專注，自然地流注在一個點上，一切自然而然地發生。**鳥巢禪師專注在時空的一個點上，是量子上下自旋之機率函數，具備「無限的無限」的量子自旋之自能，此旋轉能量和時空布幕的纏結，深入禪定的鳥巢禪師能夠知曉築巢小鳥的因緣。自然流逝的時間能量，自然流逝的也是空間能量。時空並不存在，存在的是一位深入禪定的鳥巢**

禪師。

18 不說明什麼

不說明，一切隨緣，是心的修練。

「不等於什麼。

不比喻什麼。

不代表什麼。

不象徵什麼。」

一個不做選擇的人。禪是消除外在事物對人體身心情緒關連的投射，切斷分子和光子的振動對大腦神經元之衝擊。斬斷意識和情感的投射，放下自我、概念、想法、知覺和人類所感知的一切，以及物理世界的物質結構。不要讓眼、耳、鼻、舌、身、意六識產生的幻相，干擾到我們的心，避免在大腦上建構成一個自我意識和我執，這是輪迴的根本。

禪沒有二元的對立，禪是整體的虛無，一切是整體自然的。心靈的自然覺醒，沒有自我，沒有概念，在無我中的心的能量進入希格斯場。禪的覺知，即除去自我的概念，自我的思維，自我的執著。沒有二元對立的善惡，因為善惡和喜怒哀樂一樣，都是大腦蛋白質分子的振動頻率，是數字，把無意義的振動頻率轉變為有意義的善惡符號，善惡也就完全沒有實質意義，也沒有大腦杏仁核的價值判斷，形成貪、嗔、癡三毒。

不再追尋，「只是存在」，空性地狀態，即停止過去、現在、未

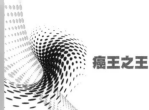

來地念頭，成為「**真正無時**」。由大腦的分子振動形成意識，造成自我意識的建構，而人們堅持這些自我意識建構而牢牢掌握，往往形成我執，自我概念的形成，由大腦顳葉定義自我世界，形成二元對立論，是人們煩惱及輪迴的根源。假若我們執著於自己、執著於生命、執著於世間的一切，即就是痛苦的來源。因此，放下執著，一切隨緣吧！

第 10 章

量子力學的世界

宇宙是量子系統、生命是量子系統、大腦是量子系統，我們生活在量子的世界。因此，我們必須了解量子力學。宇宙是一個波函數，大腦也是一個波函數。大腦的運作是靠量子躍遷、量子疊加，人體基因複製也是在量子態中進行。深入了解量子力學的世界，讓生命更豁達、智慧更開通，具備足夠的智慧對抗癌症。

　　「人生的物理智慧」。所謂「智者生存」，在詭譎多變的世界，一個人的智商決定存活能力，包括我們活在無數病毒的世界。「這世界由不是什麼的什麼東西構成」，物理學家理察‧費曼：「假如你能夠聽得懂我說什麼，那表示我還沒有說清楚。」

　　物理宇宙由原子組成，而原子由電子，質子和中子組成。質子和中子由夸克和膠子構成 99.77％，而夸克是「分數電荷值」，是電荷數值，不是什麼東西，而膠子是「沒有質量的質量」。

　　既然構成物質（包括人體）99.77％ 的基本材料──夸克和膠子都是由電荷數值等不知道是什麼的什麼構成，那麼，宇宙和世界也是由「不知道什麼的什麼」所構成。構成原子的另外一個基本材料──電子是「駐波」，是極小範圍的振動波頻，也是「不知道什麼的什麼」。既然物質宇宙由「不知道什麼的什麼」所構成，猛獸獅子王的壽命極限是 20 年，人類的平均壽命是 80 年。生命的豁達與智慧，儘速提升智商以對付癌症與人生的各種挑戰，包括大腦重力渦流的 32 次元的振動──主宰整個世界。

01　量子力學在說什麼？

　　量子力學描述原子、分子、電子、夸克、膠子、波色子等基本粒子之間作用力的現象。著名物理學家理察・費曼（Richard Feynman）曾經說過：「我想我可以肯定地說，沒有人真正理解量子力學。」理查・費曼發現微觀世界中，量子物理最令人震驚的是「一顆粒子可以同時存在於好幾個地方」。

　　量子力學的基石之一是「海森堡測不準原理」。在量子物理中，不可能同時精確地確定一個粒子的位置和速度，我們無法描述粒子的位置、變化率等基本物理量。簡單地說，我們不知道量子力學為何存在？量子只能估算出機率密度，量子本身是機率振幅。

　　根據量子力學的規則，「我們主觀的意識」決定「存在的世界」的客觀存在，這證明了意識觀察才是關鍵。**「從量子學角度看，如果你不觀察它，那麼現實並不存在。」**在量子的世界中，當你不去觀察月亮時，月亮是不存在的。不去觀察月亮時，月亮呈現波函數狀態，只是機率，並非實存。

　　同樣的情況，當我們不用意識去察覺物質宇宙時，這物質宇宙並非真實存在。我們用意識去察覺物質宇宙時，宇宙波函數縮併成為物質宇宙。但這個問題太大了，究竟要如何用人類的知識去理解？物理學離真正了解還存在很遠的距離。

　　在量子物理中，人的意識參與觀測，基本粒子的波函數就開始坍縮成為實粒子，粒子就會出現在確定的位置和大小，就出現某種客觀存在，意識參與決定客觀存在。所有量子狀態的數學表示，以及波函

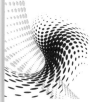

數所表達的，只是一個機率。

在進行觀察量子世界之前，一切都是希格斯場，真空的希格斯玻色子量子起伏。**希格斯場是一種真空狀態，真空撓場波的速度高達光速的十億倍。這意味著粒子在空間中每一點，都是無數位元的疊加態，一旦進行觀察時，波函數立即縮併成粒子或物質。**

粒子在沒有進行觀測的時候，沒有確定的狀態。所以這件事是量子力學最詭異的事情。量子力學創造了這個世界，意識是量子力學的基礎。丹麥物理學家尼爾斯・波爾（Niels Bohr）說：「如果量子力學沒有嚇到你，那表示你還沒搞懂它。每一個我們稱為真實的東西，都是由不真實的東西組成的。」

我們永遠無法同時知道粒子的位置和速度。量子糾纏是指兩個粒子（例如光子）間的聯繫，當你對其中一個粒子進行測量，會立即對另一個產生影響，無論它們距離多遠。不論空間距離之遠近，一個糾纏的粒子會立即影響另一個。愛因斯坦認為這違反了相對論所限制的宇宙的速度光速極限，因此將糾纏稱謂為「鬼魅般的超距作用」。這說明愛因斯坦終其一生不懂量子力學。

02 大腦量子與癌症

20 萬年前，人類祖先誕生於非洲的波箚那北部、納米比亞、辛巴威的地區。經過 20 萬年的演化，人類從運用人力、獸力（如牛、馬等）、電磁力、核力等（人類尚未具備運用重力能量之能力，才會如同恐龍一般被困在地球上），科技的發展也不過是近幾十年的事。

　　人類從人猿、智人到現代人類，腦容量和大腦皮質層的開發，具關鍵性的地位。地球約每 2 千 6 百萬年大滅絕一次，以宇宙約一百億以上的壽命，科學家估計在不同宇宙年代和星球，約產生數十億種智慧生命，人類要以這分胸襟和智慧，面對宇宙未知的未知。

　　人類的大腦發展，距離高智商仍是極大的距離。人類尚未具備運用重力的能力，因此在 137 億光年（1 光年約 9 兆 5 千億公里）的宇宙中，人類還沒有能力踏出地球一步。由此可見，**人類仍停留在爬蟲類大腦的時代；尤其是人類尚不了解生命的短暫，不知生從何來？死至何處？尚無能力克服癌症，不知道構成宇宙 96％的暗物質和暗能量是？太多、太多已知的未知，**大多數的人類每天只是吃飯、拉屎、睡覺，然後就死掉了。人類如同浮游生物，朝生暮死而不自知。每天以管窺天，蠅頭小利而沾沾自喜，與爬蟲類相較無幾。

　　人類活著，然後就死掉了。大腦的量子共振之巨大能量，產生高維度的振動能量，可以主宰宇宙和人體。大腦之巨大能量和智慧，可以了解癌症之成因，以及如何利用大腦電場的能量，調節人體的神經系統、免疫系統、內分泌系統，大腦的能量，足夠克服癌症。

　　活在世上，應該思考的是人類的價值，以及如何創造人類的價值？探討 10^{28} 個原子組成的人體排列組合的目的是？組成人體及宇宙之一切，事實上是電子，人體本質上是由 10^{80} 個電子所組成。電子是「駐波」，原子是光速旋轉之能量電荷。

　　大腦之 10^{256} 個光點之量子空性共振，即宇宙。大腦技術奇點之關鍵在於大腦神經元約 1 千兆個神經突觸的連結狀況，神經突觸是大腦資訊傳遞、思考、記憶的關鍵點。神經突觸的連結狀況決定一個人

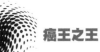

的智商高低、思考和創新能力。但是，大腦之運作是在量子層面進行資訊位元之編碼，大腦之運作是在量子力學之量子纏結下進行。

03 生命在量子邊緣

生命受制於牛頓三大定律，包括天體的運行、重力渦流提供質子和中子的渦流能量，維繫著生命的正常運作。**而生命的底層是量子世界，量子層面的無限網格聯繫所有的物質和生命，包括人類、山川鳥獸、病毒、細菌等。**而牛頓力學和量子層面的聯繫，受制於熱力學的海洋風暴之數百兆分子之狂暴攻擊（包括基因 DNA 每天受到無數的攻擊），熱力學第二定律終將摧毀量子力學和生命運作的牛頓定律，造成物質宇宙和生命的解體。

牛頓力學和熱力學、量子力學的聯繫，代表生命與量子世界的連結，也代表高度有序化的連結才能確保生命系統的正常運作。因此，量子層面的宇宙網格的聯繫，才是生命和宇宙穩定性的根本。

當量子層面遭受破壞時，物質宇宙，包括地球，就可能遭受大量病毒或宇宙風暴的毀滅。所以，量子層面是根本，也是星團、人類、山川鳥獸、病毒、細菌等最底層的聯繫。若量子層面被破壞，將加速熱力學的海洋風暴，也加速牛頓力學的解體。因此，所有生命物質，在量子層面和宇宙網格中都是一體的，千萬要善待動植物、山川鳥獸、病毒、細菌等。

所謂的「慈悲空性」，空代表無限能量的整體，空是用電荷連結地能量整體。不要肆意殺戮，不要殘忍地對待任何物種，否則一個人

所作所為，在量子層面都會回到自己的身上。現代人若為非作歹所產生的現世報，即生命在量子邊緣，在量子層面所有的生命和非生命在宇宙網格中都是無窮的聯繫。常言道「積善之家，必有餘慶」，在量子層面，對應的是「善有善報，惡有惡報」，天理循環，量子層面的深層聯繫述說生命的舞臺和戲碼。

04 大腦質子流編碼——那就是真實的你

大腦的神經系統是奇蹟中的奇蹟。大腦重量約為 1.3 千克，包含大約 860 億個神經元的階乘（以數學階乘的觀念，860 億個神經元的階乘是天文數字），以及同樣數量的非神經元細胞（如膠質細胞對提供大腦神經元氧氣和營養的血管組織），860 億個神經元之量子纏結和量子疊加態，860 億個神經元相互間的量子躍遷，連結蘊含著宇宙最大的能量。

神經元細胞鈉離子、鈣離子、鉀離子的細胞膜電位差，產生的強大電流，做電化學訊號編碼產生思維——那就是真正的你；大腦中的數千億兆個神經元突觸所發出電化學訊號，那也就是真正的你。

神經元細胞釋放的神經傳遞物質後，便產生細胞膜內外電位差的改變。這瞬間電位的改變產生神經元的脈衝，叫做動作電位。神經元及細胞內外的離子濃度相差很大。細胞外的鈉離子（Na+）濃度高，而細胞內鉀離子（K+）濃度低，鈉離子和鉀離子在細胞膜內外的離子濃度形成差異很大的質子梯度，細胞外的鈉離子就向內流，細胞內的鉀離子便向外擴散。這兩種帶正電荷離子之大量且快速流動便形成巨

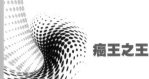

大電流，產生膜內外電位差變化，稱「膜電位」。

大腦每一個神經元細胞，每一秒約有一億個質子進出細胞，產生巨大的大腦電流，產生思考、分析、判斷、歡樂、悲哀、憤怒等，那就是真正的你。**真正的你，是大腦中的電荷、膜電位、質子梯度等，那才是真正的你。**

細胞膜內外電位差產生電流。也就是說，每一個細胞是一個發電機，在細胞內產生電流。**人腦是大電場，860 億個細胞之大量電流，大腦電磁波對外界的感知包括兩個重要階段：一個是編碼階段，二是解碼階段，大腦電磁波編碼，排列出這世界的一切。**

人體所有的感覺（視覺、聽覺、嗅覺、觸覺、知覺等），都來自人體蛋白質分子之振動，並非真實存在。埃克爾斯爵士（Sir John Carew Eccles）：「我希望你能明白，自然世界中沒有顏色、聲音，完全沒有這一類的東西。沒有質地、沒有形狀、沒有美麗、沒有氣味」。**大腦的劇場中，以陌生的語言電位差之電化學訊號編織成你自己的精采故事。**

以腦神經醫學來說，人生的悲歡離合、五光十色、多采多姿，都發生在大腦神經元內。聲音、色彩、味道等，只存在大腦中。大腦之外，空無一物。這些都是腦神經醫學專家和世界頂尖的物理學家，對人類世界的真正詮釋。從腦神經醫學、粒子物理學、分子化學、量子力學來說，這些事實似乎令人震異。人類的真相，往往令凡夫俗子錯愕和無法理解。

05　高智商之技術奇點

600 萬年前，一場森林大火決定人類和猩猩（和人類的基因相似度為 99％）的分野。人類無意之中吃到大火烤熟的肉類，提升大量熱量吸收，促使大腦發育，人類的大腦消耗 20％的能量（其他哺乳類動物消耗全身熱量的 8％），因而開始了人類之技術奇點，大腦皮質層的開發，創造工具用於狩獵和農耕，開始人類奇幻之旅。

人體的肝臟、腎臟、胃腸道護心臟和肺臟，而心臟、腎臟、胃腸道護腦，提升大腦之營養和氧氣之吸收。人類的失智症和腦中風、憂鬱症等症狀，就是心臟、腎臟、胃腸道功能失調，大腦氣血循環出現障礙，尤其是失智症是大腦蛋白質折疊出現問題。因此，人類之智商也和五臟六腑之氣血循環有密切關係。

另外，大腦的智慧開發可以透過鍛鍊夾脊（肩胛內側）──總管迷走神經管制全身內分泌和神經系統之資訊傳遞至大腦中樞神經系統。脊髓之火，人體督脈開發，脊髓通大腦之智能開發。中脈──生命能量之通道。密宗臍輪、心輪、喉輪、眉間輪（松果體）。佛門、道門鍛鍊內竅（佛門雪山、道門金鼎），開發大腦電磁波能量。

大腦技術奇點之關鍵在於大腦神經元約千兆個神經突觸的連結狀況，神經突觸是大腦資訊傳遞、思考、記憶的關鍵點。**神經突觸的連結狀況決定一個人的智商高低、思考和創新能力。但是，大腦之運作是在量子層面進行資訊位元之編碼，大腦之運作是在量子力學之量子疊加態、量子纏結下進行。**

因此，大腦在量子層面下千兆個神經突觸，產生了 10^{256} 個連結

點之量子網格。10^{256} 個光點連結是天文數字（宇宙所有原子不過約 10^{80}）。這 10^{256} 個光點連結在質能互換公式（$E=MC^2$）下，大腦所產生之能量遠遠超過宇宙所有的能量，這是智慧之單極，人類智慧之極致。

大腦技術奇點之開發，已經進入大腦量子網格和參數共振之開發階段。人們的智商若仍然停留在爬蟲類大腦的階段，與浮游生物之朝生暮死，並無差別。96％的人類是死於各種疾病，若是智商不足以對抗癌症及其他疾病，幾乎是很難存活。

06　希格斯粒子——上帝粒子

1988 年諾貝爾物理學獎獲得者利昂・萊德曼（Leon Max Lederman）在一本科普著作中《上帝粒子》，又名「希格斯玻色子（Higgs boson）」。科學家法拉第（Michael Faraday）：「希格斯粒子的壽命僅為 10 的負 22 次方秒，一產生就立即衰變，根本無法直接測量。所以，只能間接地測量其最終生成物，質子、電子、介子和光子。」

希格斯粒子即生即滅。希格斯粒子壽命為 10 的負 22 次方秒（也有說十億分之一秒），瞬時衰變為光子等粒子。希格斯場源源不斷地為各種粒子傳遞及提供質量。希格斯玻色子是標準模型中的一種基本粒子，是一種玻色子，自旋為零，不帶電荷、色荷，極不穩定，生成後會立刻衰變。

希格斯場誕生於宇宙的起源，並以自己的能量存在於宇宙至今。「在 137 億年前的大爆炸中，希格斯玻色子使物質得到質量，使恆星和行星都得以具有形體，最終孕育生命」。希格斯場自宇宙大爆炸後，

基本粒子從希格斯場獲得質量。「希格斯場被假定為一種遍佈於宇宙的量子場。按照標準模型的希格斯機制，某些基礎粒子因為與希格斯場之間相互作用而獲得質量」。希格斯場是量子狀態的場，於宇宙中無處不在。

希格斯玻色子被認為與宇宙中一切物體的質量起源有關。所謂的希格斯場充斥著整個宇宙中的粒子，在希格斯場獲得了質量的屬性。美國哈佛大學物理學家傑奧·哥斯達（Joao Guimaraes da Costa）表示：「希格斯粒子的機制讓我們能夠理解粒子獲得質量的途徑和方式。」、「如果沒有這種機制，那麼所有的一切物體都將失去質量。」

基本粒子與遍佈於宇宙的希格斯場耦合，才能獲得質量。「希格斯場與物理學中其他場之間存在顯著不同。其他場都存在強度的變化，並且在其最低能級時強度降為零。但希格斯場並非如此。它無法被關閉，永遠鬼魅般存在著」。希格斯玻色子是希格斯場的量子激發，沒有希格斯場，則原子無法存在，而且電子的質量會變得非常微小，會以近光速逃出原子的束縛造成原子的解體；希格斯場決定了原子的存在，也因此決定了物質宇宙的存在，以及人類的存在。「上帝粒子——希格斯玻色子使宇宙避免塌縮，決定物質的存在，也決定人類的命運。

07　九頭蛇——「費曼圖」與空

美國物理學家理查·費曼（Richard Feynman）的「費曼圖」，描繪粒子間如何交互作用，就是兩個電子藉由虛光子的交互作用。自然

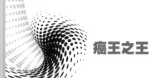

界的所有的現象（包括人類本身）都是電子和電子，電子和光子的交互作用。量子物理的最終目的是算出一件事發生的機率。兩個電子交換一個光子。「費曼圖」來理解兩個電子在空間中運動交換了一個光子，電子之間也可能交換兩個或更多光子。

佛門講空、道門講無，真空不是一無所有，是一個充滿物質、反物質之相互湮滅之場，在虛空中即生即滅的虛粒子。虛空其實是無數的虛粒子之生即滅，**虛空能量約 10^{94}g/cm^3，即虛空的能量每 1 立方公分大小大約有 10^{91} 公斤，也就是說 10 後面 91 個 0 公斤之天文數字，等同是宇宙所有的質量。真空的奧祕是──1 立方公分大小涵蓋著宇宙所有的能量。**

真空，在量子物理中，真空並非「空無一物」，真空中充滿了量子起伏之不斷波動的粒子，這些粒子稱為虛粒子。真空裡不斷出現一對「虛」粒子與其反粒子，瞬間出現又立即湮滅。虛粒子轉變成實粒子以來，真空是無中生有。真空波動歸結於真空漲落和虛粒子。光子由一對正負電荷組成。振動能量為零的光子為虛光子。真空中充滿著虛光子。光子相撞可以轉化成正、反質子或正、反電子。

希格斯場是真空狀態，它的場量子化激發就是希格斯玻色子。「希格斯力場誕生於宇宙的起源，從那時候起便一直以他自行的能量存在至今」。

「費曼圖」即「真空圖」，真空零點能量之自性漲落的「費曼圖」。「費曼圖」中希格斯場，就是真空狀態，兩個電子相互湮滅，在希格斯場真空中取得能量，成為其他粒子，如光子、緲子等粒子。從「費曼圖」中，我們可以了解所謂的「空」，「空」的智慧，大腦的空性

狀態，可以產生極巨大的能量。**希格斯場本身就是無數的空性振動狀態，空性的量子自性起伏產生極大能量。禪宗心性的修練，大腦的空性狀態 產生巨大的能量，即所謂大腦「高維度（32 維度）的振動，可以主宰整個世界」。**

08 薛丁格的貓

量子力學的創始人薛丁格提出的實驗，被稱為「薛丁格的貓」。薛丁格想像中一個的實驗，是把一隻貓放進一個封閉的盒子中，然後把這個盒子接到一個包含一個毒氣設施和原子核的裝置上。原子核有 50％的可能性發生衰變，衰變時就會發射出一個粒子來，這個粒子就會觸發毒氣設施，毒氣就會殺死這隻貓，就是說，貓也處於這種既死又活的疊加狀態。

薛丁格的本意是想用「薛丁格的貓」，來反駁量子力學和量子力學的疊加狀態是荒謬的。但結果沒有反駁成功，反而證實了量子力學最詭異的地方，也就是意識和物質是不可分開的。

根據量子力學的原理，在沒有進行觀察的時候，原子核是同時處於沒有衰變和已經衰變的疊加狀態，就是它既可能沒有衰變又可能衰變，這個原子核 50％機率衰變，50％機率不衰變。這個時候的貓是可能活著，也可能死了的疊加狀態。

物理學家都嚇呆了，宏觀世界和微觀世界都一樣，既處於這個狀態，又不處於這個狀態。量子力學的詭異之點，就是有一隻既死又活的貓。量子力學的疊加態原理：「你在觀察之前，貓就是處於既死又

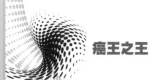

活的狀態。」量子理論確定，若沒有打開開盒子做觀察，那薛丁格的貓的狀態永遠處於同時是死與活的疊加狀態。

根據哥本哈根資料顯示，「一個量子系統在觀察發生之前，是以機率雲形式存在。」基於意識是量子力學的基礎，物質世界和意識不可分開的。人的意識包含到量子力學的系統中，意識造成波函數坍縮，貓就變成是死的或是活的。意識可以作用於外部世界，使波函數坍縮，已經是量子力學界的共識。波函數，即處於量子力學的狀態，從不確定到確定狀態必須要有意識的參與，這就是量子力學的結論。

09 量子自旋

自旋是粒子內稟的性質，是本來具備的性質。自旋還有一個性質，它是個量子化的物理量。自旋代表粒子的角動量、代表對稱性質。自旋是宇宙的起源，自旋產生電荷，「物質與人類是電荷」。量子力學中，量子纏結、量子躍遷、量子穿隧效應、量子波函數，都是源自量子自旋。

在量子力學中，粒子自旋因此產生一個磁場。自旋產生電荷，正負電荷產生時空渦流，創造時間和空間。而細胞粒線體生產能量ATP，是人體能量來源。粒線體電荷對稱，創造質子梯度，是生命能量的起源。因此，量子自旋是宇宙時空的起源，也是生命及物質的起源。

原子核的自旋磁性起源於原子核的磁矩，而原子核的磁矩又是起源於原子核之自旋角動量，原子核質子和中子，以及質子和中子內的夸克、膠子等，均具有自旋角動量。在微觀世界中，自旋、電荷、質

量一樣,是所有微觀粒子的基本屬性。

量子自旋是一個非常奇怪的東西,難怪知名物理學家理查·費曼:「沒有人懂量子力學」。**「自旋並非真正粒子的旋轉」,而是在微觀世界中,並沒有自轉,而是粒子「內稟」的角動量,這才是自旋真正的物理意義。**

在量子力學的範疇中,自旋只是被抽象地描述。相對論中電子的運動,電子有一個內稟的角動量,但與自轉無關。電子自旋是量子效應,電子具有內稟性質——自旋,中子、質子、光子、夸克等,所有微觀粒子都存在自旋。

根據量子理論,我們無法知道粒子運動的確實軌跡。在量子世界中,奇怪的是:並沒有真正的自旋在發生。因為基本粒子(比如夸克),並沒有一定的物理大小,就目前所知,它們並不能旋轉。就算沒有自旋,但粒子仍然表現出自旋的行為,而且它只能有特定的值。自旋會產生角動量——描述旋轉物體的一個量。自旋也使質子和中子表現的像是一個小磁鐵,因為旋轉的電荷會產生磁場。

10 量子纏結

丹麥物理學家尼爾斯·波爾(Niels Bohr)說:「如果量子力學沒有嚇到你,那表示你還沒搞懂它。每一個我們稱為真實的東西,都是由不真實的東西組成的。」**量子纏結織出時空布幕,量子纏結是量子力學的一種結果,指的是沒有任何實際關聯的量子之間,卻有一種神奇的連結。量子纏結是真空渦旋之間的相互影響,量子纏結這種超**

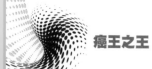
距作用創造出時空布幕。

當觀測電子自旋時，會同時看到電子會呈現向上或向下自旋的機率，這種現象稱之為「量子纏結」。纏結的粒子雖然相隔很遠的距離，但還是會有一致性的行為，愛因斯坦說它是「幽靈般的超距作用」。波耳表示：「沒錯，當你沒看月亮的時候，月亮就不會在那裡，它是以波函數的方式散佈著，你不知道它在哪裡？」

「量子纏結」是非常詭異現象：「這是粒子之間的一種交互作用，當對其中一個粒子作用，另外一個粒子即使距離非常遙遠，也會受到影響。」賓州大學的物理學家巴拉薩·布藍曼尼恩（Vijay Balasubramanian）表示：「最近出現一個相當有趣的構想，透過量子把這些不管到底是什麼的時空『原子』綁在一起，就能織出時空的布幕。如果這是真的，那就太妙了。」

量子纏結可能比我們所想像的還要不可思議，有可能幫助人們了解時空生成及時空布幕的祕密。量子疊加態，科學家假設宣稱：「在沒有被觀測的時候，粒子並不像宏觀物體一樣表現為某種固定的狀態，而是表現為極為不同的量子狀態──量子態。」量子態由波函數來描述，量子沒有被觀測的時候，粒子可能處於一種確定的量子態，也可能處於兩個以上量子態的疊加狀態。

我們永遠無法同時知道粒子的速度和位置。量子纏結是描述兩個粒子（如電子）間的聯繫，當你對其中一個粒子進行測量，會同時對另一個粒子有影響，不管它們相距是多遠。**研究學者安德魯·特拉斯科特（Andrew Truscott）表示：「這證明了，測量才決定全部。從量子力學的角度來看，如果你不觀看它，那現實就不存在。」**以量子力

學來說，意識才是決定物質存在的主因。

物質是由原子組成的，如果不去觀察，這些原子都是處在不確定的疊加狀態。月亮是由無數的原子組成的，如果我們不去看月亮，月亮是以波函數形式分佈在無數的空間。但只要一觀察，月亮波函數就從不確定狀態變成確定的狀態，明月就呈現在空中。

哥本哈根學派之詮釋，波函數是機率函數，當對兩個遠距離的糾纏系統進行測量，會得到一致的結果。「物質世界離不開意識，意識是物質世界的基礎，意識才使物質世界從不確定到確定。」是意識造成波函數的坍縮，從而說明物質世界中，量子同時具備粒子或波動的特性，稱之為「波粒二象性」。這個微觀尺度下的特性，量子可以穿透障礙時，不會被阻擋，這就是所謂的「量子穿隧效應」。

所有的量子都是真空渦旋的某種序列組合，這就是量子的本質。量子糾纏是希克斯場的相互影響，量子真空渦旋之間的相互作用，可以探索量子糾纏的原理。宇宙波函數是機率密度函數，能算出機率密度，就可以了解宇宙量子纏結這種超距作用如何創造出時空的結構。

人類的大腦也是量子纏結、量子躍遷，也是一個波函數。大腦是由 860 億神經元細胞組成。860 億神經元細胞的階乘（階乘是數學計算方法，860 億神經元的階乘是天文數字）呈現量子纏結現象，因而產生 10 的 256 次方的光點網格。**大腦量子纏結現象的疊加狀態，創造大腦波函數，與宇宙波函數是同一個波函數。**

因此，一個大腦包含著整個宇宙。這也是科學家確認，1 立方公分大小的虛空能量，擁有 10 的 91 次方公斤的能量，這是超越宇宙所

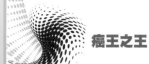

有物質的能量，宇宙的奧祕竟是如此不可思議。量子力學的智慧，有助於人類開通大腦的智慧。人類有足夠的智慧理解宇宙所有的星團和人類一樣，有生老病死、成住壞空。用量子力學的知識提升人類的智慧，以對抗癌症腫瘤。

11 量子疊加狀態

近世紀以來，人類科技進步，都跟量子力學有關，包括目前半導體的產品，都和量子力學有直接關係，而且量子力學也經過最精確的實際驗證。因為量子力學是人類客觀物質宇宙最基礎的理論。量子力學的基礎就是從不確定的狀態變成確定的狀態，必須要有意識參與，這是物理學的一個驚人成就。量子力學的詭異之處是：「意識和物質世界不可分開，意識促成了物質世界從不確定到確定的轉移。」

量子系統的狀態反映了整個宇宙的現有狀態，因此必須包含觀察者才可以說是完整描述了觀測過程。「同一系統的任意兩個量子態的疊加，依然是它可能的量子態。」**量子力學的另一個基本假設是，當觀測某個物質時，量子態就隨機「坍縮」到明確的物體屬性，機率就是波函數大小的平方。**量子力學詭異之處是物質世界無法脫離意識，意識是物質世界的基礎，意識才使物質世界從不確定到確定，意識觀測時波函數便坍縮成為物理世界的一種物質。

波耳說：「沒有人知道電子會在哪裡，電子像很多朵雲，以波函數的方式分佈著，電子在哪朵雲裡是一種機率，這是因為觀察者的關係，產生崩陷，才被你看到的。」**量子態是以波函數來呈現出來，薛**

丁格方程描述物質在沒有被觀測時是波函數，波函數和時間的變化率。物理學家安德魯·特魯斯科特（Andrew Truscott）表示：「這項研究證明——測量就是一切。在量子層面，如果你不去觀察它，現實是不存在的。」

觀測者是波函數，事實上被觀測的物體也是波函數。量子力學的怪異就是：「你不觀察它，它就處於疊加狀態，也就是一個電子既在 A 點又不在 A 點。你一觀察，它這種疊加狀態就崩潰了，它就真的只在 A 點或者真的只在 B 點了，只出現一個。」量子力學的發展，所呈現的事實是：人類的主觀意識是客觀物質世界的基礎，主觀意識創造客觀物質世界的存在。

在觀察量子世界之前，一切都是希格斯場，布滿所有真空，希格斯場量子化激發希格斯玻色子即生即滅。希格斯場提供量子（包括夸克）能量，真空中每一點都有一組物理參數之疊加狀態。

12　粒子物理學——夸克

原子核中所有的質子、中子都是由夸克組成的，夸克（Quark）是一種基本粒子，也是構成物質的基本單元。夸克是流體，也是能量，基本粒子是量子場的振動。夸克之間以膠子互相結合，形成一種複合粒子，叫強子，質子和中子是最穩定的強子，夸克和膠子構成原子核的單元。由於一種叫「夸克禁閉」的現象，只能夠在強子裡面可以找到夸克，對夸克的了解大都是來自對強子的觀測。

原子核中所有的質子中子都是由三個夸克組成的，質子由兩個上

夸克和一個下夸克組成，中子是由兩個下夸克和一個上夸克組成。夸克有 6 種，它們是上、下、底、頂、魅和奇；上、下夸克的質量，是所有夸克中最低的。

夸克有不同的內在特性，包括電荷、色荷、自旋和質量等。在標準模型中，夸克是和四種基本相互作用（電磁力、重力、強作用力、弱作用力）的基本粒子。每一種夸克都有一種對應的反粒子，叫「反夸克」，反夸克一些特性跟夸克大小一樣，但正負不同。

宇宙總能量等於零，人體的總能量也等於零，即正負能量相等。（夸克和反夸克）是負的總能量，製造 $-mc^2$。正能量 = mc^2，mc^2 +（$-mc^2$）= 0，（夸克和反夸克）＋正能量 = 0。

夸克的空間尺度是微觀粒子中最小的，約小於 10 的 -19 次方公分。和一般反物質一樣，反夸克和與其對應的夸克有著相同的質量、平均壽命和自旋，但兩者的電荷正負則相反。夸克理論認為，6 種夸克都是被禁錮在粒子內部的，沒有單獨存在的夸克。

夸克間吸引及排斥的系統，是由膠子的所傳遞的。在粒子物理學中，膠子（Gluon）是負責在兩個夸克之間傳遞強作用力，類似光子負責在兩個帶電粒子之間傳遞電磁力一般。膠子不但傳遞夸克之間的強作用力（膠子提供質子自旋30％的自旋能量、夸克提供25％能量、未知提供45％能量），還參與強子相互作用。膠子與膠子之相互作用，將夸克禁閉於強子內部。

物質宇宙中，原子核的最小基本粒子為質子和中子的夸克、膠子。質子和中子的夸克、膠子都是光速旋轉的能量電荷。人類智慧之極致，是在量子場中之粒子（夸克和反夸克）之即生即滅。

第 11 章

癌王之變

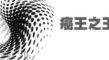

　　年輕人罹癌快速成長，會比其他年齡層罹癌更嚴重。年輕人罹癌，表示機體已經非常嚴重受損。天底下答案不會只有一種，也沒有標準答案，解決問題的方案也不是只有一種。腫瘤是體內的巨能，長期蟠踞在體內的巨大能量，要清除它恐非易事。若以自體產生的巨大能量（陽氣），以對付腫瘤邪實巨能，提供一條可能防治癌症腫瘤的路徑。

　　癌症對人類長期產生極大的威脅。而在多種癌症中，胰臟癌、卵巢癌、腦癌、肺腺癌、肝癌、乳癌、腸癌等之腫瘤細胞內，有大量的癌幹細胞，抗癌藥物對於癌幹細胞往往束手無策，更加重這些癌症治療的困難性。

　　深入了解各種癌症，了解癌症是全身性的疾病，是身體內長期處於罹癌的環境中。若不去治療身體，不把罹癌的體內環境調整過來，不想辦法提升人體的自然免疫力的話，對抗癌症的路途，將會是充滿著種種荊棘和險阻的道路。

01 癌王之癌——胰臟癌

　　根據統計，每年胰臟癌死亡個案數占新診斷個案數近九成，死亡率高達九成以上。胰臟位於上腹後腹腔內，是一個長形且扁平的腺體，被肝臟、腸、胃、膀胱環繞。胰臟癌的早期症狀不是很明顯，發現通常是晚期。大多數胰臟癌患者會出現上腹痛、背痛、黃疸、眼角膜發黃、尿液呈現深茶色、體重減輕、發燒、畏寒等症狀，要非常小心。

　　綜合整理，胰臟癌常見的症狀為：（1）上腹痛；（2）黃疸（皮

膚發黃、眼角膜發黃、尿液呈現深茶色等；（3）背痛；（4）體重減輕；（5）皮膚發癢；（6）發燒；（7）畏寒；（8）血糖飆升；（9）糞便浮油。

胰臟兼具內分泌與外分泌功能，內分泌功能是製造胰島素、調控血糖。胰臟的外分泌功能是分泌消化酵素，幫助消化油脂，若胰臟有問題，消化酵素無法分解油脂，排便時可能浮上一層油。

胰臟癌專找上名人、富豪、演藝人員，主要是太多的美食、醇酒。胰臟癌和長期精緻美食大有關係，其發生主要與生活作息、飲食習慣有關，危險因數還包括糖尿病、肥胖、抽煙、酗酒、慢性胰臟炎等。許多研究文獻都指出，胰臟癌和高血糖有高度相關性，顯示胰臟癌可能與人體糖的代謝能力異常相關。**中央研究院的研究團隊最新發現，糖代謝異常是導致胰臟癌的關鍵「原因」。「高糖」使胰臟因代謝異常而造成損傷，提升罹患胰臟癌的風險。**

人體的能量轉換中心在胃脘（橫膈膜和肚臍之間一帶區域）。胃脘在中醫五行中屬土，稱中宮，土生萬物並滋養萬物。**胃脘一帶產生癌症病變，如：胃癌、胰臟癌、肝癌、膽管癌、壺腹癌等，都是非常棘手的癌症，表示人體的生命機能已嚴重受損。既然連生命中樞都遭受癌症侵害，則生命機體存活機率並不大，這也是胰臟癌存活率不高的原因。**

胃脘一帶既然是多種棘手癌症發生處所，一般很少方法可以修練胃脘，防治胰臟癌應多鍛鍊胃脘（中宮）。

預防胰臟癌，首先強化胃脘（中宮）。基本吐納——中宮呼吸法，將呼吸之氣緩慢、放鬆、均勻地吸到雙手按到之胃脘，將胃脘緩緩脹

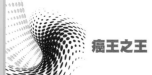

滿，再以鼻緩緩吐盡。胰臟和胃因吐納之氣而脹大及縮小做內氣按摩，促進胃脘內之內臟的氣血循環，增強抗癌能力。

　　癌症係免疫功能衰弱的結果。脊髓免疫幹細胞是抗癌的主力，基本旋轉功，對脊髓內細胞做左右、放鬆地旋轉共振腔，產生幹細胞活化效果，直接強化人體免疫力。

02 胰臟癌——發生率等於死亡率

　　防治胰臟癌是一個非常巨大的工程，是一個試煉，也是身體智慧反應，亦是大腦智慧和個人福報。這麼巨大的工程，必須投入非常大量的精神和頂尖、深層的功法，才能克服癌王之王。

　　胰臟癌難發現，主要是因為胰臟深藏在胃的後方，不易醫療檢查，早期症狀並不明顯，使胰臟癌發現時大多是末期癌症；而胰臟癌的好發年齡在 60 歲以上，但近年有年輕化趨勢，常見 35 至 50 歲的胰臟癌案例。

　　若家族有遺傳性胰臟發炎，胰臟癌發生機率約比常人大於 50 倍以上；另外，**抽煙、喝酒、糖尿病與肥胖等，都會提高胰臟癌的發生機率，尤其是美食主義者是高危險群，國內、外不少名人，而且都是美食主義者，罹患胰臟癌。**因此，維持規律的生活運動和飲食習慣，是預防罹患胰臟癌的重點。

　　研究則證實，有脂肪肝的人，罹患胰臟癌的風險會提高 2.7 倍；一般胰臟癌患者平均存活時間為 10 至 12 個月，但若是胰臟癌患者同時有脂肪肝，平均存活時間約 6 個月。

　　胰臟癌主要是中宮胃脘氣血不通、燥火溼阻胃部有關，造成人體營養和健康最重要的脾胃出現問題。脾胃屬土，土生萬物滋養萬物。脾胃失調，百病叢生。另外，肝臟之能量是橫向（脾胃方向）輻射，肝功能不好，勢必影響脾胃功能。

　　人體的免疫力牽連的組織器官包括脊髓（免疫幹細胞發源地）、中丹田膻中穴（胸腺所在──Ｔ細胞成熟場所）、肝臟及腎臟解毒排毒、腸道（人體七成免疫細胞）、淋巴腺乳糜池（毒物累積場所）、全身的細胞粒腺體（能量工廠）──用全身充氣法。

　　面對發生率等於死亡率的胰臟癌。預防胰臟癌，要從中宮胃脘及肝臟著手。要防治胰臟癌，可以用少林氣功之全身充氣法、達摩功之胃脘功、少林氣功之五爪肝功、少林羅漢禪功之足少陰腎經、足厥陰肝經、足太陽膀胱經功法等方法。

　　有一位 36 歲左右的胰臟癌患者，出現持續食慾不振、體重下降、腹部疼痛、胃悶、背痛的症狀，在 1 個月內，即因胰臟癌過世。該患者平時因做生意關係個性非常海派，時常應酬喝烈酒、抽煙，一旦罹患胰臟癌已是第四期癌末，就難以救治。

　　「癌中之王」惡名的胰臟癌，胰臟位於橫貫腹部深處、連結多處器官，手術複雜，而且併發症機會高。一般超音波檢查不容易早期發現，當出現背痛或上腹疼痛的症狀時，都是晚期，甚至已經發生遠端轉移。

　　另外，人體膝蓋和肚臍之間的區域是人體免疫大軍的集中地區。達摩功之立旋轉功，可以有效暢通此區域。癌症是人體組織缺氧所造成的。而少林氣功之「全身充氣法」，將氣打通到全身的各個細胞，

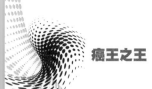

可以快速將氣灌滿全身，可能是人類對抗和克服胰臟癌的最後方法。

胰臟癌被稱為「無聲殺手」，因胰臟深藏在人體胃部後的腹腔內，一般超音波檢查不容易早期發現。許多名人如香奈兒總監「老佛爺」卡爾拉格斐，乃至於蘋果創辦人賈伯斯、名演員派屈克等都因胰臟癌而逝世。**胰臟癌是存活率最低的癌症，5 年存活率僅僅只有 7%，平均壽命只有 3～6 個月，因此又稱「癌症之王」。**

飲食中攝取過量的高糖、高蛋白質、以及高脂質，會讓胰臟細胞產生基因突變，造成致癌基因 KARS 的變異，促使癌細胞生長。中研院研究證實，九成以上的胰臟癌患者，會出現 KRAS 基因突變。

事實上，胰臟癌的發生主要是新陳代謝的問題，尤其是胃脘（橫膈膜和肚臍之間一帶區域）、肝臟及腎臟。人體的能量轉換中心在胃脘（橫膈膜和肚臍之間一帶區域）。人體的飲食在胃，經過胃酸及其他胃液、膽汁、胰島素等共同將食物分解為小分子，並分工合作，將它分別分解成各種人體所需的營養，由腸道吸收，再由胃氣推動輸送身體各處或由肝臟貯存。因此，胃脘一帶是人體生命能量的轉換中樞。

生命可以走出自己的一條路。癌症是人體累積過多的毒素，以及免疫功能衰退。只要把深層淋巴腺的毒素排除，強化五臟六腑和脊隨免疫幹細胞。用全身充氣法，使全身所有細胞粒線體充氣、充滿氧氣，非常快速消除自由基，可以紓解胰臟癌之症狀。

03　肺腺癌發生的真相

　　肺癌可分為「非小細胞肺癌」和「小細胞肺癌」，台灣地區的肺癌患者，約 85% 是非小細胞肺癌，其中約八成是肺腺癌。肺腺癌好發於女性，且腫瘤擴大速度較慢，症狀並不明顯，診斷出來時往往已是晚期。

　　肺癌是國人癌症中死亡率第一名，尤其是肺腺癌患者發現症狀時，往往已是癌末，在醫學上大部分都無法救治，宜特別注意。

　　肺癌六大症狀如下：（1）長期咳嗽；（2）痰中帶血；（3）呼吸急促；（4）胸悶胸痛；（5）體重異常減輕；（6）虛弱容易疲倦。

　　台灣地區肺癌發生率為亞洲第 2 名，並且有以下特點：1. 女性患者增加數遠超過男性；2. 女性肺腺癌患者以不抽煙居多。

　　淋巴腺乳糜池累積的毒物即肺腺癌、乳癌、淋巴癌和其他各種癌症發生的主因之一。防治肺腺癌，對必須用方法讓淋巴循環動起來，加上肝腎及脊髓之免疫力，從經絡上克服肺腺癌，主要足陽明胃經、足厥陰肝經、足少陰腎經、足太陽膀胱經、督脈、任脈來解決。

　　肺腺癌初期症狀並不明顯，等到出現症狀時，七成以上已是末期。肺腺癌以女性居多，淋巴腺中的毒物就是癌症，淋巴腺乳糜池的癌細胞進入肺部即肺腺癌，平時要有方法清除淋巴腺中的毒物。

　　女性罹患肺腺癌比例偏高甚多，幾乎每一位女性都可能處於罹患肺腺癌的生活方式。**女性肺腺癌患者九成不吸煙、不做飯，主因是飲食問題、缺乏運動、久坐辦公室吹冷氣，造成淋巴腺嚴重阻塞所致。**

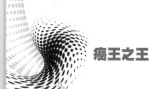

04 從中醫看肺癌

　　肺癌即中醫所稱的肺癥，熱邪入肺、肺熱阻滯、肺失肅降。痰溼瘀血積聚手少陰心經，造成手太陰肺經阻滯，肺臟積水、陽氣虛、腎氣不足等。因此，肺癌主要是手少陰心經、手太陰肺經，足少陰腎經病變所致；亦和足陽明胃經、足太陽膀胱經有明顯關連。

　　肺癌主要是上焦能量積聚無法消散的緣故。肺臟上焦邪實能量的疏通出口是下焦的腎臟，強化腎臟、督脈培養元氣，以及對上丹田膻中穴的能量疏通是防治肺癌的主要方法。

　　肺癌早期幾乎沒有症狀。肺癌是國人癌症中的頭號殺手，初期患者往往沒有任何症狀，至多出現輕微的咳嗽，因此造成肺癌早期診斷的困難。一般來說，肺癌患者出現呼吸道症狀求診時，約七成以上已是肺癌末期，大部分患者已經無法開刀。

　　近年來，肺腺癌患者快速增加。身邊的很多的親朋好友罹患肺腺癌，而且大部分是女性，九成以上的患者，沒有抽煙，也大部分沒有做菜，卻罹患肺腺癌末期。有一位 48 歲的女性，平時不抽煙，也沒有在家做菜，就診前不久開始感覺到走路有點喘，經就診，已經是肺癌末期。該名患者確診前 1 年多的胸腔 X 光報告還是正常的，不料僅隔 1 年，已是肺癌末期。而且她只有輕微喘的現象，就已經是肺癌末期。

　　胸痛、久咳、易喘、頭痛、骨骼痠痛……已是正在釋放「死神」訊號！常見的肺腺癌的症狀大多為咳嗽、胸痛或呼吸困難等，若腫瘤細胞侵犯到氣管或支氣管，會導致咳嗽、咳血，若侵犯肺部外圍的肋

膜，則會引起胸痛，肋膜積水則會使患者呼吸困難。

　　當肺腺癌患者出現肋膜積水時，表示癌細胞已侵犯到肺部以外的肋膜組織，此時已經無法開刀。肺腺癌容易轉移到腦部，有些是發現骨骼轉移，造成持續的骨頭疼痛。

05　肺腺癌和肺炎不易治療之原因

　　肺之構造單元是肺小葉，有 30 億個小氣囊，稱為肺泡。**肺臟是碎形組織，即小尺度之「自我相似性」，在小尺度下，不斷的分支，如同蕨類的葉子一般。**因此，肺臟組織不斷的細分至最小的碎形結構，攤開來大約是一個網球場大小，擠在肺臟內，讓肺臟組織可以發揮最大功能。

　　但是肺臟組織的缺點是組織細分，結構龐大，容易滋生疾病。尤其是肺臟呈現出一個大袋子狀，肺泡內包括血液、氣體、廢棄物等塞成一塊，又呈現液體和氣體張力，氣血循環不易深入非常龐雜的肺臟和肺泡組織，容易藏汙納垢且不易排除，這就是肺臟的大問題，是肺炎、肺腺癌不易治療之原因之一。

　　肺泡的潮氣呼吸。人體呼吸之氣，經由氣管至氣囊薄膜交換空氣。因吸進肺泡之氣和呼出之氣的通道相同，造成新舊空氣在肺泡產生混合現象，因而降低含氧量。肺泡中夾雜新舊空氣，尤其是空氣汙染產生的毒素，因此不易排出體外。

　　肺表面活性與表面液體層之表面張力：肺表面活性物質，是由肺泡形成的表面活性脂蛋白；表面張力作用於水液交界面，氣壓保持表

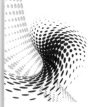

面張力，帶來的收縮力和肺泡內氣體的擴張力的達到平衡。肺泡內表面的液膜含有表面活性物質，具有調節肺泡表面液體層表面張力的作用，使呼氣時細胞不至於萎縮，吸氣時又容易過於擴張。

當肺組織缺氧時，會使肺表面活性物質分泌降低，使肺內的肺泡不易張大，造成肺泡萎縮，血液流經肺臟細血管時，就無法進行氣體交換。

肺臟組織的液體和氣體的物理張力，造成肺臟氣血循環非常困難深入。因此，肺臟的負壓是鍛鍊肺臟的重要方法。透過肺臟功，將肺臟做擠壓和放鬆，使肺臟組織的液體和氣體張力受到強力的壓縮鍛鍊，達到強化肺臟深層組織的目的。

另外，背部兩肩胛之間的夾脊區域，是迷走神經集中地區，包括：身柱、靈台、神道等穴道，和心肺的氣血循環有密切關係。鍛鍊肺臟，必須強化夾脊區域的迷走神經。

肺炎、肺腺癌不易治療之原因主要是肺臟是碎形組織，而人類面對肺炎、肺腺癌非常嚴重的威脅，如何強化自體免疫機制，是另一個重點。而人體之免疫系統，主要是胃腸道、肝腎和脊髓。腸道有人體七成以上的免疫細胞，提升自體免疫力，才是對抗肺炎和肺腺癌的最好方法。

肺癌已連續 10 年高居癌症死亡率之首，每年近 1 萬人因肺癌死亡。肺癌每年新確診人數近 13,000 人，男性增長 33.1%，女性更是達到 94.8%。近七成肺癌都屬於無法手術治療的末期患者，加上肺癌腫瘤容易轉移，所以死亡率一直居高不下。

肺癌是無聲殺手，癌細胞慢慢長成腫瘤的過程中，會因為壓迫到

肺部，使呼吸變得很急促、呼吸很淺、很困難；還會因為有異物感而咳嗽、胸痛、胸悶等症狀。不過出現這些症狀，大都已經是末期了。

06　肺腺癌高危險狀況——80%女性淋巴腺阻塞

「**肺腺癌威脅每一個女性**」，空汙只是肺腺癌原因之一。女性肺腺癌患者九成不抽煙，也大部分未烹飪。主要是每天累積的毒素、缺乏運動，加上每天基因分裂造成突變的癌細胞等積存在長達 16 公里的淋巴系統中。淋巴系統的癌細胞經由下腔靜脈進入右心房、右心室、肺動脈，再進入肺循環，即肺腺癌的主因之一。

若沒有方法將淋巴腺乳糜池的毒物排掉，以及強化肝腎的解毒、排毒和免疫功能，於是，肺腺癌終將找上門來。

女性曝露在肺腺癌高危險狀況——80%女性淋巴腺阻塞。肺腺癌發生率逐年攀升，且好發於女性。婦女常因不健康的飲食習慣、過多的毒素累積、時常久坐、缺乏運動、長期待在冷氣房內等因素，都會導致淋巴系統長期被廢棄物和毒素阻塞、淋巴液流動緩慢，淋巴系統累積之每天的有毒廢棄物，即婦女罹患肺腺癌之主因之一。

每天累積太多的毒素，包括食品中、空汙、及每天因基因複製產生約 100 萬個癌細胞等積存在淋巴系統中，若不把淋巴系統中的毒物排除，罹癌機率大增 。

人體約有 100 億個淋巴細胞在活動，超過 99 %的可溶解毒素和新陳代謝後的廢物能夠被淋巴系統清除。淋巴細胞分為 T 淋巴細胞和 B 淋巴細胞。兩者都來自於骨髓，T 細胞形成於胸腺，主要功能是吞噬

外來侵襲物。B 細胞最重要的功能是生產各種各樣的抗體,並辨識病毒,以抵禦外來的入侵之毒素。

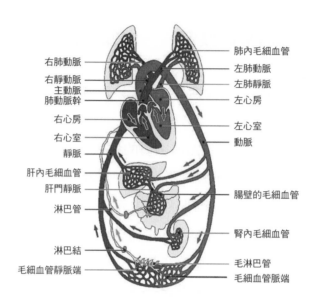

圖 11-1:淋巴循環和肺循環

　　淋巴腺乳糜池(約在肚臍附近)累積之毒素即真正的癌症。人體蒐集全身之約 16 萬公里淋巴系統之毒素和癌細胞,沿著淋巴腺乳糜池至右淋巴總管及胸管,使淋巴液向上流而回到血液中去。右上半身的淋巴流向右淋巴總管,其餘流向胸管。右淋巴管最後會注入右鎖骨下靜脈,而胸管最後匯入左內頸靜脈和左鎖骨下靜脈的交接處,而淋巴液就由此回到血液循環系統中,這是淋巴系統循環相關的功能。淋巴腺內之癌細胞經淋巴系統循環進入到心肺之血液循環系統,即肺腺癌之真相。右淋巴管之癌細胞經淋巴系統循環進入到乳房,即乳癌。

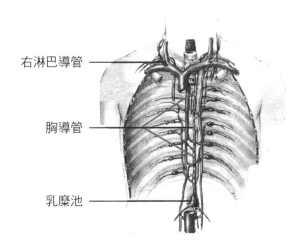

右淋巴導管

胸導管

乳糜池

圖 11-2：淋巴腺乳糜池和胸管

07 如何對抗肝癌？

　　台灣地區每年約 13,000 多人死於肝病，B 型肝炎帶原者約 300 萬人、C 型肝炎帶原者約 60 萬人。肝癌患者中，七成是 B 肝引起的，二成是 C 肝引起的。

　　肝臟的強大生命力絕非一般人所能想像。每一個肝細胞約有 1,500 萬個核醣體，每秒核醣體生產大量的抗癌蛋白質，提供人體免疫細胞所需的蛋白質原料。另外，每一個肝細胞約有 2,000 個粒線體，可以生產大量的能量 ATP，具備非常強大的能量。

　　由於肝臟沒有神經，肝病早期症狀並不明顯，病患發現異狀時往往已是末期，這是肝病可怕之處。另外，肝癌有一個特點是「五年內最少 70%至 80%的機率會復發或轉移」。

對抗肝癌必須從脾胃、腎臟、肝臟、脊髓免疫幹細胞等方向去克服。肝臟的能量是橫向輻射，是向脾胃方向，從中醫五行相生相剋，肝木克脾土，脾胃是肝臟不好的能量之出口，因此，抗肝癌，首須治脾胃。中醫肝、腎同源，五行相生相剋，腎水生肝木，腎氣補肝氣。脊髓免疫幹細胞是對抗癌症之利器。

一般藥物都會傷肝、傷腎。一招肝臟功，氣透肝臟，快速增強肝臟的氣血循環。肝臟好，不增加自己、家庭、社會的負擔。一招肝臟功，輕鬆練、隨時練，就可以把肝功能恢復正常，可以不必擔心肝炎和肝癌的問題。

08　從中醫看肝癌

肝癌的潛伏期長，進展快速，高度惡化性，容易轉移，且預後甚差，對病患是極大壓力。

從中醫看肝癌，屬積聚、鼓脹、脅痛、痞氣。七情鬱結，邪毒內侵，臟腑氣血虧虛，氣滯血瘀，溼熱痰毒結於肝臟。主陽氣虛，唐代孫思邈：「夫眾病積聚於虛，虛生百病」。

中醫治肝癌，主扶正、化瘀、清熱、解毒。疏肝健脾，養陰益氣，清熱解毒，化痰軟堅，補氣活血。**肝癌以脾胃為本，其標在肝。脾虛氣滯，溼阻為熱，為溼熱之病。張仲景「見肝之病，知肝傳脾，當先實脾」。**

氣功看肝癌，從肝腎、脾胃、督脈著手。首先，促進肝臟的氣血循環，肝臟功做肝臟的內氣按摩，直接活血化瘀，補氣清熱解毒。

　　腎水生肝木，腎氣上行，強肝活血化瘀。腎氣足，可增加肝臟之血液量，提供足夠養分。腎寓元陽之氣，陽氣足，助肝清熱解毒。腎臟功可固本培元，回復人體自癒功能。

　　中醫從脾胃治肝癌，主要是助肝疏通血液，活血化瘀。胃脘功強化胃腸道，有效促進中宮（胃脘）氣化，配合腎氣推動肝、脾胃氣化。

　　肝癌係陽氣虛。位於脊髓內之督脈主一身陽脈，以及免疫力，坐旋轉功打通督脈，以陽氣除肝臟溼熱之毒。氣功防治肝癌，主要是恢復人體自然治癒能力，從臟腑氣化著手。肝癌雖是毒素積聚，但重點在於人體臟腑氣化的機制受阻，中宮溼阻，肝氣鬱結，陽氣虛，無法推動臟腑氣化所致。氣功針對這些臟腑氣化機制，直接以陽氣做動力。

　　晚期肝癌病患，因肝靜脈或門靜脈阻塞腫大，須氣功專業指導練習肝臟功，以及各種脊椎橫向旋轉功，以免發生危險。

　　肝癌主要是熱邪氣滯，脾虛血瘀、胃陰虛。尤其是脾虛，精微食物及水溼積聚，造成腹脹，胃氣不足、無力排除多餘的水分。肝癌主「治肝必先實脾」，脾虛是肝癌發生的主因之一。

　　肝癌須從足陽明胃經，足厥陰肝經、足少陰胃經、足太陰脾經、手少陰心經及督脈等六個經脈著手；特別是脾胃運化水溼，是對抗肝癌主要方法之一。

　　達摩功的胃脘內呼吸法和胃脘功法針對中宮胃脘做內氣按摩，強化脾胃的功能和氣血循環，幫助肝癌患者排降熱邪水溼。

　　心、腎相交，人體的心、腎功能才能恢復，陽氣才能產生，才有本錢對抗癌症。

　　心臟功可強化心臟、腎臟功做腎臟的內氣按摩，再加上坐旋轉功

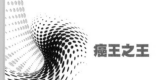

法，打通督脈和心、腎相交，培養陽氣，克服癌症的邪氣。

09 一位集團總管之死

多年前，有一個知名企業集團之總管，50 歲左右，因罹患肝癌英年過世，留下兩位傷心欲絕的女兒。這位集團之總管非常優秀，管理集團的台灣、中國大陸、越南等地區之龐大集團企業整體管理與規劃工作，極具規劃執行能力，是一位不可多得的人才，卻因為肝癌早逝。

人生的四大存摺：「專業、理財、健康、人脈」，缺一不可。其中人生的健康管理非常重要。一般人買新車，都會做新車保養。但是一個人身體用了 4、50 年，幾乎從不保養，也不知道如何保養，也不願意投入時間、精神、金錢去保養，一旦生病，就可能英年早逝。

中部地區有一位優秀學生，大學四年全班第一名，平均成績 90 幾分，全班第一位考上公費留學考試、第一位拿到博士學位、第一位在國立大學擔任教授，卻也是第一位因罹患肝癌而早逝的人。

肝癌和 B 型、C 型肝炎有密切關係。台灣地區約有 300 多萬 B 型肝炎患者、60 多萬 C 型肝炎患者，這些都是肝癌之高危險群。幾年前，有一位 60 多歲的婦人是 B 型肝炎帶原者，臉色蠟黃，胃口不佳，隨時非常疲倦。後來，偶然機會，學到達摩肝臟功和脊髓功。她隨時練、放鬆練、想到就練，經過半年，氣色非常好，健步如飛。

頂尖功法，一、二招就夠了，一、二招就可以救命。

10　沉默殺手──卵巢癌

卵巢位於腹腔深處，和胰臟癌一般，出現症狀時往往已是末期。因此，卵巢癌在預防方面更重於治療。

卵巢癌的癌細胞中有高比率的癌幹細胞，一般化學藥劑不易殺死這些癌幹細胞。因卵巢癌含高比率的癌幹細胞，復發率甚高。復發時，化學藥劑低反應率，預後情況頗不佳。

由於癌幹細胞不易被消滅，是否人們重新思考中醫之整體醫學觀？即透過神經內分泌、體液、血液循環、經絡系統、能量相互補充、又相互對抗的相生相剋的整體，而非不相連屬的個體。從根本上改善體質，增強各內臟功能，以及人體免疫力，而不是將器官視為獨立個體，以兩敗俱傷的方式對付癌症。

卵巢癌主要是毒素累積、荷爾蒙失調、免疫力衰退所致，須從肝腎、胃腸道、督脈、任脈、沖脈做防治，從根本上改善體質，培養正氣袪除邪實（癌症）。

「婦女以肝、腎為先天」，婦女疾病首先要從肝、腎著手，因肝、腎和女性荷爾蒙代謝，以及免疫功能關係密切，肝臟功和腎臟功可快速強化肝、腎功能。胃腸道是人體主要排毒之處所，旋轉功有助於人體排毒。

督脈、沖脈、任脈和人體陽氣、免疫力、氣血循環有關。陽氣剋邪氣，排除瘀毒，是中醫、內功抗癌的基本觀念。脊椎橫向旋轉運動之各種方法，可通任、督、沖脈，防治卵巢癌。

卵巢位在骨盆腔深處，生病時不易早期發現，發現症狀時往往已

是第 3 期以上，且 75%的卵巢癌確定診斷時，已經有轉移現象。卵巢癌雖不是最常見的婦科腫瘤，卻是高居婦科惡性腫瘤死亡率第一名，卵巢癌是女性十大癌症死因的第 8 位，近 35 年間發生率逐年增加，成長超過 2.5 倍。**因此，被視為「婦科癌症中最可怕的隱形殺手」。**

　　卵巢癌患者初期沒有明顯臨床症狀，伴隨腹脹、腹痛、消化不良、食慾降低等多種症狀；若是腫瘤壓迫到腸道時，可能會造成排便習慣改變，引起便祕或腹瀉問題；若是腫瘤壓迫到膀胱時，會有頻尿的症狀，確診多已是末期。**近年來的研究卵巢癌原發部位在卵巢，但是病因不在卵巢、而在輸卵管。卵巢排卵時之氧化致癌物質才是誘發卵巢癌的主因。**

　　卵巢癌主要是毒素累積，荷爾蒙失調，免疫力衰退所致。須從肝腎、胃腸道、督脈、任脈、沖脈做防治，從根本上改善體質，培養正氣祛除邪實（癌症）。婦女疾病首先要從肝腎著手，因肝腎和女性荷爾蒙代謝以及免疫功能關係密切。

　　督脈、沖脈、任脈和人體陽氣、免疫力、氣血循環有關。陽氣剋邪氣，排除瘀毒，是中醫抗癌的基本觀念。

11 **大腸癌年輕化**

　　台灣地區大腸癌蟬聯 12 年罹癌人數第一，根據衛生福利部統計，大腸癌已連續 12 年高居十大癌症首位，每年約有 1.5 萬人確診為大腸癌。

　　近年來大腸癌有明顯年輕化趨勢，年輕大腸癌患者增加近 20%。

癌症年輕化和許多危險因數有關，包括人體有致癌基因、致癌物等。少紅肉、少油、少鹽，多攝取新鮮蔬菜水果，家族遺傳因素也不可忽視。

糖和癌症有密切關係，尤其是大腸癌、胰臟癌。「高糖的食物或是大眾喜歡喝的含糖飲料，這些其實都可能會帶來過多的糖量，也會造成瘜肉的發生，而瘜肉後續又有可能會演變成大腸癌」。

七成以上大腸癌患者沒有明顯症狀，若大便習慣改變、有深紅血、變細、突然便祕、肚悶脹、貧血、體重減輕等，應提高警覺罹患大腸腫瘤的機率大為提高。

預防大腸癌，要保持正常的生活作息，少熬夜、抽煙、喝酒，少吃油炸、燒烤、麻辣等食物，以降低罹癌風險。

12 從中醫防治大腸癌

中醫所稱的六淫「風、溼、寒、燥、暑、火」等侵入人體，會造成經脈阻塞，邪毒聚體，引發癌症腫瘤。古代中醫稱「腸癰」，為氣血不通瘀滯、熱毒積聚於腸的熱毒。從中醫看大腸癌係飲食不節，氣機不暢，毒邪入侵，熱毒蘊結，下注大腸，瘀毒結於臟腑。

手太陰肺經起於胸中、屬肺、下絡大腸，「肺與大腸互為表裡」，即肺氣化，促使大腸蠕動。肺主氣、主肅降、氣機升降，以及津液水分輸全身。肺氣無法肅降，《內經》曰：「肺遺熱於大腸。」則熱瀉、便血。手太陰肺經氣機阻滯，則大腸氣血、熱毒、邪氣積聚，造成癌症。

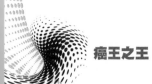

　　手陽明大腸經絡肺與大腸，《內經》曰：「陽明經多氣多血。」即說明陽明經氣血壅盛，若氣血阻滯大腸，易生積聚。**手陽明大腸經繞經肺臟，經橫膈膜下降大腸，絡肺與大腸。手陽明大腸經是受肺臟氣化的結果，因此肺臟氣化透過手陽明大腸經、足陽明胃經和手太陰肺經下降至大腸，是防治腸癌關鍵方法之一。**

　　手陽明大腸經是受肺臟氣化的結果，因此，肺臟氣化透過手陽明大腸經、足陽明胃經和手太陰肺經下降至大腸，是對抗腸癌關鍵方法之一。

　　足太陽膀胱經主諸陽之氣，以及全身防衛之氣，強化足太陽膀胱經，將可促進全身之氣血循環，增強人體免疫力，可有效對抗腸癌。

　　大腸癌係本虛標實，脾胃虛弱，脾腎兩虛，陽氣不足，熱毒瘀積為標。中醫主溫陽益腎，健脾理氣。清熱解毒，扶正祛邪、活血化瘀。

　　因此，防治大腸癌主由肺、脾胃、肝腎、大腸、免疫功能著手。基本吐納——胸式呼吸可強化肺功能，肺氣下注，腸道暢通。

　　大腸氣化出現問題，容易產生大腸瘜肉，大腸氣機阻滯，造成腸道氣血不通，肺氣無法下注，無法將腸道之溼阻滯氣下降和排出，毒素阻滯腸道，容易造成腸癌。和大腸氣化關係密切的經絡，包括手陽明大腸經、足陽明胃經、足太陽膀胱經和手太陰肺經。

　　陽氣是抗癌之寶。陽虛溼邪，引發癌症。生病主要是陽氣虛。《內經·素問》曰：「陽者，衛外也。」、「唯氣已成形，氣聚則形存，氣散則形亡。」人體70％是水分，尤其是癌末病患往往有水腫現象，特別是肺積水、腹水或四肢水腫等。由此可見，水的代謝在抗癌中扮演重要的角色，而陽氣是推動水氣蒸發、排泄的主要力量。

若人體陽氣不足，無法排除過多水分，造成溼邪阻滯，是癌症無法克服的原因之一。手腳冰冷、便祕、失眠、心悸等是陽氣不足的症狀，也是癌症的早期發病症狀，這些症狀說明患者陽氣虛、邪氣實，要提早培養陽氣，以免癌症發生。

陽氣之關鍵在丹田之火。時常做下丹田內呼吸法，將氣緩和吸至下丹田，吸飽吐盡，以內氣對腸道做內氣按摩，可以快速強化腸道的免疫細胞和神經細胞。

下丹田氣海及關元穴的修練，包括吐納呼吸共振能量和觀想能量，都是開發腸道能量的具體方法。時常以心守於下丹田和腸胃部位，以心與氣相守於下丹田，心到氣到、丹田常暖，可以開發下丹田陽氣和腸道的能量。

脾胃虛弱，陽氣不生，則五臟之氣不長。若中脘（胃）積滯，胃氣絕者死。《內經·素問》曰：「人缺胃氣曰逆，逆者死。」胃氣腐熟食物成菁華水穀之氣輸送全身各組織器官，胃氣為後天之本。胃氣不足、全身營養不足、免疫力快速下降，是癌末病患死亡的主因之一。若損傷胃氣，**胃氣絕必死。《內經·素問》曰：「人以水穀為本，故人絕水穀則死，無胃氣者亦死。」**

癌症是氣之聚、氣之變。癌症是腫瘤、是邪氣所聚，毒邪積聚，也是能量（邪氣）的積聚，而癌症腫瘤的能量場非常強大，不斷地積聚水分，吸收營養，強佔地盤。**人會生病就是能量分佈不均衡，所以，癌症是氣的病變、是溼熱積聚能量的病變，如何透過臟腑氣化，氣機升降出入來調節能量？為抗癌的一條重要途徑。**

如何讓這些邪氣消散？其方法包括能量消散與陽氣怯除癌症的邪

氣。能量消散即轉化，透過旋轉能量將淤積的邪實之氣消散。旋轉的能量是癌症最大的剋星。因此，利用旋轉能量將身體的毒素排出體外，並用壓縮的能量將陽氣累積體內抗癌。

外食族攝取過多的肉類與脂肪，蔬果攝取不足，加上長期缺乏運動，生活作息不正常等因素，造成腸道健康出問題，是目前腸癌發生的主因。若發現大便帶血絲或解不乾淨、變細或明顯改變形狀、體重減輕、大便習慣改變，特別是不明原因地便祕或腹瀉、腹脹、腹痛、噁心或嘔吐，可能是罹患大腸癌。

腸癌為氣血瘀滯、熱毒積聚，血瘀鬱結於腸的邪毒。「風、溼、寒、燥、暑、火」等侵體會造成經脈阻塞，邪氣積體，引發癌症。

13 乳癌是女性的第一殺手

乳癌是女性奪命殺手，據衛生福利部公佈十大癌症死因，女性乳癌高居前幾名，台灣地區每年新增 12,000 多名乳癌患者。且根據統計，每 4 名女性罹癌者，就有 1 人是乳癌患者！多數人確診已是晚期。

一項最新研究指出，超過五成乳癌患者一旦轉移，恐無法存活超過 2 年，其中以腦轉移最致命，僅能存活 7 個月，其次為肝、肋膜、肺、骨轉移。在乳癌轉移病人中，骨骼轉移是常見的，平均有七成是轉移到骨骼，乳癌的骨轉移大多集中在頭骨、肋骨、胸骨、脊椎骨、骨盆及腿骨等部位。

而全球乳癌患者非常快速成長，台灣地區每年新增 12,000 多名乳癌患者，其中三陰性乳癌約占 13％。日常生活中，看到炸雞、燒烤、

鍋物滿街都是，下午茶、甜食、珍奶等是台灣地區女性的最愛，不難想像乳癌快速成長，三陰性乳癌醫學上難以治療。

　　乳癌年輕化，大約有三成的乳癌患者在 50 歲以下。年輕的乳癌患者，危險程度愈高，極為嚴重威脅婦女的生命和家庭。

　　乳癌的主因是飲食西化、免疫力下降、淋巴腺阻塞、肝臟功能衰退所致。乳癌最重要的原因在於肝臟。肝臟負責荷爾蒙的合成和代謝，肝功能異常直接影響到女性荷爾蒙，也容易引起乳癌。

　　乳癌挑戰一個人的智能和決心。天底下有果必有因，把因去掉，果即不存。克服乳癌必須有非常深刻的認識和了解，除非徹底了解它，否則要克服乳癌，可能並不容易。例如，以美國醫療科技稱霸全球，有很多知名女性死於乳癌，就知所言不虛。任何疾病都考驗一個人存活的意志、決心和智慧。

　　年輕乳癌患者惡性程度高。飲食西化，高油脂食物尤其是炸雞、薯條、油炸食品，加上魚肉類在養殖過程添加人工荷爾蒙、抗生素，蔬果含農藥和除草劑等致癌因數，使乳癌發生率不但快速成長，而且年齡有逐漸下降的趨勢，甚至有 19 歲乳癌病例。

　　年輕乳癌患者發生的原因，主要和油炸食物有密切關係，油炸食物和人工荷爾蒙促使乳房細胞不正常增生。40 歲以上的乳癌患者和壓力有密切關係，情感、家庭、工作、經濟壓力，降低人體免疫力。

　　對抗乳癌，除了注意飲食、日常生活作息，舒解壓力以外，運動可提升人體自然免疫力。人體的免疫機制非常複雜，牽涉的器官組織甚多，如肝、腎、脾、胃腸道、脊髓、胸腺、神經系統等。因此，提升人體自然自癒和抗癌能力，須從強化肝、腎、脾、胃腸道、脊髓、

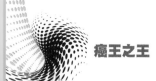

神經系統、胸腺等方面著手，提高人體免疫能力。

14　三陰性乳癌幾乎無藥可醫

　　乳癌中最棘手的是三陰性乳癌，術後復發率高，治療成效差。三陰性乳癌患者，多屬晚期，轉移至其他器官，預後更差，是十分令人頭痛的一種癌症。**臨床特性包括：發病年齡輕、細胞惡性度高、極易有淋巴結轉移、復發和轉移時間快速、復發及轉移後死亡率較高。**

　　三陰性乳癌即癌腫瘤組織病理化驗結果呈現雌激素受體陰性 ER（−）、黃體素受體陰性 PR（−），以及人類上皮生長受體第二對陰性 HER2（−）三種生物標記均為陰性，故稱為三陰性乳癌。**三陰性乳癌轉移及復發率風險較高，目前並沒有標準的治療方法，被視為不易治療的乳癌類型**；癌細胞生長相關因數轉酮醇酶（TKT）隨著腫瘤的生長而快速增加，在三陰性乳癌病人中表現最高。約有 5 ～ 10％年輕型乳癌一般被認為跟遺傳或基因突變有關，主要跟 BRCA1、BRCA2 抑癌基因的突變有關。

　　荷爾蒙受體陽性且 HER-2 未過度表現的乳癌（占 60％）相對惡性程度沒有像三陰性乳癌高，三陰性乳癌有較高的復發性和轉移的風險，死亡風險也較高。三陰性乳癌復發及轉移時間相對較快，可能產生腦或肝轉移，發病後 1 ～ 3 年是復發高峰期。

　　台灣地區乳癌罹患人數近 10 年暴增六成以上，生活不規律、熬夜、高油脂食物、不愛運動、荷爾蒙失衡、塑化劑等環境荷爾蒙、酒精、肥胖等，都是造成三陰性乳癌的高風險因素，女性民眾都要特別

注意。

　　三陰性乳癌細胞惡性度高，復發及轉移時間快，幾乎無藥可醫。三陰性乳癌主要與肝臟、腎臟、脊髓和淋巴系統有關，主病在肝經。因此，必須從足厥陰肝經、足陽明胃經、手少陽三焦經、脊髓方向解決；尤其是足陽明胃經之氣街、肝經等。

15 十一條重要經脈通過乳房

　　人體有八條正經、三條奇經，共十一條重要經絡經過乳房，而乳癌和這十一經絡有密切關係。這十一條經絡包括手太陰肺經、手少陰心經、手厥陰心包經、足陽明胃經、足少陽膽經、足厥陰肝經、足太陰脾經、足少陰腎經、陰維脈、陰蹻脈和任脈。

　　足陽明胃經主經血，經過乳頭。乳頭下方為足厥陰肝經通過，肝氣鬱結和胃經受阻，是乳癌發生的主因之一。胃經主胃氣，肝經主荷爾蒙，因此，胃經和肝經是治療乳癌的關鍵因素。

　　中丹田膻中穴是上焦陽氣集結之處，氣貫心臟，消除心臟鬱悶之氣，關鍵在於心臟。心臟功法開膻中穴，使陽氣（大氣）大開，乳房氣血循環提升，可防治乳癌。

　　肺主憂，腎主恐，肝主怒，脾主思，心主喜。足厥陰肝經通過乳頭下方，肝氣鬱結是乳癌主因之一。肝臟代謝荷爾蒙及膽固醇，這些都和乳癌有密切關係。因此，肝經疏通是克服乳癌的重要關鍵之一。達摩功的肝臟功，可直接對肝臟做內氣按摩，並且打通足厥陰肝經，有助於對抗乳癌。

人體乳癌有最重要十一條經脈通過，再加上乳房附近有主要淋巴系統，以及脾之大絡一大包穴，因此，乳癌的病理機制非常複雜，而且復發後存活機率較低，這些都是表示乳房和人體的經絡、內臟系統關係非常密切而且複雜，必須從經絡、陽氣和能量方面，提升人體的自然免疫力。

　　從中醫看乳癌，屬情志抑鬱，熱毒積聚，正氣不足，所謂「邪之所湊，其氣必虛」，主肝腎失調，肝夾溼熱，腎虛所致。

　　因此，防治乳癌，須從肝、腎、心、胃腸道、免疫系統著手。人體肝臟解毒，腎臟和胃腸道排毒，心臟促進氣血循環、排除抑鬱情緒，脊椎、脊髓和神經系統抗壓及免疫力有關。

　　氣功在防治乳癌，主要在固本培元，培養陽氣去除邪氣，即排除毒素，增強人體免疫力。尤其是以肝臟功，腎臟功培養元氣，心臟功強化心臟，促進氣血循環，基本旋轉功強化神經系統和免疫力。

16　褪黑激素能夠防止乳癌的發生

　　國際癌症研究組織（International Agency for Research on Cancer）研究可疑的癌原，依致癌危險程度依次分為四大類（1、2A、2B、2、3、4），日夜顛倒的生活方式的致癌危險性被列為第二類（2A）。

　　估計全球約有22％屬日夜顛倒工作人口，包括：女性空服員、醫護人員、警衛消防人員、交通運輸工作者等，這種工作方式，光照或日夜顛倒轉換頻繁的工作者的環境下，會導致控制生物生理時鐘的褪黑激素（Melatonin）分泌大減少，而褪黑激素具有抑制腫瘤細胞生長、

強化免疫系統的功效。

褪黑激素是松果體所分泌的一種激素，其每天週期性的分泌，經是由複雜的神經控制機制所調控。褪黑激素會影響女性的月經週期，以及防止停經後婦女憂鬱症的發生；褪黑激素荷爾蒙和乳癌的發生息息相關，雖然乳癌的其他危險因數尚包括飲食西化、遺傳基因等。

褪黑激素具有強化免疫系統功能，刺激 T 細胞的運作機制，可提升免疫反應。褪黑激素有抗氧化功能，抗氧化作用可消除自由基，保護細胞免於受損，對癌症、糖尿病、心血管疾病、腦神經細胞退化疾病均有防護作用。

松果體分泌褪黑激素會受生物環境明暗程度之影響，夜晚暗黑環境能促進分泌，亮光環境則會抑制其分泌，人體褪黑激素在黃昏後開始分泌，到午夜時最高峰。由於即使燈光（尤其藍光）會中斷或干擾褪黑激素的正常分泌，降低免疫功能，增加罹癌機會，因此，生活和工作日夜顛倒是可能的致癌原因。

熬夜及日夜顛倒的生活、工作方式，會嚴重降低免疫力，是造成癌症的原因之一，特別是乳癌。因此，如何調節睡眠？是防癌的重要課題。

17 子宮內膜癌年輕化

子宮內膜癌常見於肥胖、過量雌激素、高血壓和糖尿病婦女。中醫屬於「痰溼」的體質，中醫認為全身性代謝功能與身體經絡阻塞，將出現臟腑與組織的發炎病變。子宮內膜癌是從子宮內層生長的惡性

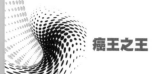
腫瘤，會先侵犯周邊的器官，沿著血液或淋巴管移轉到身體其他組織，如肝臟、肺臟和骨骼，子宮內膜癌的發生率在近 20 年成長 3 倍。

分佈在子宮、卵巢的經絡，包括肝經、帶脈、任脈與督脈，以及腎經，發生阻塞、發炎性增生病變，可能會發生子宮相關的腫瘤疾病；當長期壓力、熬夜、久坐、少運動時，人體會產生「肝氣鬱結」的情況，尤其是常吃油炸、高脂肪食物，形成「溼熱體質」，並影響肝臟功能，造成荷爾蒙失調，使婦女的子宮產生痰瘀、溼熱之異常發炎增生病變。

分佈在子宮、卵巢的經絡，包括肝經、帶脈、任脈與督脈，以及腎經。子宮內膜癌主因為「肝氣鬱結」，造成荷爾蒙失調所致，因此，必須從足厥陰肝經練起，通肝經，婦女之子宮、卵巢等器官氣血瘀積的地方自然打通。

子宮內膜癌是不通的疾病。所謂「通則不痛，不通則痛」。帶脈、任脈與督脈，以及足少陰腎經與婦女生殖器官之氣血循環有非常密切關係，經絡上的問題難解，必須從達摩功之肝功、腎功、帶脈、任脈與督脈功法，做最有效、快速的打通。

18 八髎穴可以通治一切婦科病

八髎穴就是 8 個穴位：上髎、次髎、中髎、下髎各一對，所以叫做「八髎」（如圖 11-4）。八髎穴不是一個穴位，是一組穴位，合稱「八髎穴」，有 8 個孔，左邊 4 個、右邊 4 個，在腰骶的部位，分別在第 1、2、3、4 骶後孔中。臀部肌肉上面明顯有兩個凹陷，就是美人窩，

八髎穴位於美人窩往下內側，是骶骨所在的位置。

八髎穴也是盆腔所在的區域接近胞宮。任脈、督脈、沖脈、膀胱經也都起於胞宮，婦科的疾病，包括：月經失調、子宮肌瘤、子宮內膜異位、子宮內膜癌、痛經，卵巢早衰等，和胞宮相關聯。八髎位於膀胱經，很容易出現淤阻。現代人久坐、少動，30 歲以上，腰骶部氣血不通。

如果八髎穴不夠柔鬆，即八髎經絡肌膚之間粘連，婦科的一切疾病，都與八髎區域胞宮緊密相連。八髎是位於盆腔內臟器官的神經血管聚集之處，是調節人一身的氣血的總開關，是主治腰痛、婦科病和生殖、泌尿系疾患的要穴。

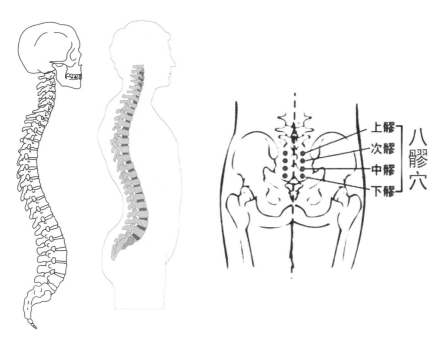

圖 11-4：八髎穴

八髎穴位於人體腰骶部位，是女性胞宮（子宮、卵巢等的統稱）的位置，刺激此穴可直接刺激溫潤女性的核心中樞——胞宮。八髎五行屬水，調節下丹田的水液，疏通氣血。婦科疾病都跟氣血水液通暢有關，因而，八髎能調節所有的婦科疾病。

八髎穴除了和婦科疾病有密切關係外，此穴和督脈和足太陽膀胱經有關。八髎穴氣血阻塞，嚴重影響大腦和督脈的氣血循環，影響運勢和大腦功能。

八髎穴的練法是用拍打，但是拍打的力道必須適度（不要太大力）。

19　淋巴癌

淋巴癌和鼻咽癌，在台灣地區各小鄉鎮是相當普遍的男性癌症，多發生在 30 至 55 歲壯年期間，而且大多數是家庭之生活支柱。一旦罹患癌症，將使家庭頓失依靠，而且通常是子女年幼，對於家庭成員是一大打擊。而且小鄉鎮地區的男性，通常習慣抽煙、喝酒、嚼檳榔，長久下來，罹癌的機率大增，最後造成家庭、社會的極大負擔。

淋巴癌表示人體淋巴系統中，主淋巴腺、淋巴結、淋巴乳糜池已經塞滿毒物（癌細胞），表示身體已經癌化非常嚴重，而且淋巴癌極容易轉移到肝、肺、骨。

台灣地區許多淋巴癌患者主要是青壯年族群，若不知健康管理，淋巴癌的結局通常是非常悲慘。所謂：「無知才是造成癌症的主要原因。」

淋巴系統功能，人體淋巴系統負責對抗疾病與感染，在人體的免

疫系統上扮演重要的角色。人體淋巴系統約有 16 萬公里長，以管狀網絡遍佈於全身，在血管周圍並深入器官，淋巴管內包含著能對抗感染的淋巴球。**淋巴管網絡隆起的器官稱為淋巴結，而淋巴結叢集常出現於腋下、頸部、腹股溝、胸部和腹部。淋巴結中之淋巴球負責的就是身體的免疫功能，分為 B 細胞及 T 細胞。B 細胞和 T 細胞 B 對抗，以及消滅這些致病原，以保護身體對抗外來之病菌。**

當淋巴系統的細胞發生突變細胞，即可能轉變為淋巴癌。由於淋巴系統存在於身體的各個部位，所以淋巴癌可能會開始生成於身體的各部位。當淋巴組織內的淋巴球變成癌細胞時，即稱為淋巴瘤。另外，人體每天約產生 100 萬個癌細胞，若這些每天約產生 100 萬個癌細胞無法順利清除，即可能造成淋巴癌。

預防勝於治療，除了日常生活習慣和飲食要注意外，無知是癌症發生和死亡的主因。人類的生存，每天要對付多少的病毒、細菌和癌細胞？一旦每一天的作戰失利，人生很可能就提前死亡。無論是達官貴人或販夫走卒，「癌症之前，人人平等」。

達摩功之保命三招，脊髓功深入鍛鍊脊髓之免疫幹細胞，肝臟功和腎臟功清除人體之毒素和癌細胞，確保內臟之淨化。簡單之保命三招，培養人體之陽氣（正氣）、驅除邪毒之氣，輕鬆地保住性命。很多癌症患者，發現罹癌時往往已是末期，千篇一律地問：「為何是我？」人的一生中，吃下去太多的毒素，若是沒有保命和排毒的方法，癌症遲早會找上門來的。

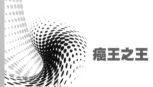

20 罹患口腔癌平均活不過 60 歲

　　口腔癌是中壯年殺手，在男性癌症發生率和死亡率皆排名第4位，其中 30 至 64 歲中壯年占比高達 8 成，發生年齡中位數為 56 歲，較其他癌症提早了 10 年以上，屬年輕型癌症。口腔癌患者九成以上有煙酒、檳榔習慣，且都從口腔癌癌前病變而來，檳榔、煙、酒是台灣地區口腔癌發生的主要原因。

　　口腔癌發病到死亡時間短！最常發生在頰部黏膜，初期不一定有症狀。口腔癌是發生於唇部、頰黏膜、舌部、牙齦、口腔底部、顎部、口腔內膜的惡性腫瘤，其中好發部位以頰部黏膜最多。口腔癌是目前最容易預防的癌症，透過口腔黏膜檢查，容易早期發現口腔癌癌前病變，及時接受切片診斷與治療，並及早戒除使用檳榔、煙品習慣。

　　口腔癌初期不一定會出現疼痛或出血等明顯症狀，容易讓人忽略，一旦出現明顯症狀時，往往已是癌末。口腔癌早期徵兆為當口腔黏膜出現白斑或紅斑時，可能是癌前病變徵兆。若口腔出現白斑、紅斑，超過兩週以上的潰瘍、硬塊，或有燒灼感時，應緊速就醫。

　　口腔癌以預防為主，平時要戒除煙、酒、檳榔習慣。一旦罹患，除了正規醫療外，淋巴腺的毒物必須排除，以及加強肝、腎、胃腸道的解毒、排毒功能。不然，口腔癌的復發率非常高。

21 腦癌──大腦常見的惡性腫瘤

　　惡性膠質瘤是一種高度侵略性的腦瘤，「膠質細胞」是腦中重要

的支持性細胞，亦和大腦的免疫功能有關，一旦發生癌變就會可能變成重度惡性腫瘤。惡性膠質瘤大多好發於 45 ～ 66 歲左右的男性，初期幾乎沒有徵兆，無從預防。臨床症狀從頭暈、頭痛、記憶衰退，到認知缺損、語言障礙、感覺異常、肢體無力、癲癇發作。

　　腦癌之神經膠質母細胞瘤是大腦最常見的惡性腫瘤，末期存活僅有 3 ～ 4 個月；腦瘤中占有一半以上的神經膠質細胞瘤，卻幾乎都是**惡性的**，美國前參議員馬侃（Senator John Sidney McCain）即死於「惡性」多型性膠質母細胞瘤。美國總統拜登的兒子，也是美國德拉瓦州檢察長波伊（Beau Biden），於 2015 年死於腦癌，得年 46 歲。

　　腦瘤主要是免疫系統和腦部循環代謝的問題，主病在腎臟、肝臟和脊髓。人體毒素的累積，即癌症。中醫主張「上病下治」，腦部癌症大多與內臟疾病有關，並非純粹腦部神經膠質細胞的問題。以美國百大全球知名的醫學大學，如華盛頓大學、哈佛大學醫學院、阿拉巴馬大學伯明罕分校等，累積全球之菁英人才和財力，對於腦癌也是束手無策。甚至多年前，美國知名參議員愛德華‧甘迺迪（Edward Kennedy）也是死於腦癌，可見西方醫學對腦瘤非常不易治療。

　　對於癌症，甚至腦癌，主要是在平時的保養，把肝臟、腎臟、胃腸道的內臟內氣按摩，提高內臟的排毒能力，再強化脊髓的人體自然免疫力，才能有效防治腦癌。而這些內臟、脊髓的內氣按摩的功法，達摩功可以做得到（例如：脊髓和骨髓的鍛鍊，以及肝腎的內臟鍛鍊）。

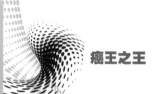

22 極度威脅男性的攝護腺癌

　　攝護腺發生率持續上升，好發於 60 歲以上的族群，是台灣男性第五大癌症，也是全世界第二大男性癌症！部分攝護腺癌成長快、且容易轉移，對男性構成很大威脅。

　　攝護腺位在膀胱下方，環繞著尿道。攝護腺癌早期症狀並不明顯，當腫瘤變大時，可能會壓迫到尿道，導致解尿困難、頻尿、尿失禁等症狀。**由於早期症狀不明顯，約大半數以上患者被診斷為攝護腺癌時，大多已經是屬於第三期或第四期，而且可能有淋巴轉移或遠端轉移的狀況。**

　　攝護腺癌容易發生轉移現象。當攝護腺癌細胞轉移時，可能會造成便祕、水腫、下肢無力，若轉移到脊椎、髖骨、及腿骨等處，則患者會有明顯的骨頭疼痛、骨折、脊髓神經受到壓迫導致下肢癱瘓，存活率也大幅下降。**除了骨骼轉移外，攝護腺癌也會轉移到肝臟、肺臟、腎臟等器官，當攝護腺癌轉移至內臟器官，生活品質和存活率皆會大幅下降。**

　　由於攝護腺癌的生長與男性荷爾蒙有關，腎上腺製造男性荷爾蒙，能抑制攝護腺癌生長。性腺激素釋放素透過腦下垂體的調控，抑制睪丸產生男性荷爾蒙。肝臟合成和調節荷爾蒙，是非常重要的性荷爾蒙相關的器官。因此，防治攝護腺癌，必須從肝臟、腎臟、脊髓和胃腸道的免疫細胞著手。尤其是脊髓是免疫幹細胞主要發源地，脊髓上通於大腦腦下垂體，和性腺激素的調控有密切關係。因此，**防治攝護腺癌，必須好好練肝臟、腎臟、脊髓和胃腸道。**

23　食道癌是人間煉獄

　　食道癌有「短命癌」之稱。食道癌高達九成以上為男性，食道癌是一種預後不佳的癌症，因為多數診斷的病患都屬晚期。

　　食道癌初期症狀不明顯，容易被忽略，難以早期發現，往往診斷時，已是第三、四期。當食道癌腫瘤腫脹造成食道管腔狹窄時，容易引起吞嚥困難、嘔吐、咳嗽及聲音沙啞，主要症狀是持續惡化的吞嚥困難和體重減輕。

　　長期抽煙、飲酒過量、嚼食檳榔習慣，以及長期食用高溫、醃漬、燒烤、加工肉類等食物，都是罹患食道癌風險的危險因數。

　　胃食道逆流是造成食道癌的主因之一。台灣地區平均每 4 人有 1 人罹患胃食道逆流。胃部的食物和胃酸、消化酵素、膽汁逆流而上會造成食道的侵蝕。若對胃食道逆流造成食道受到長期的侵蝕後，有可能變成初期食道癌前病變，稱為「巴瑞特食道症」。食道長期被胃酸等灼傷，黏膜破損及發炎反應，嚴重者，甚至演變成食道癌。

　　食道癌的患者因呼吸、食物的通道被腫瘤細胞堵住了，臉部腫脹變形，肚大如球，藥物和流質從肚子挖洞灌入，過著非人的日子。「再接下來，你就知道什麼叫毫無尊嚴，每天躺在那裡等著人家幫你換尿布、洗屁股、挖肛門，時間到了就灌奶、灌藥、止痛針、翻身……，最後意識開始飄，不知道在說什麼？睡著時間比醒著時間還長，等到開始量不到血壓，就差不多要畢業了」。

　　一個人，若無法掌控呼吸，就無法掌控健康。無法掌控自己的健康，就無法掌握生命。看到很多年輕的生命，往往因為無知，對癌症

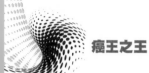

的無知而提前結束。尤其是胃食道逆流，是胃部氣逆的問題、是中宮胃脘氣血不通的問題，而食道癌，是足陽明胃經氣血阻滯的問題。

從經絡系統看食道癌及對抗胃食道逆流，首先必須鍛鍊足陽明胃經。足陽明胃經下膈、屬胃、絡脾，是五臟六腑之海。胃經上肩、貫頰、經喉嚨、頸部、至鼻迎香穴。運用鍛鍊足陽明胃經功法，強化食道之氣血循環。

足厥陰肝經經小腹、夾胃、屬肝、絡膽，循食道、喉嚨、過目系。足厥陰肝經和食道癌發生的關係密切，達摩功之足厥陰肝經功，可以強肝經和食道功能。

從內臟看食道癌，主要是胃逆，氣血不通所致。因此，首練胃腸道，並開發腸道之人體免疫大軍對抗癌細胞。肝腎是人體重要的免疫器官，人體的內臟是免疫細胞最關鍵的抗癌區塊。因此食道癌必須從胃腸道、肝、腎來解決。

食道是人體食物之通道，由肌肉層組成，非常脆弱。食道又和呼吸道相鄰近，食道癌對於人體的健康威脅極大，而且非常不易救治。唯有從經絡、內臟，快速強化免疫系統和氣血循環才有辦法救治。

24 兒科惡性腫瘤發病居冠——血癌

血癌，是一種造血細胞的惡性增生性病變。主要是因為人體的脊髓中第 9 對與 22 對基因染色體序列發生錯位，演變成一個新的基因組合體，導致骨髓和血液中有不正常的白血球增生。

血癌患者初期多半沒有症狀，或是出現疲倦、脾臟腫大，甚至是

暈眩等症狀就診，才發現罹患骨髓性白血病。白血病病患生產不成熟的白血球，使得骨髓生產其他血液細胞的功能降低。白血病可能擴散到淋巴結、脾、肝、中樞神經系統和其它器官。白血病是在兒科惡性腫瘤的發病率中居第一位，也是導致兒童和 35 歲以下成年人死亡的惡性腫瘤中排首位。

　　血癌的致癌因數甚多，包括：壓力、熬夜、汽機車空氣汙染、甲醛、遺傳基因等。尤其是長期壓力及熬夜，會使全身進行搜尋工作的免疫細胞回到骨髓而罷工，是癌症發生主因之一。

　　血癌主要是脊髓中製造白血球的基因第 9 及第 22 對基因錯位所引發，必須用坐旋轉功活化脊髓免疫幹細胞，用胸腺功開胸腺（自然殺手細胞── T 細胞成熟場所），肝臟功強化肝臟解毒功能，以及腎臟功活化腎功能。再加上調整飲食及生活中的致癌因數，可以克服血癌。

　　坐旋轉功和各種旋轉功，對脊髓和脊椎做左右、放鬆地橫向旋轉運動，對脊髓做如鑽木取火般地不斷放鬆左右旋轉，在脊椎內產生旋轉的熱能量（陽氣），可活化脊髓免疫幹細胞、調節第 9 及第 22 對基因錯位的問題，是人體自然對抗血癌的良方。

　　防治癌症首重增強人體免疫力。人體免疫細胞源於脊髓免疫幹細胞，而脊髓又是督脈所在，一身陽氣最大通道。因此，抗癌的關鍵在脊髓免疫幹細胞。

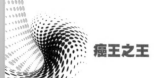

25　確診多為晚期的胃癌

　　胃癌初期症狀並明顯，且症狀與胃炎、胃潰瘍等相類似，若出現上腹痛、便祕、腹脹、體重減輕、嘔吐、吞嚥困難、全身倦怠等症狀，高達六成以上胃癌患者，確診時已是晚期。

　　胃癌是一種胃部粘膜的病變，早期症狀為空腹或吃飽後常會出現上腹部不舒服，多數人常誤以為只是腸胃不適而輕忽。飲食中常吃醃漬或碳烤類食物，增加胃部病變風險，因此，日本、韓國等常吃醃漬食物，胃癌發生率都比台灣高出 10 倍。

　　胃癌的發生與飲食、生活習慣有密切關係。現代人喜好燻烤、醃漬、高鹽等食物，容易造成胃黏膜損壞而增加致癌機率。另外，維持正常生活作息、避免熬夜、增強自然免疫力是預防胃癌的方法。

　　從中醫的病理機制來看，人體的胃脘中宮是人體最重要的能量轉換中樞。一旦胃脘中宮出現癌化，表示機體的生命機制已經嚴重受損。胃癌不是小毛病，而是非常棘手的癌症。

　　胃癌患者不宜練胃脘功，而是必須由肝臟、腎臟、腸道免疫力和脊髓免疫幹細胞發源地，以及用呼吸之全身充氣法。克服的胃癌惡性腫瘤，必須用非常的方法對付，否則難上加難。

26　乳癌、肺癌、攝護腺癌、腸癌之骨轉移比例高

　　癌症之轉移到其他部位，尤其是骨骼這種血液循環豐富的器官，經常成為癌細胞的轉移標的，造成所謂的「骨轉移」。癌症骨轉移，

患者可能容易骨折，甚至癱瘓、大小便失禁。癌症骨轉移不治療，小心骨頭被癌細胞吃光光！

根據統計，以末期乳癌或攝護腺癌來說，約有 70％患者，癌細胞會轉移至骨骼；而末期肺癌亦約有 50％。由於骨轉移初期大多以疼痛症狀呈現，患者可能僅感覺到輕微痠痛不以為意。

預防乳癌、肺癌、攝護腺癌、腸癌之骨轉移，必須練骨。骨髓本身也是免疫幹細胞發源地，全身骨髓是抗癌大本營。

達摩功之坐旋轉和立旋轉功專練骨髓，是對抗乳癌、肺癌、攝護腺癌、腸癌之骨轉移的利器。

27 癌症——小心變成黑色木棍

有一位五十多歲的男子，提前退休，非常高興，每天到處吃喝玩樂。退休一年後，發現罹患胃癌。經過 1 年的治療，原本胖胖壯壯的身材，逐漸變成人乾。有一天，救護車來了，載走了，救護車的擔架露出一條乾枯、黑色，如同木棍的小腿。

「上工治未病」。無知，才是癌症的主因。對癌症的無知，不了解癌症之起因，不去花時間研究健康知識，罹患癌症而不知道尋求相關之善知識，最後可能就沒救了。

是身體出了狀況才會生病，需要治的是身體，不是治病。若身體之內臟功能和免疫力沒有調整過來，病怎樣治都很難。這就是為何癌症、高血壓、糖尿病、氣喘、腰酸背痛等一大堆疾病難以治療之原因。

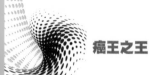

罹患癌症，表示人體已經出現非常嚴重的失衡狀態，要恢復健康，是一件非常巨大的工程。

癌症，挑戰人類智慧之極限，如何調適身心？是一件非常重要的事。

「聰明的人找方法，愚蠢的人拚命找理由」，面對癌症，一定要培養智慧，找方法。

28　三角免疫監測

松果體、腎上腺與胸腺抗癌免疫監測三角區，是人體免疫系統監控的最重要三角部位，此三角人體免疫監測區功能失調，是癌症發生和無法克服的主因之一。

松果體：監控腎上腺素、骨髓及全身免疫系統。

腎上腺：控制免疫系統、監控胸腺、骨髓、腸道免疫細胞。

胸腺：T 細胞。

「腎上腺調控免疫系統功能對癌症的預防和治療具備關鍵性的角色」：腎上腺分泌 DHEA- 抑制癌細胞及老化生物指標。腎上腺監測胸腺 T 細胞，若腎上腺皮質醇分泌過多，造成胸腺（抗癌 T 細胞成熟地）萎縮，B 細胞及 NK 自然殺手細胞回流骨髓，阻礙 T 細胞活性，減少骨髓內抗癌 B 細胞數量，抑制抗癌自然殺手細胞 -NK 細胞，嚴重降低人體自然免疫力。**因此，腎上腺監控胸腺、骨髓和腸道七成免疫細胞，是抗癌關鍵。**

腎上腺實質上全面性的監測和控制全身免疫細胞，包括：防止

胸腺萎縮、防止抗癌 B 細胞回流至骨髓、避免血管發炎造成組織缺氧而癌化、調控全身免疫系統避免攻擊自體組織器官、促進蛋白質的合成為免疫細胞原料、監督全身 600 個左右的淋巴結之免疫細胞運作。

由以上資訊，腎上腺激素除了參與神經內分泌的運作外，直接參與全身免疫系統的運作。

「松果體免疫監測功能」：松果體位於後腦第三腦室上方，分泌褪黑激素會影響體內腎上腺皮質醇（Cortisol）的濃度。此外，褪黑激素和皮質醇分泌的交互作用，並將它所生產的荷爾蒙帶至全身，幾乎影響身體上的每一個器官。

褪黑激素具有抑制腫瘤細胞生長及強化免疫系統的功效。褪黑激素對於免疫系統功能有全面性的刺激效果，強化免疫反應。褪黑激素的作用，經由腦 Oploid 系統（Brain opioid）促進免疫系統功能。

松果體監測腎上腺皮質醇分泌、強化免疫系統、刺激 T 細胞的運作機制、抑制腫瘤細胞生長，以及監測骨髓內的淋巴細胞。褪黑激素對於免疫系統功能有全面性的刺激效果，強化免疫反應。

總而言之，松果體、腎上腺、胸腺功法的深度鍛鍊，才是抗癌最大的祕密！

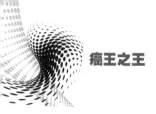

【讀者特別服務】
招收「杜卡會」會員

■杜卡會

　　癌症（包括胰臟癌、壺腹癌、膽管癌、肺腺癌、腸癌、肝癌、乳癌、卵巢癌、子宮內膜癌、血癌、胃癌等）、腦中風、心肌梗塞、洗腎、憂鬱症、失智症、高血壓、糖尿病、自律神經失調、頸椎及腰椎骨刺、坐骨神經痛、脊椎側彎、骨質疏鬆、子宮內膜異位、子宮肌瘤、氣喘、過敏性鼻炎、紅斑性狼瘡等，嚴重威脅每一個人的生命。一生中預防這些重大疾病，您必須加入「杜卡會」。

■會員福利

　　頂尖內功師徒制（您需要一位修練正統功法 50 年以上的導師，學習千年前祕傳功法：達摩洗髓功、少林氣功、道門氣功），提供終身健康與各種疾病諮詢服務。遠離各種疾病，一輩子的健康。

■聯絡資訊

　　敬請聯絡，將一生的健康掌握在您的手中。

> **徐教授**
> ・聯絡電話：0983-555300
> ・Line ID: t2316077
> ・E-mail: t2316077@gmail.com

【深入分享】

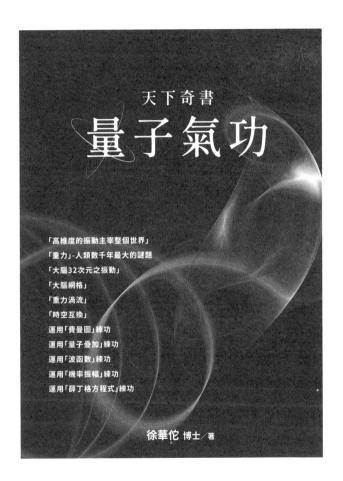

天下奇書

量子氣功

「高維度的振動主宰整個世界」
「重力」-人類數千年最大的謎題
「大腦32次元之振動」
「大腦網格」
「重力渦流」
「時空互換」
運用「費曼圖」練功
運用「量子疊加」練功
運用「波函數」練功
運用「機率振幅」練功
運用「薛丁格方程式」練功

徐華佗 博士／著

　　此書專業深奧難懂，若您有興趣進一步閱讀學習與分享此一天下奇書，請洽徐教授～

　　‧Line ID：t2316077

　　‧E-mail：t2316077@gmail.com

國家圖書館出版品預行編目資料

癌王之王／徐華佗博士著 . -- 初版 . -- 臺北市：商訊文化事業股份有限公司 , 2022.08
　　面；　　公分 . --（成長保健系列；YS01716）

ISBN　978-986-5812-95-9（平裝）

1.CST：癌症　2.CST：氣功　3.CST：健康法

417.8　　　　　　　　　　　　　　　　111008462

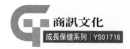
商訊文化
成長保健系列 YS01716

癌王之王

作　　者／徐華佗 博士
出版總監／張慧玲
編製統籌／翁雅蓁
責任編輯／翁雅蓁
封面設計／柯明鳳（KoKo）
內頁設計／唯翔工作室
校　　對／徐華佗、翁雅蓁、羅正業
出 版 者／商訊文化事業股份有限公司
董 事 長／李玉生
總 經 理／劉益昌
發行行銷／胡元玉
地　　址／台北市萬華區艋舺大道303號5樓
發行專線／02-2308-7111#5722
傳　　真／02-2308-4608

總 經 銷／時報文化出版企業股份有限公司
地　　址／桃園縣龜山鄉萬壽路二段351號
電　　話／02-2306-6842
讀者服務專線／0800-231-705
時報悅讀網／http://www.readingtimes.com.tw
印　　刷／宗祐印刷有限公司

出版日期／2022年8月　初版一刷
定　　價／520元